KB009488

신장이 건강해야
오래 산다

《황제내경》을 통해 배우는 보양법

# 신장이 건강해야 오래 산다

**우중차오**(吳中朝) 편저 · **이은정** 옮김

중국중앙보건회진(中國中央保健會診) 전문가 · 국가급 명의 중의사

CCTV《중화의약(中華醫藥)》《건강로드(健康之路)》

BTV《양생당(養生堂)》스페셜 게스트

정진 *Life*

# 저자의 말

　신장이 우리 몸에서 중요한 역할을 한다는 것은 누구나 아는 사실이다. 한의학에서는 신장을 타고난 기운의 근본이라는 뜻에서 '선천지본先天之本' 또는 '생명의 근원'이라고 일컬으며 매우 중시한다.

　《황제내경 · 소문 · 영란비전론黃帝內經 · 素問 · 靈蘭秘典論》에서는 '신장은 신체의 강건함을 주관하는 기관이며, 인간의 민첩함과 창조적인 능력은 신장에서 비롯된다.'라고 했다. 신장은 체력의 강약을 결정하고, 대뇌피질 활동의 민첩함과 섬세함에 영향을 미친다. 그뿐만 아니라 오장육부, 생식기관, 비뇨기관, 신경기관, 골격 등 인체의 모든 계통과도 밀접한 관계를 이루고 있다. 이처럼 신장은 인체의 '엔진' 역할을 하면서 인간의 생로병사에 큰 영향을 미치고 있다. 한 마디로 신장은 인체에서 저수지에 해당하며, 다른 신체기관은 신장과 연결된 작은 연못과 같다. 신장의 원기가 충만하면 다른 신체기관에 영양분을 충분히 공급할 수 있고, 신장의 원기가 부족하면 다른 신체기관의 기능도 저하된다.

　안타깝게도 우리 주변에는 생활환경의 오염, 높은 업무 강도, 빠른 생활 리듬, 끊임없는 스트레스, 잦은 야근과 회식, 지나친 피로, 흡연, 무절제한 성생활, 부적절한 약물 복용 등으로 인해 신장의 기운을 소모시키는 요소가 무수히 많다. 일단 신장의 기운이 지나치게 소모되면 몸 전체에 영향을 미쳐 건강에 문제가 생긴다. 성기능 감퇴, 탈모, 요통, 다뇨증, 빈뇨증 등이 바로 신장이 허하면 나타나는 대표적인 증상이다. 그러므로 신장을 건강하고 튼튼하게 보양하는 것은 남녀를 불문하고 우리 모두가 힘써야 할 평생의 과제라 하겠다.

다시 말해. 신장이 허해졌다고 해서 비로소 보양에 나설 것이 아니라, 평소에 신장 건강을 제대로 돌보고 지켜야만 우리 몸이 건강해지는 것이다. 그럼 어떻게 해야 신장이 튼튼해질까? 신장의 건강 상태를 어떻게 판단할 수 있을까? 평소에 신장 건강을 위해 어떠한 '특별 관리'가 필요할까? 자. 이제 이 책을 통해 신장 보양에 관한 궁금증을 최대한 파헤쳐 보도록 하겠다.

이 책은 《황제내경黃帝內經》에서 제시하는 이론을 바탕으로 쓰였다. 개개인의 상황이 각기 다르기 때문에 본인이 알고 싶은 내용이 이 책에서 충분히 언급되지 않았을 수도 있고, 본인의 상태가 본문에 언급된 내용과 다소 차이가 날 수도 있다. 양생養生에는 어디까지나 저마다 각기 다른 견해가 있기 마련이고, 한의학에서도 원인에 따라 제각기 다른 처방을 내리기 때문에 본인에게 잘 맞는다면 그것이 바로 최고의 양생법이라 하겠다. 이 책에서는 가장 보편적으로 적용되는 양생법을 만나게 될 것이다.

다만 본문에 언급된 식품, 약재, 경혈 등을 활용한 방법은 평소 신장 건강을 지키고 만성질환을 위한 일상 관리법으로만 참고하고, 일부 처방과 치료법은 반드시 전문의사와 상담 후 활용하도록 한다.

신장을 보양하는 것은 심오하거나 어려운 일이 아니지만 그렇다고 간단한 일도 아니다. 이 책을 통해 신장 보양에 관한 여러분의 궁금증이 조금이나마 해소될 수 있기를 바라며, 당신의 신장을 제대로 보양함으로써 다양한 질병을 미연에 예방하는 데 이 책이 작은 보탬이 되기를 희망한다.

우중차오

# 목차

## 제1장
## 신장이 건강해야 오래 산다

## 제2장
## 나는 어떤 유형의 신장 기능 저하에 해당할까?

## 제3장
## 신장 건강을 해치는 '사소한 습관'

## 제6장
## 신장 보양에 효과적인 약재

## 제7장
## 신장 보양에 효과적인 경혈

## 제8장
## 신장 보양에 도움이 되는 생활습관

## 제9장
# 신장 보양을 통해 해결 가능한 12가지 증상

# 《황제내경》으로 알아보는 나의 신장 상태

　신장 질환은 평소에 그냥 지나치기 쉽다. 특히 질환 초기에는 반건강半健康 상태 또는 다른 증상으로 잘못 진단받고는 한다. 신장의 이상을 발견했을 때에는 상태가 이미 '악화'된 경우도 종종 있다. 따라서 신장 질환은 조기 발견과 조기 치료가 중요하며, 절대로 소홀히 여겨서는 안 된다. 《황제내경》을 살펴보면 신장 질환을 알리는 징후를 파악할 수 있다.

## ◉ 정신적 활기가 없고 무기력한 증상

　《황제내경》에서는 신장이 우리 몸의 정精(인체를 구성하고 생명 활동을 유지시키는 기본 물질)을 간직하는 곳이라고 여긴다. 신정腎精에서 만들어지는 신기腎氣는 인체의 엔진과 같다. 신기가 충분하면 정신이 맑고 신체가 튼튼하다. 그러나 신장 기능이 약해지면 신정이 사라져 신기가 만들어지지 못하므로 정신적으로 활기가 없어지고 무기력한 증상이 나타나기 쉽다.

## ◉ 허리 통증, 허리 시큰거림

　신장은 허리 부위의 척추 양옆에 위치해 있다. 허리에 통증을 느끼거나 허리가 시큰거린다면 근육이나 조직 손상, 골격 질환 외에 신장에 문제가 생겼다는 신호일 수 있다.

◉ 이명, 청력 저하

《황제내경 · 영추 · 맥도黃帝內經 · 靈樞 · 脈度》에서는 '신장의 기운은 귀와 통하니, 신장의 기능이 조화로우면 오음五音을 들을 수 있다.'라고 했다. 이명이나 청력 저하는 대부분 신장이 허하면 나타나는 증상이다. 나이가 들수록 귀가 어두워지는 것도 신기 쇠약과 관련이 크다.


◉ 성기능 저하

신장은 정精을 간직하고 있으며 생식을 주관한다. 따라서 신장 기능이 좋지 않으면 정기精氣가 사라지기 쉽다. 이런 경우 남성은 유정遺精, 활정滑精, 발기부전, 조루 증상이 나타나고, 여성은 백대하 과다, 자궁출혈, 생리불순, 폐경 증상, 자한自汗(몸이 허해 땀이 나는 증상)이나 도한盜汗(잠자는 동안 저절로 땀이 나는 증상) 등이 나타난다.


◉ 부종, 다뇨증, 빈뇨증, 요실금

《황제내경 · 소문 · 상고천진론黃帝內經 · 素問 · 上古天眞論》에서는 '신장은 수水를 주관한다.'라고 했다. 신장은 수액 대사를 통제하고 조절하는 역할을 하므로 신장에 문제가 생겨 체내의 수액이 제때에 기화氣化(체내의 기가 순환하면서 물질을 발생시키고 변화하는 기능)되지 못하면 부종, 다뇨증, 빈뇨증, 요실금 등의 증상이 나타난다.

## ⊙ 변비

꼭 몸에 열이 쌓이거나 장 질환이 있다고 해서 변비가 생기는 것은 아니다. 신장 기능이 약해져도 변비가 생길 수 있다. 신장은 대소변을 주관하며, 신장의 상태는 요도를 포함한 외생식기와 항문을 통해서도 나타난다. 신기가 활성화되어 장운동을 촉진하면 배변 활동이 정상적으로 진행되지만 신장 기능이 저하되면 변비가 생기기 쉽다.

## ⊙ 추위를 많이 타는 증상

양기陽氣는 우리 몸을 따뜻하게 하는 역할을 한다. 그래서 체내에 양기가 부족하면 추위를 많이 타게 된다. 신장은 양기가 만들어지는 근원이다. 유독 추위를 많이 타고 손발이 항상 차다면 신장의 양기가 부족하지는 않은지 살펴보자.

## ⊙ 머리숱이 적고 머리카락이 건조해지거나 흰머리가 생기는 증상

한의학에서는 '머리카락은 신장의 상태를 외적으로 보여주는 지표이며 혈액의 여분으로 만들어진다.'라고 여긴다. 신정腎精이 충분하면 머리숱이 풍성하며 머리카락이 새까맣다. 그러나 신장에 문제가 생겨 신정이 부족해지면 머리숱이 적어지고 머리카락이 푸석거리고 흰머리가 생기기 쉽다.

## ⊙ 치아가 약해지고 골질이 나빠지는 증상

《황제내경》에 따르면 신장은 뼈를 주관한다. 우리 몸의 뼈 생장을 통제하는 신장이 건강하고 신정이 충분하면 뼈에 자양분이 골고루 공급되어 골격 발육이 좋아지고 치아도 튼튼해진다. 그러나 신장 기능이 저하되고 신정이 부족해지면 치아가 약해지고 골질骨質(뼈의 강도)이 나빠질 수 있다. 노인들에게서 골절이 쉽게 발생하는 원인도 신정과 신기가 쇠약해지는 것과 관련이 있다.

## ⊙ 자주 숨이 차는 증상

신장은 폐로 들어간 공기를 받아들여 호흡곤란을 방지하는 역할을 한다. 신장 기능에 이상이 생기면 움직이기만 해도 숨이 차고 호흡이 가빠지는 등의 호흡곤란 증상이 나타나는데 이것이 바로 한의학에서 말하는 '신불납기腎不納氣'이다.

## ⊙ 기억력 감퇴

한의학에서는 신장은 골수를 생성하며, 뇌는 골수의 바다라고 여긴다. 신장이 튼튼한 사람은 신정이 충분하고 대뇌에 영양분이 충분히 공급되어 두뇌가 발달하고 원기가 왕성해지며 기억력이 좋아진다. 그러나 신장 기능이 저하되면 대뇌에 영양분이 충분히 공급되지 못해 기억력이 감퇴하여 잘 잊어버리게 된다.

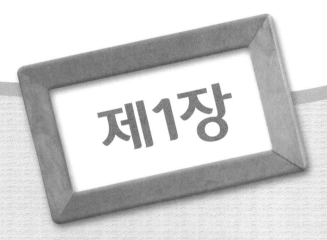

# 제1장

## 신장이 건강해야 오래 산다

인간의 생로병사는 자연의 이치이다. 그러나 그 이면에는 인체를 통제하고 제어하는 신비한 힘이 존재하고 있다. 그 힘이 바로 우리의 신장이다. 신장에 대해 제대로 안다면 아마 당신의 생명의 나무는 더욱 짙푸르고 싱그러워질 것이다.

# 신장에 대한 오해와 진실

인간의 신장은 두 개이다. 신장은 허리 부위의 척추 양옆에 위치해 있으며, 우측 신장이 좌측 신장보다 약간 내려와 있다. 형태는 타원형으로 마치 강낭콩처럼 생겼다. 신장의 가장 중요한 기능은 혈액 속 노폐물을 걸러낸 후 이를 소변으로 만들어 몸 밖으로 배출시키는 기능이다. 이 때문에 신장은 '요소尿素의 공장'이라고도 불린다. 그밖에 수액 대사 조절과 호르몬 분비 기능도 담당한다. 흔히 말하는 신장염이나 신부전증 등은 신장과 관련이 있는 질환이다.

대부분의 사람들이 신장에 대해 알고 있는 것은 아마 이 정도에 불과할 것이다. 그러나 이는 양의학에서 말하는 신장의 개념에 불과하다. 한의학에서는 여기에 인간의 생식, 비뇨, 신장의 경락, 골격 등 각 조직과 기관의 개념까지 포함시키고, 신장을 '선천지본'이라 부르며 하나의 생명 계통으로 여긴다.

간단히 말해 한의학에서 말하는 신장 계통에는 신장, 방광, 뼈, 골수, 뇌, 머리카락, 귀, 요도를 포함한 외생식기와 항문 등이 포함된다. 기능적으로 살펴보면 신장은 인체의 '엔진'처럼 인간의 생명활동에 '원기'를 불어넣고, 각 조직과 기관이 조화롭게 작용할 수 있도록 인체 기능을 조절한다.

《황제내경 · 소문 · 금궤진언론黃帝內經 · 素問 · 金匱眞言論》에서는 '간, 심장, 비장, 폐, 신장의 오장五臟은 전부 음陰이고…… 복부도 음이므로 음중지음陰中之陰은 신장이다.'라고 했다. 오장 가운데 하나인 신장은 음에 해당한다. 신장은 횡격막 아래, 복부 뒤쪽에 위치해 있는데, 횡격막 상부는 양陽에 해당하고 횡격막 하부는 음陰에 해당하므로 신장은 '음중지음'이 되는 것이다.

오행의 상생상극 이론에 따르면 水에 해당하는 신장은 심장과 서로 돕고, 폐와 서로 의지하며, 간은 신장의 자식이요, 폐는 신장의 어머니이다. 요컨대 신장은 다른 오장육부와 매우 밀접한 관계에 있다.

# 신장이 건강한 사람은 수명이 더 길다

신장은 봉장封藏의 근본으로서 정精이 머무는 곳이다.

──《황제내경 · 소문 · 육절장상론黃帝內經 · 素問 · 六節藏象論》

한의학에서는 신장의 주요 기능이 '정을 저장'하는 것이라고 여긴다. 다시 말해 인간의 가장 근원적인 기운을 모아 그것이 제멋대로 유실되지 않도록 잘 간직한다는 것이다.

《황제내경 · 소문 · 금궤진언론》에서는 '무릇 정은 몸의 근본이다.'라고 했다. 정기는 인체에서 매우 중요한 근본적인 힘으로 인체의 생장 발육과 모든 기능 활동에 결정적인 역할을 한다. 인체를 자동차에 비유한다면 신장은 끊임없이 생명에 원동력을 불어넣는 엔진이라고 하겠다.

정기精氣는 인체를 구성하는 중요한 물질로 생명의 근원과 같다. 《황제내경 · 영추 · 본신黃帝內經 · 靈樞 · 本神》에서도 '생명의 근원을 정이라고 한다.'고 했다. '정'은 '선천지정先天之精'과 '후천지정後天之精'으로 나뉜다. 신장이 저장하고 있는 선천지정은 부모로부터 받은 것으로 배아를 구성하는 기본물질이 되며, 인간의 생식, 생장, 발육, 노화와 매우 밀접한 관계가 있다. 반면 수곡지정水穀之精이라고도 불리는 후천지정은 우리가 매일 섭취하는 음식에서 비롯되는 것으로, 생명을 유지하고 인체 각 조직과 기관에 자양분을 공급하며, 인체의 생장 발육을 촉진하는 기본 물질이 된다.

선천지정과 후천지정은 그 근원이 다르고 각기 독립적인 것처럼 보이지만 사실 서로 의존하는 관계이다. 선천지정은 후천지정이 생성될 수 있도록 버팀목이 되고, 후천지정은 끊임없이 선천지정을 기르고 보살펴 준다.

# ⊙ 신정은 인체의 생장 · 발육 · 생식을 촉진한다

《황제내경 · 소문 · 상고천진론黃帝內經 · 素問 · 上古天眞論》에는 신정이 점차 왕성해지다가 쇠약해지고 결국에는 소멸하는 과정에 대해 다음과 같이 서술하고 있다.

여자는 7세가 되면 신기가 왕성해져 젖니가 영구치로 바뀌고 머리카락이 자란다. 14세가 되면 천계가 이르러 임맥任脈이 통하고 태충맥太衝脈이 왕성해져 주기적으로 월경을 하게 되므로 자식을 가질 수 있게 된다. 21세가 되면 신기가 고르게 되어 사랑니가 나며 성장이 극에 달한다. 28세가 되면 뼈와 근육이 단단해지고 머리카락이 풍성하게 자라며 신체가 튼튼해진다. 35세가 되면 양명맥陽明脈이 쇠약해져 얼굴이 거칠어지고 머리카락이 빠지기 시작한다. 42세가 되면 삼양맥三陽脈이 쇠약해져 얼굴이 초췌해지고 흰머리가 나기 시작한다. 49세가 되면 임맥이 허해지고 태충맥이 쇠약해지며 천계가 고갈되고 월경이 끊겨 형체가 상하고 자식을 가질 수 없게 된다.

남자는 8세가 되면 신기가 충실해져 머리카락이 자라고 젖니가 영구치로 바뀐다. 16세가 되면 신기가 왕성해져 천계가 이르고 정기가 차올라 배출되니 음양이 화합하면 자식을 가질 수 있게 된다. 24세가 되면 신기가 고르게 되어 뼈와 근육이 강해지고 사랑니가 나며 성장이 절정에 달한다. 32세가 되면 체력이 왕성해지고 근육이 탄탄해진다. 40세가 되면 신기가 쇠약해져 머리카락이 빠지고 치아가 메마른다. 48세가 되면 양기가 고갈되어 얼굴이 거칠어지고 머리카락이 희어진다. 56세가 되면 간기가 쇠약해져 근육이 뜻대로 움직이지 않게 된다. 64세가 되면 천계가 고갈되고 정기가 약해지며 신장이 쇠약해져 형체가 메마르고 치아와 머리카락이 빠진다.

신기腎氣란 신정에서 만들어진 기운으로 신장의 양기가 음기陰氣로 증화蒸化되면서 생겨난다. 인간은 태어난 이후 신장 안에 저장된 정기가 점차 왕성해짐에 따라 이를 갈게 되고 머리카락이 자라는 등의 생장발육

과정을 거친다. 정기가 일정한 정도 충만해지면 인체의 생식선 발육을 촉진하는 '천계天癸'라는 신비한 물질이 생기는데 이 물질로 인해 인간의 생식기가 성숙하게 된다. 나아가 생식 능력이 생기면 여성은 생리를 하고 남성은 정액을 배출하게 된다. 중년이 되면 신장 안의 정기가 점차 쇠약해지면서 '천계'도 이에 따라 줄어들어 결국 사라지고 만다. 이로 인해 인간의 성기능과 생식 능력은 점점 쇠퇴하고, 신체도 차츰 늙어가면서 노년기에 접어든다. 인간의 일생은 그야말로 신장의 정기가 생장, 발육, 왕성, 쇠약, 고갈되는 과정이다.

〈신장의 정기와 생장 발육의 관계〉

| 시기 | 신장의 정기 상태 | 생장 발육 상태 |
|---|---|---|
| 유년기 | 점차 왕성해지는 단계 | • 머리카락이 촘촘히 빨리 자란다.<br>• 젖니가 빠지고 영구치가 난다.<br>• 골격이 점점 커지고 키가 쑥쑥 자란다. |
| 청년기 | 더욱 왕성해지는 단계 | • 사랑니가 난다.<br>• 골격이 완전해지고 키가 어느 정도까지 자란다.<br>• 생식 능력이 생긴다. |
| 장년기 | 가장 왕성한 단계 | • 뼈와 근육이 단단해지고 신체가 튼튼해진다.<br>• 머리카락이 새까맣고 윤기가 흐른다.<br>• 원기가 왕성하고 신체 기능이 절정에 이른다. |
| 노년기 | 점차 쇠약해지는 단계 | • 안색이 초췌해지기 시작한다.<br>• 머리카락이 빠지면서 희어진다.<br>• 치아가 약해지고 골질이 나빠진다.<br>• 생식 능력이 사라진다. |

# ◉ 신정은 인체의 대사기능과 생리적 활동을 조절한다

신정은 신음腎陰과 신양腎陽이라는 물질이 생겨나는 토대가 된다. 신음과 신양은 서로 제한적이면서 보완하는 관계이다. 원음元陰 또는 진음眞陰이라고 불리는 신음은 체내 음액陰液[정(精)·혈(血)·진액(津液) 등 체액을 일컬음]의 근본이다.

신음은 습하면서 차갑고 고요하고 억제되어 한데 엉기어 뭉쳐 있다는 특징이 있고, 인체의 오장육부, 조직, 기관에 수분과 영양분을 공급하는 역할을 한다. 반면에 원양元陽 또는 진양眞陽이라고 불리는 신양은 체내 양기의 근본으로 몸을 따뜻하게 하고 기운을 북돋고 흥분을 일으키며 발산하는 특징이 있다. 이에 인체의 오장육부, 조직, 기관의 기능이 원활하도록 작용하고 따뜻하게 해 주는 역할을 한다.

신양과 신음은 인체의 음양이 평형을 유지할 수 있도록 서로 제약하면서 보완한다. 이러한 평형 상태가 깨지면 인체의 음양이 조화를 이루지 못해 불편함을 느끼게 된다.

가령 신음이 부족하면 머리가 어지럽고 이명이 들리고, 허리와 무릎이 시큰거리고, 손발바닥과 가슴에서 열이 나며, 정액이 저절로 나오는 유정 증상 등이 나타난다. 반면에 신양이 부족하면 정신적 활기가 없어지고, 쉽게 지치고 피로를 느끼며, 허리와 무릎에 찬 느낌이 들면서 아프고, 손발이 얼음장처럼 차갑고, 배뇨장애, 발기부전, 자궁이 찬 탓에 임신이 되지 않는 증상 등이 나타나기 쉽다.

# 기침과 천식을 유발하는 원인이
# 꼭 폐 때문만은 아니다

청나라의 명의 임패금林佩琴은 《유증치재類證治裁》에서 '폐는 기를 주관하고, 신장은 기의 근원이 된다. 폐는 숨을 내쉬는 것을 주관하고, 신장은 들이마신 숨을 받아들이는 것을 주관하니 음과 양이 서로 교차해야 호흡이 비로소 조화로워진다.'라고 했다. 신장은 폐로 들이쉰 숨을 받아들여 호흡을 조절하는 역할을 한다. 인체의 호흡운동은 폐가 주관하지만, 들이마신 숨이 반드시 신장으로 들어간 후 신기를 통해 받아들여져야만 원활하고 고르게 호흡할 수 있다. 즉, 신장이 튼튼하고 신기가 충분해야 호흡이 편안해지고 활력이 넘치게 된다.

## ⊙ 신기가 충분해야 호흡이 순조로워진다

《황제내경 · 영추 · 본수黃帝內經 · 靈樞 · 本輸》에서는 '소양경少陽經은 신장에 속하고 신장은 위로 폐와 연결되니 소양의 기운이 신장과 폐를 모두 거느린다.'라고 했다. 신장과 폐는 경맥을 통해 서로 연결된다. 인체의 호흡운동과 기체 교환은 들이마신 숨을 받아들이는 신장과 숨을 교환하는 폐의 기능에 달려 있다.

앞에서 신장은 정기를 간직하고 있으며 이는 원기의 근원이 된다고 했다. 그런데 호흡을 주관하고 들숨과 날숨을 교환하는 폐의 기능이 제대로 작동하기 위해서는 촉진제 역할을 하는 신장의 원기가 반드시 필요하다. 따라서 신장의 기운이 넘치는 사람은 들숨을 받아들이는 신장의 기능이 원활해지고 기도氣道가 잘 통하게 되어 호흡이 조화롭고 편안해지며 깊어진다.

호흡운동과 기체 교환은 산소를 들이마셔 체내의 유기물을 이산화탄소와 수분으로 전환시키고 에너지를 내보내는 과정이다. 이 과정에서 신장과 폐의 기능이 조화로우면 호흡 기능이 정상적으로 작동하고, 오장육부도 산소를 충분히 공급받아 몸 상태가 좋아지고 원기가 왕성해지며 생기가 넘치게 된다.


## ⊙ 숨이 차고 기침이 나는 것은 신불납기肾不納氣이다

기침이 나고 숨이 가쁘면서 가슴이 답답한 것은 신기가 폐로 역행한 것이다.

─── 《황제내경 · 소문 · 시종용론黃帝内經 · 素問 · 示從容論》

《홍루몽》의 여주인공 임대옥은 바람에 날아갈 듯 가냘픈 체구였고, 움직이기만 하면 숨을 가빠하면서 기침을 했다. 그녀는 마치 폐결핵에 걸린 것처럼 보였지만 사실 근본적인 원인은 신장 기능에 있다.

《황제내경 · 소문 · 시종용론》에 따르면 '기침이 나고 숨이 가쁘면서 가슴이 답답한 것은 신기가 폐로 역행한 것이다.' 신기가 허하면 들숨을 받아들이는 신장의 기능이 저하되어 신장의 기운이 위로 역행하고 폐에 영향을 미치게 된다. 이렇게 되면 폐기肺氣가 맑은 공기를 깊이 들이마실 수 없게 되어 숨이 차고 기침이 난다. 이것이 바로 한의학에서 말하는 신불납기이다.

신불납기는 보통 기침이나 숨이 가빠지는 증상으로 나타난다. 호흡할 때 날숨이 많고 들숨이 적으며 조금만 움직여도 숨이 차오르고, 식은땀이나 손발이 찬 증상 등이 동반되기도 한다.

신불납기 증상이 나타났다면 들숨을 받아들이는 신장의 기운을 보양해주는 것이 중요하다. 전문의와 상담한 후 부자, 육계, 산수유, 동충하초, 호두, 숙지황, 당귀 등 들숨을 받아들이는 신장의 기능을 북돋아주는 약재를 적절히 섭취하면 도움이 된다. 특히 신불납기에 효과적인 처방으로 꼽히는 금궤신기환金匱腎氣丸을 복용하면 숨이 차거나 기침을 하는 증상이 크게 개선된다.

# 부종이나 빈뇨증이라면
# 신장 건강을 살펴보자

---

신장은 수水를 주관하며 오장육부의 정기를 받아 간직해 두는 곳이다.
── 《황제내경 · 소문 · 상고천진론黃帝內經 · 素問 · 上古天眞論》

신장은 수장水臟이니 진액을 주관한다.
── 《황제내경 · 소문 · 역조론黃帝內經 · 素問 · 逆調論》

　수水를 주관하는 것이 신장의 기본적인 기능이다. 여기서 '수'란 체내의 정상적인 액체를 총칭하는 수액을 말한다. 수를 주관한다는 것은 신장이 정기를 저장하고 수액대사를 조절한다는 뜻이다. 《황제내경》에서는 '신장은 수를 주관하며 오장육부의 정기를 받아 간직해 두는 곳이다.', '신장은 수장이니 진액을 주관한다.'라고 했다.

## ⊙ 신장은 체내 진액의 기화를 촉진한다

　인체의 진액 대사의 과정은 매우 복잡하므로 오장육부의 조화가 반드시 필요하다. 이 가운데 신장은 기화 작용을 통해 오장육부에 원동력을 제공한다.
　《황제내경 · 소문 · 경맥별론黃帝內經 · 素問 · 經脈別論》에서는 '음식물이 위로 들어가면 정기가 넘쳐 비장으로 운반되고, 비장의 기운이 정기를 흩뜨려 폐로 올려 보내고 수도水道를 조절하여 방광으로 내려 보낸다. 수정水精(수분과 정기를 포함한 진액)이 사방으로 퍼지면 오장의 경맥도 함께 흐른다.'라고 했다.

위胃에서 음식물을 받아들이면 비장에서 이를 운반하고 소장에서는 진津을, 대장에서는 액液을 주관하여 진액이 생성되고 대사활동이 이루어진다. 진액이 분포되려면 비장의 운반 기능, 폐의 하강 기능, 신장의 기화 작용이 필요하다. 이 과정에서 선천지본인 신장은 주도적인 역할을 하게 된다. 바로 신장의 정기가 기화 작용을 통해 비위, 폐, 삼초三焦[육부(六腑)의 하나로 상·중·하초로 나뉨] 등 온몸에 원동력을 제공하는 것이다.

오장육부의 기화 활동은 신장과 매우 밀접한 관계가 있다. 신장의 기운이 충분하면 각 오장육부의 기화 활동도 활발해지고 기능도 정상적으로 작동한다. 반대로 신장의 기운이 허하면 비장과 폐는 충분한 동력을 얻지 못해 기화 활동이 제대로 이루어지지 않고, 삼초의 운반 기능도 저하된다. 이 때문에 체내의 수액이 한곳으로 몰리게 되고 정체되면 담痰이나 부종 등이 생긴다.


## ⊙ 신장은 비뇨 계통의 기능을 정상적으로 유지시킨다

신장은 방광의 출구를 조절하는 역할을 한다. 간단히 말해 방광의 기화 활동은 신장의 기능에 달려 있다. 신장의 기화 기능이 정상적으로 작용하면 방광의 출구가 정상적으로 열렸다 닫히며, 인체의 배뇨 활동이 원활하게 진행된다. 그러나 신장의 기화 기능이 제대로 작용하지 않으면 방광 기능에 영향을 미쳐 방광의 출구 움직임이 순조롭지 못하게 되어 소변양이 줄거나 부종이 생길 수 있다. 또는 방광의 출구 움직임이 통제력을 상실하여 다뇨증, 빈뇨증, 요실금 증상 등이 생길 수도 있다. 이처럼 인체의 비뇨 기능도 신장과 떼려야 뗄 수 없는 관계에 있다.

# 의지력과 사고력을 키우려면
# 우선 신장을 튼튼히 하라

오장은 각기 간직하는 것이 따로 있다. 심장은 신神을 간직하고, 폐는 백魄을 간직하며, 간은 혼魂을 간직하고, 비장은 의意를 간직하며, 신장은 지志를 간직하고 있다.

——《황제내경 · 소문 · 선명오기黃帝內經 · 素問 · 宣明五氣》

신장은 정精을 저장하며, 정精은 지志가 머무는 곳이다.

——《황제내경 · 영추 · 본신黃帝內經 · 靈樞 · 本神》

《황제내경》에는 '신장은 지를 간직하고 있다'라는 내용이 여러 번 등장한다. 《황제내경 · 소문 · 선명오기》에서는 '심장은 신을 간직하고, 폐는 백을 간직하며, 간은 혼을 간직하고, 비장은 의를 간직하며, 신장은 지를 간직하고 있다.'라고 했고, 《황제내경 · 소문 · 본신》에서는 '신장은 정을 저장하며 정은 지가 머무는 곳이다.'라고 했다. 신장이 지를 간직하고 있다는 것은 신장의 생리적 기능을 의미한다. 여기서 '지'란 의지, 포부, 정신을 뜻한다. 이처럼 인간의 의지와 기억력은 신장과 매우 밀접한 관계가 있다.

## ◉ 신장이 튼튼하면 기억력도 좋다

《황제내경 · 영추 · 경맥黃帝內經 · 靈樞 · 經脈》에서는 '인간이 처음 태어날 때 정精이 먼저 자라고, 정이 갖추어지면 뇌수가 생성된다'라고 했다. 정은 인체의 기본물질이자 인간에게 가장 중요한 것이며, 정이 생겨나고 저장되는 곳이 바로 신장이다.

한의학에서는 신장에서 정이 만들어지고, 정이 수髓를 생겨나게 한다고 여긴다. 수가 뼈로 모이면 골수가 되고, 뇌로 모이면 뇌수가 된다. 그래서 뇌를 '수해髓海' 즉 '골수의 바다'라고도 한다. 신정이 충분하면 뇌수가 가득 차게 되어 기력이 왕성하고 기억력이 좋아진다. 그러나 신정이 허하고 쇠약해지면 정신적 활기가 없어지고 건망증이 생기기 쉬우며, 심한 경우 지능 저하 증상이 나타나기도 한다.

그래서 예로부터 '지능을 계발하고 뇌를 건강하게' 하는 처방이 많았는데 대부분 신장을 보양하는 이론을 바탕으로 치료가 이루어졌다. 예를 들어 신장 보양 효과가 탁월한 것으로 알려진 '익지인益智仁'은 신장을 보양하고 정기를 튼튼하게 하며 뇌를 건강하게 하고 지능을 높여 주는 약재이다.

'익지인'에 관한 이야기를 하나 살펴보기로 하자.

옛날에 한 부자가 느지막이 막둥이를 낳게 되어 아들에게 대복이라는 이름을 지어 주었다. 그런데 대복이는 다른 아이들과 달리 어려서부터 몸이 허약해 잔병치레가 많았고 반응이 둔했다. 얼핏 멍해 보이기도 하고 말이 어눌했으며, 이불에 오줌을 싸는 일도 종종 있었다. 부자는 유명한 의원들을 찾아다니며 아들의 병을 고쳐 보려고 애를 썼지만 별 효과가 없었다.

어느 날, 늙은 떠돌이 도사 하나가 찾아와 아들의 병을 고칠 수 있는 신비의 열매가 있다면서 바닥에 그 열매의 그림을 그려 보였다. 부자는 늙은 도사가 알려 준 대로 신비의 열매를 찾아냈다. 그 열매를 먹은 대복이는 하루가 다르게 몸이 튼튼해졌고, 점점 명랑하고 활발해졌으며, 총명하고 사랑스러운 아이가 되었다. 이후 대복이는 학문을 갈고 닦아 과거에 급제하였다. 대복이가 먹었던 열매는 지능을 높이고 지혜를 키우고 총명하게 하는 효과가 있다고 하여 '익지인'이라고 불렸다.

## ⊙ 신기가 허하면 '실수'가 잦아진다

'신장은 정精을 저장하며, 정은 지志가 머무는 곳이다.'라고 했다. 이는 곧 신정이 충분하면 인간의 의지를 관리할 수 있게 되어 두뇌가 명석해지고 사고가 민첩해지며 의지가 강해진다는 뜻이다.

그렇다면 인간의 의지는 대뇌에서 결정되는 것이 아니란 말인가? 이게 과연 신장과 어떤 관련이 있는 것일까?

한의학에서는 인체의 정신과 의지가 마음에서 비롯된다고 여겨 '심장은 신神이 머무는 곳이다.'라고 말한다. 그러나 인간의 의지는 신장에서도 어느 정도 통제되는 부분이 있다. 신정이 부족하고 신기가 허하면 정신이 희미해지고 생각이 무뎌져 업무 중에 실수를 범하기 쉬워진다. 따라서 업무 중 실수가 잦은 편이라면 휴식 부족이나 기질적 질병 때문이 아니라 신장이 허한 것 때문은 아닌지 한 번 점검해 보길 바란다.

# 신장이 튼튼하면 허리, 다리, 치아가 건강해진다

심장은 맥脈을 주관하고, 폐는 피皮를 주관하고, 간은 근筋을 주관하고, 비장은 육肉을 주관하고, 신장을 골骨을 주관한다.

——《황제내경 · 소문 · 선명오기黃帝內經 · 素問 · 宣明五氣》

《황제내경》에서는 신장이 골을 주관하고 정精이 수髓를 주관하기 때문에 인체의 골격과 치아가 튼튼한지 아닌지는 신장과 매우 밀접한 관계가 있다고 여긴다.

## ◉ 노인에게서 골절이 쉽게 발생하는 근본적인 원인은 신장에 있다

나이가 들면 골절이 발생할 확률이 젊은이들보다 훨씬 높아진다. 한의학적으로 볼 때 이는 노년이 되면 신기가 쇠약해지고 신정이 부족해지는 것과 관련이 있다. 한의학에서는 신정이 수를 만들어내고, 수가 뼛속으로 모여들기 때문에 골격이 생장, 발육, 회복하려면 신정으로부터 반드시 영양분을 공급받아야 한다고 여긴다. 신정이 충분하면 골수가 가득차게 되어 골격이 튼튼해지고 몸에 힘이 생기며 움직임이 가뿐해진다.

그러나 나이가 들면서 신기가 점차 쇠약해지고 신정이 줄어들면 골격이 '자양분'을 잃게 되어 뼈가 약해지고 쉽게 부러지며, 골절된 후에도 완치가 어려워진다. 따라서 신체를 강하게 만들고 노화를 늦추고 싶은 노년층이라면 신장을 보양하고 신정을 튼튼히 하는 것이 매우 중요하다.

## ⊙ 신장이 좋지 않으면 허리가 자주 아프다

컴퓨터는 이미 현대인의 직장 생활의 일부가 되었다. 하루 종일 컴퓨터 앞에 앉아서 일하는 사람이 대부분이고, 때때로 밤을 새우는 사람도 적지 않다. 앉아 있는 자세에서는 허리와 등이 항상 긴장 상태에 놓이고, 시간이 오래되면 허리가 시큰거리면서 등에 통증이 느껴지기 쉽다. 심한 경우 척추가 휘거나 골질증생骨質增生 증상이 나타나기도 한다. 오늘날 요통은 현대인에게 흔한 병이 되었다고 해도 과언이 아니다.

요통은 오래 앉아 있거나 앉은 자세가 바르지 않은 경우 외에 신장이 허한 것도 그 원인이 될 수 있다. 한의학에서는 허리를 신기가 저장되어 있는 창고라고 여긴다. 그만큼 신장과 허리의 관계가 밀접하다는 뜻이다. 허리 부위에 위치해 있는 신장에 문제가 생기면 허리 부위에까지 영향을 미치기 때문에 통증을 느끼기 쉽다. 허리 부위는 인체 골격을 유지하는 중요한 구조인 척추가 기둥이 되어 주는 부위이다. 앞서 신장은 골을 주관하고 수를 만들어 낸다고 했듯이 신장이 좋지 않으면 척추에도 병이 생기기 쉽다. 그래서 신장이 허한 사람은 허리와 무릎이 시큰거리고 힘이 없으며, 움직이기만 해도 허리에 통증이 느껴지곤 한다.

허리에 통증이 느껴진다면 평소에 바른 자세로 앉고, 오랜 시간 앉아 있지 않도록 하며, 적당히 몸을 풀어 주는 것이 좋다. 평소 신장을 보양하고 관리하면 허리를 튼튼하게 할 수 있다. 두충, 상기생, 천속단 등 신장을 보양하고 허리를 강화시키는 약재도 있으니 필요하다면 전문의와 상담 후 복용하는 것도 괜찮다.

## ⊙ 이가 자라고 빠지는 것도 신장과 관련이 있다

한의학에는 '치아는 뼈의 여분으로 만들어진다.'라는 말이 있다. 이는 현대의학의 관점과도 일맥상통한다. 치아는 뼈의 일부이고 주로 칼슘으로 이루어졌기 때문이다. 치아와 골격은 모두 신장의 정기로부터 영양분을 공급받아 생장한다. 신장의 정기가 충분하면 치아가 단단해져 쉽게 빠지지 않는다. 그러나 신장의 정기가 부족하고 신기가 약해지면 치아가 쉽게 흔들리거나 빠질 수 있다.

《황제내경·소문·상고천진론》에서는 '(남자는) 40세가 되면 신기가 쇠약해져 머리카락이 빠지고 치아가 메마른다. …… 64세가 되면 천계가 고갈되고 정기가 약해지며 신장이 쇠약해져 형체가 메마르고 치아와 머리카락이 빠진다.'라고 했다. 노년에 접어들면 신장 기능이 저하되어 신정이 감소하고 신기가 쇠약해져 머리카락과 치아가 점차 마르고 빠지기 시작한다는 뜻이다.

이처럼 치아가 자라고 빠지는 것도 신장과 큰 관련이 있다. 튼튼한 치아를 갖고 싶다면 평소에 구강 위생을 유지하면서 좋은 식습관을 기르고, 더불어 신장을 보양하는 것도 등한시하지 말아야 한다.

# 변비도 신장 건강과 관련이 있다

보통 변비에 걸리면 몸에 열이 쌓였기 때문이라고 생각해 냉차를 마시거나 화기火氣(가슴이 답답해지는 기운)를 다스리는 약을 복용하여 체내의 '화火'를 가라앉히려고 한다. 차가운 성질을 지닌 냉차나 화기를 다스리는 약은 음기를 북돋는 역할을 하므로 어느 정도 변비 증상을 완화시킬 수 있지만 복용을 중단하면 다시 금방 '회복'되어 변비가 더 심해지는 경우가 많다.

왜 이런 일이 생기는 걸까? 우선 변비가 생기는 원인부터 살펴보도록 하자. 사실 변비를 유발하는 원인은 매우 다양하다. 몸에 열이 쌓이거나 비위 기능이 약하거나 신장이 허하면 변비가 생긴다. 몸에 열이 쌓여 생긴 변비는 보통 위장에 열이 몰려 있기 때문인데 이런 경우 냉차를 적당히 마시거나 화를 없애는 약을 복용하는 것이 좋다. 비위가 허해 변비가 생겼다면 비위 기능을 강화해야 한다. 신장 기능 저하로 인해 생긴 변비는 우선 신음이 허한 것인지 신양이 허한 것인지 살펴본 후 증상에 따라 그에 맞는 처방을 해야 한다. 이 책에서는 신장 기능 저하로 인해 생긴 변비에 대해 좀 더 자세히 알아보도록 하겠다.

## ⊙ 신양이 허하면 생기는 변비, 화기를 내릴수록 증상이 더욱 심해진다

《황제내경》에서는 신장이 이음二陰과 이변二便을 주관한다고 했다. '이음'이란 전음前陰(요도를 포함한 외생식기)과 후음後陰(항문)을 일컫는다. 전음은 비뇨 계통과 생식 계통으로 인체의 배뇨, 생식 기능을 담당하고, 후음은 주로 배변 기능을 담당한다. 앞에서 살펴보았듯이 수水를 주관하는 신장은 방광의 출구를 조절하며, 방광의 기화 작용이 제대로 이루어지려면 신장의 역할이 반드시 필요하다. 대변의 배설도 신장과 매우 밀접한 관계가 있다.

신양은 몸을 따뜻하게 하고 활력을 불어넣는 역할을 하는데, 비위와 장이 원활하게 활동하려면 신양으로부터 에너지를 공급받아야 한다. 신양이 허하면 대변을 아래로 내려보낼 만한 힘이 부족해져 변비가 생길 수 있다. 이렇게 생긴 변비를 한의학에서는 보통 '허비虛秘'라고 한다.

이러한 유형의 변비는 대변이 딱딱하지는 않지만 배출이 잘 되지 않고, 추위를 타거나 소변량이 늘고, 허리와 무릎이 시큰거리고, 혀의 색이 연하거나 복부가 찬 증상 등이 동반된다.

신양이 허해 변비가 생겼다면 신양을 북돋는 것이 중요하다. 부자리중환附子理中丸이나 제천전濟川煎은 신장을 따뜻하게 하는 처방으로 신양이 허해 생긴 변비를 완화시키는 효과가 있으니 전문의와 상담 후 올바르게 복용하도록 한다.

단, 설사약이나 화기를 가라앉히는 약은 복용하지 않도록 주의하자. 차가운 성질을 지닌 이러한 약은 양기를 쉽게 소모시키기 때문이다. 가뜩이나 신양이 허한 상태인데 설사약이나 화기를 가라앉히는 약을 복용한다면 그야말로 '불난 데 기름을 붓는 격'으로 변비 증상을 더욱 악화시킬 수 있다. 화火를 없앨수록 변비가 심해지는 이유가 바로 이 때문이다.

## ⊙ 신음이 허하면 생기는 변비, 음기와 진액을 보양하는 것이 중요하다

정상적인 배변 활동을 유지하려면 촉진제 역할을 하는 신양뿐 아니라 보습제 역할을 하는 신음도 반드시 필요하다. 그러나 신음이 허하면 체내의 진액이 부족해져 장을 촉촉하게 만들 수 없게 되므로 대변이 딱딱해지고 배출이 원활하게 이루어지지 않는다. 마치 강물이 마르면 부력과 추진력을 잃어 배가 앞으로 나아갈 수 없듯이 말이다. 신음이 허하면 생기는 변비도 이와 마찬가지이다. 그래서 한의학에서는 이러한 유형의 변비를 '배를 댈 만한 물이 없다'라는 말에 빗대어 비유적으로 표현하기도 한다.

신음이 허해 변비가 생긴 사람은 몸이 다소 수척해 보이고 장 운동이 활발하지 못한 탓에 대변이 염소똥처럼 딱딱해져 배변이 어렵고, 머리가 어지럽고 이명이 들리거나 손발바닥과 가슴에서 열이 나며, 가슴이 답답하고 잠을 이루지 못하고, 몸에 열이 나면서 식은땀이 나는 증상 등이 동반된다.

이러한 유형의 변비는 신장을 보양하고 음기를 북돋아 대변이 잘 나오게 해야 한다. 신장의 음기를 보양하고 장을 촉촉하게 하여 배변을 원활하게 하는 효과가 있는 흑임자는 신음이 허해 생긴 변비를 완화시키므로 평소에 자주 섭취하면 도움이 된다. 육미지황환六味地黃丸이나 증액탕增液湯도 신음이 허해 생긴 변비 치료에 효과적이므로 전문의와 상담한 후 복용하는 것도 괜찮다.

그 밖에 일과 휴식이 균형을 이루는 습관을 기르고, 될 수 있으면 밤을 새우지 않도록 한다. 밤을 새우면 양기가 손상될 뿐만 아니라 음기도 소모되어 변비 증상이 더욱 심해질 수 있다.

## ◉ 신음이 허하면 생기는 변비와 실화實火로 인해 생긴 변비의 차이

신음이 허해 생기는 변비는 언뜻 보면 몸에 열이 쌓여 생기는 변비와 흡사하다. 특히 대변이 딱딱하기 때문에 대부분 신음이 허해 생기는 변비를 몸에 열이 쌓여 생기는 변비로 오진하곤 한다. 사실 두 유형의 변비는 증상만 놓고 보면 유사하지만 전혀 다른 별개의 개념이다.

우선 신음이 허해 생기는 변비의 근본적인 원인은 신음 부족이다. 신음에는 모든 음액이 포함되며 그 안에는 수분이 있다. 따라서 신음이 부족하면 장에 충분한 수분이 공급되지 못하므로 신장을 보양하고 음기를 북돋아 대변이 잘 나오게 하는 식품이나 약을 많이 섭취해야 한다.

반면 몸에 열이 쌓여 생기는 변비는 흔히 실화로 인해 생긴 변비라고도 하는데 대부분 나쁜 식습관으로 인해 발생한다. 가령 맵고 자극적인 식품을 지나치게 많이 섭취하거나, 수분 섭취가 부족하거나, 폭음·폭식 등을 하면 위장에 부담이 가중되어 음식물이 완전히 소화되지 못하고 위장에 그대로 쌓이는데, 이렇게 되면 체열이 발생하고 장의 수분이 소모되어 배변이 어려워지고, 구취, 구내염, 입이 마르고 목이 건조한 증상 등이 동반된다.

몸에 열이 쌓여 변비가 생겼다면 정체된 음식물을 소화시키고 실화를 가라앉히는 것이 중요하며, 장을 촉촉하게 만들어 대변이 잘 나올 수 있도록 수분, 식이섬유, 비타민 함량이 높은 식품, 차가운 성질을 지닌 식품을 많이 섭취하는 것이 좋다.

신음이 허해 변비가 생긴 사람은 화기를 가라앉히는 약을 복용하지 않도록 한다. 화기를 가라앉히는 약의 주요 기능은 찬 성질을 이용해 화火를 없애는 것이지 음기를 보양하는 것이 아니므로 복용을 중단하면 금방 원래대로 돌아가 변비가 더 심해진다.

# 명석한 두뇌와 예리한 눈빛을 유지하는 비결은 신장을 보양하는 것이다

신장의 기운은 귀와 통하니 신장의 기능이 조화로우면 오음을 들을 수 있다.

—— 《황제내경 · 영추 · 맥도黃帝內經 · 靈樞 · 脈度》

나이가 엇비슷한 노년인데도 귀가 어두워 옆에서 큰 소리로 말해야 알아듣는 사람이 있고, 작은 소리로 중얼거려도 분명히 알아들을 만큼 귀가 아주 밝은 사람이 있다. 이렇게 개인적인 차이가 나는 근본적인 원인도 바로 신장에 있다. 《황제내경 · 영추 · 맥도》에서는 '신장의 기운은 귀와 통하니 신장의 기능이 조화로우면 오음을 들을 수 있다.'라고 했다. 이렇듯 청력이 예민한지 아닌지는 신장과 매우 밀접한 관계가 있다.

## ◉ 청력과 신정은 불가분의 관계

'신장은 정精을 간직하고 있는 곳이자 생명의 근원이며 밖으로는 귀와 통한다(《중장경中藏經》).' 신장은 정을 저장하고, 그 안에는 오장육부의 정이 담겨 있다. 신정이 충분하고 뇌에 영양분이 충분히 공급되면 청력이 예민해지고 분별력도 강해진다. 반대로 신정이 허하고 뇌에 충분한 영양분이 공급되지 못하면 청력이 감퇴하여 이명이 들리거나 귀가 잘 들리지 않는 증상이 나타난다. 이것이 바로 앞서 언급한 '개인적인 차이'가 생기는 원인이다.

밤을 자주 새우거나 무절제한 성생활을 하거나 불규칙한 식습관을 가진 사람은 신정이 허해져 청력까지 손상될 수 있다. 반면에 건강을 중시하고 규칙적인 생활을 하며 올바른 식습관을 가지고 긴장과 이완을 적당히 유지하는 사람은 신장을 '살뜰히 보살핀 덕에' 신정이 충분하여 보통 사람보다 청력이 훨씬 뛰어나다. 신장의 정기 상태에 따라 인간의 청력도 그에 따라 변하게 된다. 가령 영유아 시기의 신장은 아직 발육단계이기 때문에 신정이 충분하나 알찬 상태가 아니며, 신정이 생성되었으나 왕성하지 않은 상태이다. 그래서 영유아의 청력은 비교적 약하고 소리에 대한 분별력이 떨어지며, 가까운 곳에서 나는 소리만 들을 수 있는 정도이다.

청년기의 신장은 발육이 완전한 단계로 신장의 정기가 왕성하고 귀로 충분한 정기가 전달되어 청력이 예민하고 멀리서 나는 소리까지 들을 수 있으며 소리에 대한 분별력도 높다. 노년기에 접어들면 정기를 생성하는 비위의 기능이 떨어지고 신장의 기운이 쇠약해지며, 신정이 감소하여 귀로 충분한 정기가 전달되지 못하므로 청력이 저하되고 귀가 어두워지거나 심지어 귀가 먹는 증상까지 나타난다.


## ⊙ 귀를 자주 문질러 주면 귀와 눈이 밝아진다

한의학에서는 귀에 반사구反射區가 많으므로 귀를 자주 문질러 주면 해당 반사구에 상응하는 오장육부의 건강을 지킬 수 있다고 여긴다.

귀를 문질러 주는 방법은 다음과 같다. 양손의 엄지, 검지, 중지로 각각 두 귀의 위쪽 가장자리를 꽉 잡고 가볍게 힘을 주어 위로 10~15회 잡아당긴다. 그런 다음 양손바닥을 비벼 열을 낸 후 귓바퀴를 따라 귀의 앞면과 뒷면을 10회 정도 마사지하고, 양손의 엄지와 검지로 두 귀의 귓불을 마사지한다. 우선 귓불을 문질러 준 후 15~20회 정도 귓불을 아래로 잡아당기고 손으로 귀를 뒤에서 앞으로 가볍게 20회 정도 쓸어 준다.

끝으로 3~5분 정도 엄지와 검지로 이주耳珠(귓구멍 앞쪽에 돌출된 부분)를 위로 잡아당겼다가 안쪽에서 바깥쪽으로 당겨 준다. 귀를 마사지할 때에는 손에 힘을 가볍게 주다가 점점 세게 하고, 아프지 않을 정도로 적당히 힘을 주어 잡아당기는 것이 좋다.

# 머리카락을 보면 신장의 건강 상태를 알 수 있다

신장은 봉장封藏의 근본으로서 정精이 머무는 곳이며 그 광채는 머리카락에 나타난다.

——《황제내경 · 소문 · 육절장상론黃帝内經 · 素問 · 六節藏象論》

건강하고 윤기 나는 머리카락은 사람들에게 좋은 인상을 심어 주지만 지푸라기처럼 푸석푸석한 머리카락은 그만큼 매력을 반감시킬 수 있다. 그렇다면 아름다운 머리카락은 어떻게 만들어지는 것일까?

아마 대부분의 사람들은 간이 건강해야 한다고 생각할 것이다. '머리카락은 혈액의 여분으로 만들어진다.'라는 말도 있듯이 간혈肝血은 머리카락에 영양분을 공급하는 원천이기 때문이다. 그러나 조금 더 깊이 따져 보면 머리카락의 생명력은 바로 신장에서 비롯된다.

《황제내경》에서는 신장의 광채가 머리카락에 나타난다고 했는데, 이는 곧 신장의 정기 상태가 모발을 통해 드러난다는 뜻이다. 신기가 충분한 사람은 머리카락이 풍성하고 윤기가 흐르지만, 신기가 부족한 사람은 머리카락이 건조해지거나 빠지기 쉽다.

그리고 간은 혈血을 저장하고 신장은 정精을 저장하며, 정과 혈은 서로 영양분을 공급하면서 생명활동을 유지시키는 역할을 한다. 간혈은 신정으로부터 영양분을 공급받고, 신정도 간혈로부터 끊임없이 영양분을 공급받는다. 이처럼 간혈과 신정은 서로 보완하며 변화하는데, 정과 혈의 생성과 변화는 비위에서 소화 흡수하는 음식물에서 비롯된다. 청년층은 정과 혈이 충분하기 때문에 머리카락이 활발히 자라고 윤기가 흐르지만, 노년층은 생리 기능이 퇴화하면서 정혈精血이 부족해져 머리카락이 희게 변하고 자주 빠지게 된다.

신장의 상태가 머리카락의 색과 광택에 영향을 미친다면 머리카락의 상태를 통해 신장이 건강한지 아닌지를 판단할 수 있지 않을까?

원형 탈모가 있거나 머리숱이 적고 머리카락이 많이 빠진다면 신기가 부족할 가능성이 매우 높으므로 신장을 보양해야 한다. 푸석푸석하고 거친 머리카락은 모발에 영양이 부족하다는 의미로 간혈 부족일 가능성이 매우 높다. 이런 경우 혈액을 보충하면서 동시에 신장을 보양하는 것이 좋다.

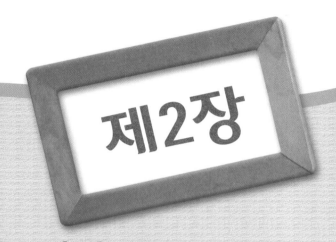

# 제2장

# 나는 어떤 유형의 신장 기능 저하에 해당할까?

정신적 활기가 없거나 쉽게 피로해지거나 성기능이 저하된 증상이 신장이 허한 탓이라고 여겨 양기를 북돋우는 약이나 신장 보양 기능이 있는 건강식품을 무작정 구매하는 사람이 적지 않다. 그러나 이러한 방법은 매우 위험하다.

신장이 허한 것도 신양이 허한 유형, 신음이 허한 유형, 신양과 신음이 모두 허한 유형 등으로 나뉜다. 또한 유형에 따라 나타나는 증상이 다르므로 치료 방법도 이에 따라 각기 달라야 한다. 본인이 어떤 유형의 신장 기능 저하에 해당하는지도 제대로 알지 못하면서 신장을 보양하는 것은 오히려 신장을 손상시키고 있는 것이나 다름없다.

# '신장 기능 저하',
# 과연 얼마나 제대로 알고 있을까?

요즘 텔레비전 광고는 대부분 여성과 아동을 주요 대상으로 하지만 신장 보양 효과를 앞세운 건강식품 광고만큼은 전적으로 남성 소비자를 겨냥하고 있다. '신장 기능 저하로 정력이 약해져 고민이신가요?', '잃어버린 남성의 활력을 되찾아 드립니다.', '남자라면 반드시 먹어야 할 최고의 자양강장제!' 등의 광고 문구를 통해서도 알 수 있듯이 신장이 허한 것은 매우 일반적인 증상이다. 그렇다면 신장이 허하다는 것은 대체 어떤 의미일까?

## ⊙ 신장이 허하다는 것은 곧 신장의 정기가 부족하다는 것이다

사기邪氣가 왕성하면 실증實證이 되고, 정기가 지나치게 소모되면 허증虛證이 된다.

—— 《황제내경 · 소문 · 통평허실론黃帝內經 · 素問 · 通評虛實論》

《황제내경 · 소문 · 통평허실론》에서는 '사기가 왕성하면 실증이 되고, 정기가 지나치게 소모되면 허증이 된다'라고 했다. 간단히 말해 신장이 허한 것은 신장의 정精, 기氣, 음陰, 양陽이 부족한 것이다.

신정, 신기, 신음, 신양이라는 말이 다소 심오하게 들릴 것이다. 그렇다면 예를 들어 쉽게 설명해 보겠다. 우리가 전기밥솥으로 밥을 한다면 쌀과 물은 신정과 신음에 해당하고, 전기밥솥의 취사 기능은 신기와 신양에 해당한다. 만일 집에 쌀과 물이 없거나 전기밥솥의 취사 기능이 고

장났거나 정전이 되었다면 밥을 지을 수 없게 된다. 인체도 마찬가지이다. 신기와 신양이 부족하면 몸도 허약해지기 마련이다.

## ⊙ 신장은 어떻게 허해지는 것일까?

이중자李中梓의 《의종필독 · 허로醫宗必讀 · 虛勞》에서는 '무릇 인간의 허虛함은 기가 아닌 혈에 속하며 오장육부를 벗어나 생각할 수 없다. 비장과 신장의 경우 물은 만물의 근원이요 흙은 만물의 어머니이니 비장과 신장이 편안하고 조화로워야 몸 전체를 다스릴 수 있고 어떠한 병도 생기지 않는다.'라고 했다. 이를 통해 모든 허손虛損(기 · 혈 · 음 · 양이 상하는 병증)은 신장과 비장에서 비롯됨을 알 수 있다. 그중 신장이 허한 것은 정기正氣가 손상된 결과이다.

정기란 인간의 원양, 즉 인체의 정精, 기氣, 진津, 액液, 혈血, 오장육부, 경락의 기운이 충만함을 일컫는 말이자 신기를 총칭하는 말이기도 하다. 지나친 피로, 무절제한 성생활, 부적절한 식습관, 약물 오용 등 일상생활에서 우리가 무심코 하는 행동들은 신기를 손상시킬 수 있다. 신장을 은행에 비유하면 수지균형이 맞아야 안정적인데, 장기간 지출이 수입보다 많으면 시간이 지날수록 수지가 맞지 않게 되어 적자, 즉 신장이 허한 증상이 나타난다.

기능적으로 살펴보면 신장의 정기는 신음과 신양으로 나눌 수 있다. 우선 신음은 인체에 수분을 공급하여 촉촉하게 하는 역할을 하며, 신양은 인체에 온기를 불어넣고 활력을 넘치게 하는 촉진제 역할을 한다. 신음과 신양은 서로 의존하고 제약하면서 인체의 동적 평형 상태를 유지시켜준다. 이 평형 상태가 깨지면 신음과 신양이 쇠약해지거나 왕성해지는 상황이 나타나는데 이것이 바로 신장이 허한 것이다. 천칭의 양쪽을 각각 음과 양이라고 할 때 어느 한쪽이 지나치게 왕성하거나 지나치게 부족하면 평형을 이루던 천칭이 기울어지고 만다.

신장의 정기가 음과 양으로 나뉘는 것처럼 신장이 허한 것도 여러 가지

유형으로 나눌 수 있다. 그중 가장 흔한 유형은 신음이 허한 것, 신양이
허한 것, 신음과 신양이 모두 허한 것이다. 그밖에 신불납기, 신기불고腎
氣不固, 신정 부족 등의 유형도 있다.


## ⊙ 나의 신장은 과연 건강할까?

《황제내경 · 소문 · 상고천진론》에서는 '35세가 되면 양명맥이 쇠약해
져 얼굴이 거칠어지고 머리카락이 빠지기 시작한다. …… 40세가 되면
신기가 쇠약해져 머리카락이 빠지고 치아가 메마른다. ……'라고 했다.
여성은 35세, 남성은 40세가 지나면 신체가 약해지기 시작하고 신장의
정기가 점차 줄어들어 어느 정도 신장이 허한 증상이 나타날 수 있다는
의미이다. 물론 신장이 허한 증상이 단지 연령에 따라 나타나는 것은 아
니다. 젊은 나이라도 신장이 허한 증상이 생길 수 있다. 그럼 신장이 허
한지 아닌지는 어떻게 알 수 있을까?

(1) 허리에 통증이 느껴진다. 허리 통증이 자주 있는 편이며, 피곤하거
    나 비가 오는 날씨에는 통증이 더욱 심해진다.
(2) 매일 물을 적정량 섭취하는 편인데도 밤에 소변을 3회 이상 보며,
    소변 줄기가 약하고 소변을 봐도 개운하지 않다.
(3) 대변이 딱딱해 배변이 힘들거나, 대변이 딱딱하지는 않은데도 배출
    이 원활하지 않다.
(4) 늘 피곤하다. 말하기도 싫고 움직이기도 싫다. 하루 종일 누워 있
    고만 싶다. 집중이 되지 않고, 업무에 대한 열정이 없으며, 마음처럼
    기력이 따라 주지 않는다.
(5) 종종 잠을 이루지 못한다. 피곤한데도 잠이 오지 않고, 잠이 들더
    라도 금방 다시 깨는 탓에 수면의 질이 떨어진다. 잠에서 깨어난 후
    에도 여전히 피곤함을 느낀다.
(6) 손발이 항상 찬 편이다. 여름에도 긴 옷을 입어야 하고, 특히 겨울

에는 유독 추위를 많이 타서 밤새 이불을 푹 덮고 잠을 자도 온기가
느껴지지 않는다.

(7) 성욕이 감퇴하여 성생활에 흥미를 잃거나 성생활 만족도가 높지 않
다. 남성은 40세가 지나면 아침 발기 증상이 현저하게 줄어들고, 여
성은 40세가 지나면 생리양이 감소하거나 폐경이 오기도 한다.

(8) 면역력이 떨어져 감기에 잘 걸리고, 특히 환절기 질환에 쉽게 노출
되는 편이다.

(9) 머리를 감을 때 머리카락이 많이 빠진다.

(10) 만성신장염, 당뇨병, 동맥경화증, 고혈압 등 만성질환을 앓고 있
다.

위의 항목 중 4개 이상의 항목에 해당한다면 신장이 허할 가능성이 높
다는 뜻이므로 주의를 기울여야 한다. 물론 위의 내용은 스스로 자신의 건
강을 체크해 보는 참고 항목일 뿐이지 신장이 허하다는 직접적인 근거는
아니므로 신장이 허한지 아닌지는 의사의 진단을 통해 판단하도록 한다.

## ⊙ 신음이 허한 것과 신양이 허한 것의 차이

### 1. 연령에 따른 차이

청장년층은 일생에서 가장 활력이 넘치고 부담이 가장 큰 시기로 학업
이든 업무이든 신체적 소모가 특히 큰 편이다. 뿐만 아니라 성에 대한 욕
구도 매우 강해 신음이 허해지기 쉽다. 반면에 노년층은 신체적 소모는
적지만 신체기관의 기능이 점차 쇠약해져 신양이 허한 증상이 쉽게 나타
난다.

### 2. 신체 온도에 따른 차이

신음이 허한 사람은 손발바닥과 가슴에 열이 나면서 식은땀이 나고, 신
양이 허한 사람은 추위를 많이 타고 손발이 항상 차다.

## 3. 성기능에 따른 차이

신음이 허한 남성은 대부분 조루, 유정 증상이 나타나고, 신양이 허한 남성은 발기부전 증상이 많이 나타난다.

## 4. 대소변에 따른 차이

신음이 허한 사람은 소변이 누렇고 대변이 딱딱하며, 신양이 허한 사람은 소변량이 늘고 대변이 묽은 편이다.

# 더운 것을 좋아하고
# 추위를 많이 타는 것은 신양이 허한 것이다

음한陰寒이 지나치게 왕성하여 양기가 허해지면 우선 양기를 보양한 후 음한을 빼내어 조화롭게 해야 한다.

——《황제내경 · 영추 · 종시黃帝內經 · 靈樞 · 終始》

신양이 허한 것은 질병이 아니라 신장의 양기가 쇠약해져서 나타나는 증상이다. 신양이 허해지는 원인은 신체의 양기가 허한 것, 나이가 들어 신장 기능이 저하된 것, 오랜 병으로 인해 신장이 손상된 것, 지나친 성생활 등 때문이다. 보통 한 가지 원인 때문에 증상이 나타나기도 하고, 여러 가지 원인이 복합적으로 얽혀 증상이 나타나기도 한다.

신양이 허하면 나타나는 증상은 매우 다양하며, 남성과 여성에 따라 나타나는 증상도 각기 다르다. 일반적으로 다음과 같은 증상이 나타난다.

- 허리와 무릎이 시큰거리면서 아프다.
- 남성의 경우 발기부전이나 조루 증상이 나타나고, 여성의 경우 자궁이 찬 탓에 임신이 되지 않는 증상이 나타난다.
- 설사가 오랫동안 멎지 않고, 먹은 것이 소화되지 않고 다시 입으로 올라오며, 새벽에 배가 아프고 설사를 한다.
- 소변을 보는 횟수가 잦고 소변량이 늘고 밤에 소변을 보는 경우가 많다.
- 부종이 생기고 특히 허리 아래 부위가 심하다.
- 얼굴이 거무스름하고 윤기가 없다.
- 추위를 많이 타고 팔다리가 차며 특히 다리가 심하다.
- 정신적 활기가 없고 얼굴색이 창백하고 머리가 어지럽다.

## ⊙ 신양이 허한 증상에 도움이 되는 한방 처방

　보통 신양이 허한 증상은 성질이 더운 약재로 신양을 보양하여 치료 가능한데 그중 금궤신기환金匱腎氣丸을 활용하면 도움이 된다. 물론 변증 치료 방법마다 각기 중점을 두는 바가 다르다. 가령 신양이 허해 설사를 한다면 신장을 따뜻이 하여 설사를 멎게 해야 하므로 사신환四神丸을 활용하고, 신양 부족으로 부종이 생겼다면 신양을 북돋아 소변이 잘 나오게 해야 하므로 진무탕眞武湯을 활용해야 한다.

　신양이 허한 증상을 완화하려면 양고기, 소고기, 돼지신장, 양골, 동부콩, 찹쌀 등 따뜻한 성질을 지닌 식품을 많이 섭취하는 것이 좋다. 그 밖에 녹용, 계지, 백출, 감초, 황기, 백작약, 복령, 산수유, 회산약, 보골지, 구기자, 토사자, 동충하초, 해룡, 해마 등의 한약재도 효과가 있다.

　한의학에서는 양기가 허한 증상에 대부분 부자附子를 처방해 준다. 그러나 부자는 어느 정도 독성이 있어서 부적절하게 사용할 경우 중독될 수 있으므로 가정에서는 되도록 부자를 직접 활용하지 않도록 한다. 또한 녹용이나 해마 같은 약재는 더운 성질이 강하므로 1회 사용량을 10그램 미만으로 적절히 제한해야 한다. 지나치게 많이 사용할 경우 몸에 열이 쌓이고 부종이 생기기 쉽다.

 **당귀 생강 양고기탕**

[재료] 당귀 30그램, 양고기 500그램, 생강 30그램, 소금·맛술 적당량씩
[만드는 법] 냄비에 양고기, 당귀, 생강을 넣고 물과 맛술을 적당히 넣은 후 양고기가 푹 익을 때까지 끓인 다음 소금으로 간을 한다.
[효능] 신양을 북돋는 효능이 있어 발기부전, 야뇨증, 수족 냉증, 추위를 많이 타는 등 양기가 허한 증상에 적합하다. 한의학적 변증에 따라 신양이 허한 증상에 속하는 만성기관지염과 만성신장염에도 도움이 된다.

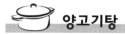 **양고기탕**

[재료] 양고기 살코기 100그램, 생강즙 · 다진 마늘 · 맛술 · 소금 · 전분 적당량씩
[만드는 법]
 1. 양고기를 삶은 후 칼등으로 다져 그릇에 담는다.
 2. 양고기 삶은 물 60밀리리터를 붓고, 생강즙, 다진 마늘, 맛술, 소금, 전분을
   넣어 고루 섞은 후 찜기에 45분간 찐다.
[효능] 양기를 북돋고 신장을 보양하며, 기를 왕성하게 하고 진액을 보충하는 효능
 이 있어 정혈이 허하거나 음기가 허해 변비가 생긴 사람에게도 적합하다. 추운
 겨울에, 만들기도 간단하고 맛도 좋은 양고기탕을 끓여 먹으면 더할 나위 없는
 최고의 보양식이 될 것이다.

## ⊙ 신양이 허한 증상에 도움이 되는 경락 처방

  쑥은 아무것도 섞이지 않은 온전한 양기를 지닌 식품이다. 그래서 예로
부터 쑥뜸은 양기가 허하거나 정기가 허해 속이 찬 증상 등을 치료하는
데 활용되는 중요한 처방이었다. 신양이 허한 경우 쑥뜸을 활용해 명문
혈命門穴과 신수혈腎俞穴 등을 자주 자극해 주면 신장을 따뜻하게 하고 양
기를 북돋는 효과가 있다.

  경혈 위치  명문혈은 허리 부위에 위치해 있고, 척추를 지나는 수직선
상에 있으며, 요추 2번의 뾰족한 돌기 아래에 움푹 들어간 곳이다. 신수
혈은 허리 부위에 있으며, 요추 2번의 뾰족한 돌기 아래에서 옆으로 4.5
센티미터 나간 곳이다. 명문혈에서 좌우 양쪽으로 손가락 두 마디 정도
떨어진 지점이기도 하다.
  쑥뜸 방법  쑥뜸 막대에 불을 붙인 후 명문혈 위에 쑥뜸 막대를 띄워 15
분 정도 연기를 쐬어 주거나 3~5개의 원뿔 뜸쑥을 올려 뜸을 뜬다. 또는
양쪽으로 구멍이 뚫린 쑥뜸 기구로 동시에 양쪽 신수혈에 15분 정도 쑥
뜸을 뜬다. 매일 한 번씩 명문혈과 신수혈에 쑥뜸을 뜨고, 어느 정도 시
간이 지나 양기가 허한 증상이 개선되면 이틀에 한 번씩 쑥뜸을 뜬다.

쑥뜸을 하면 체내에 열이 쌓이기 쉬우므로 쑥뜸 전후에는 반드시 수분을 보충해 주어야 한다. 명문혈과 신수혈은 허리 부위에 있기 때문에 쑥뜸을 할 때는 보온에 신경을 쓰고, 특히 겨울에 유의하도록 한다. 하루 중 양기가 가장 충만한 정오에 쑥뜸을 하면 양기를 북돋는 효과가 가장 크다.

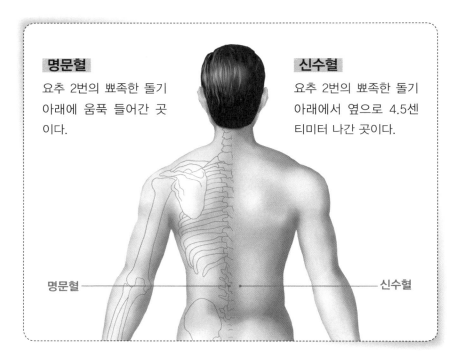

**명문혈**

요추 2번의 뾰족한 돌기 아래에 움푹 들어간 곳이다.

**신수혈**

요추 2번의 뾰족한 돌기 아래에서 옆으로 4.5센티미터 나간 곳이다.

명문혈

신수혈

# 머리가 어지럽고 이명이 들리는 것은 신음이 허한 것이다

양기가 허하면 몸 밖으로 찬 기운이 느껴지고, 음기가 허하면 몸 안에서 열이 느껴진다.

——《황제내경 · 소문 · 조경론黃帝內經 · 素問 · 調經論》

신음은 체내 음액의 근본으로 신체의 오장육부를 촉촉하게 하고, 뇌수와 골격에 영양분을 공급하며, 정상적인 생장발육과 생식을 유지하는 역할을 한다. 신음이 허한 것은 신음이 부족하여 오장육부를 촉촉하게 하지 못하고 음기가 양기를 제약하지 못하게 되어 나타나는 일련의 증상을 말한다. 오랜 투병, 무절제한 성생활, 따뜻하고 건조한 성질을 지닌 식품을 지나치게 많이 섭취한 경우, 정신적 스트레스가 과다한 경우라면 음액이 크게 소모되어 신음이 허한 증상을 유발할 수 있다.

신음이 허하거나 신양이 허하면 허리와 무릎이 시큰거리고 정신적으로 피로하며 쉽게 지친다. 이 밖에 신음이 허하면 주로 다음과 같은 증상이 나타난다.

- 머리가 어지럽고 이명이 들리며 눈앞이 침침하다.
- 기억력이 감퇴된 것처럼 잘 잊어버리고, 잠을 이루지 못하며 꿈을 많이 꾼다.
- 몸이 수척해진다.
- 입이 마르고 목이 건조하며 항상 갈증을 느낀다.
- 손발바닥과 가슴에 열이 나고, 오후가 되면 얼굴에 홍조를 띤다.
- 자면서 땀을 많이 흘린다.
- 남성의 경우 유정 증상이 생기고, 여성의 경우 생리양이 줄어들거나

폐경, 자궁출혈 증상이 나타난다.
- 혀가 붉은색을 띠고 마른 설태가 엷게 낀다.

신음이 부족하면 양기를 제약하지 못하게 되어 체내의 양기가 지나치게 왕성해진다. 양기는 몸을 따뜻하게 하는 역할을 하지만 작열하는 태양처럼 지나치게 강하면 체내의 열이 너무 많이 쌓여 열증熱證이 나타난다. 그래서 신음이 허한 것은 보통 내열內熱과 함께 언급되고는 한다.

신음이 허한 증상은 음기를 북돋고 신장을 보양하는 방법으로 다스려야 한다. 즉, 신음을 보충하여 신음이 충분해지면 음기가 허해 발생하는 내열 증상을 바로잡을 수 있다.


## ◉ 신음이 허한 증상에 도움이 되는 한방 처방

증상에 따라 각기 다른 한약재를 고르는 것이 중요하다. 가령 머리가 어지럽고 이명이 들리거나 허리와 무릎이 시큰거리는 것 외에 뚜렷한 증상이 없다면 육미지황환六味地黃丸을 활용하는 것이 좋다.

일정한 시간마다 열이 나고 식은땀이 나거나 입이 마르고 목이 건조하거나 이명이 들리고, 유정 증상이 나타나거나 소변량이 적고 누런 소변을 보는 경우 지백지황환知柏地黃丸을 활용하며, 머리가 어지럽고 눈앞이 캄캄하거나 시야가 흐릿하게 보이는 경우 기국지황환杞菊地黃丸을 활용하는 것이 좋다.

신음이 허하면 좁쌀, 검은콩, 목이버섯, 흑임자, 밤, 땅콩, 올방개, 오골계, 해삼, 흰목이버섯 등 음기를 북돋고 신장을 보양하는 효능을 지닌 식품을 많이 섭취하도록 한다. 산약, 숙지황, 복령, 지모, 황백, 여정자, 구기자, 한련초 등의 한약재도 도움이 된다.

중국 명나라의 명의였던 장경악張景岳은 '음陰을 잘 보양하는 자는 반드시 양陽 중에서 음을 구하니 음이 양의 기운을 얻어 원천이 고갈되지 않는다.'라고 했다. 신음이 허한 사람은 음기를 북돋고 신장을 보양하면서 신양도 함께 보양해 주어야 하므로 의사와 상담한 후 신음을 북돋는 약재에 양기를 보양하는 약재를 추가하도록 한다.

 알고 넘어갑시다!

**평상심을 유지하는 것도 음기를 북돋고 신장을 보양하는 데 도움이 된다**

　신음이 허한 사람은 체내의 음액 부족으로 양기를 제약할 수 없게 되어 양기가 지나치게 왕성해지고, 감정 변화가 심하거나 초조해 하며 쉽게 화를 내는 경우가 있다. 그러므로 신음이 허한 경우 평상심을 유지하는 것이 매우 중요하다. 자신의 감정을 조절하는 방법을 익혀 감정 기복을 줄일 수 있도록 하자.

 **해삼 돼지고기찜**

[재료] 돼지고기 살코기 250그램, 불린 해삼 200그램, 대추 5개, 생강 · 맛술 · 소금 적당량씩

[만드는 법]

1. 돼지고기는 얇게 썰고, 해삼은 적당한 크기로 자른다. 대추는 씨를 제거해 준비하고, 생강은 편으로 썬다.
2. 돼지고기를 살짝 데친다.
3. 냄비에 모든 재료를 넣고 물을 적당히 부은 후 맛술을 넣고 센 불에서 팔팔 끓인 다음 2~3시간 정도 약한 불에서 뭉근히 끓인 후 소금으로 간을 한다.

[효능] 음기를 북돋고 신장을 보양하며, 정기를 강화하고 장을 촉촉하게 하는 효능이 있어, 정혈 부족으로 몸이 허약하고 변비 증상이 있거나 입이 마르고 건조한 증상을 개선하는 데 도움이 된다.

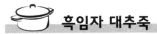 **흑임자 대추죽**

[재료] 멥쌀 200그램, 흑임자 50그램, 대추 2~3개, 설탕 적당량
[만드는 법]
1. 멥쌀은 깨끗이 씻고, 대추는 씨를 제거해 준비한다.
2. 냄비에 멥쌀, 흑임자, 대추를 넣고 물을 적당히 부은 후 센 불에서 팔팔 끓인 다음 약한 불로 줄여 뭉근히 끓인 후 설탕으로 간을 한다.

[효능] 간과 신장을 보양하고 오장을 촉촉하게 하는 효능이 있어 신음이 허해 생긴 변비, 이른 나이에 흰머리나 흰수염이 생기는 증상 등에 효과적이다.

## ⊙ 신음이 허한 증상에 도움이 되는 경락 처방

신음이 허하면 체내의 음액 부족으로 오장육부를 촉촉하게 할 수 없어 양기와 화火가 지나치게 많아지므로 태계혈, 삼음교혈, 용천혈을 자주 자극하여 음기를 북돋고 신장을 보양하는 것이 좋다.

경혈 위치
- 태계혈: 다리 안쪽 복사뼈와 아킬레스건 사이의 움푹 들어간 곳이다.
- 삼음교혈: 다리 안쪽 복사뼈 끝에서 위로 9센티미터 올라간 곳으로 정강이뼈 안쪽 뒷부분 가장자리에 움푹 들어간 곳이다.
- 용천혈: 발을 오므렸을 때 발바닥에서 가장 움푹 들어간 곳이다.

지압 방법 매일 취침 전에 엄지와 검지로 아킬레스건의 양쪽을 받치고 태계혈과 바깥쪽 복사뼈를 10분 정도 힘을 주어 눌러 준다. 또는 하루에 두 번 엄지로 삼음교혈을 5~6분 정도 눌러 준다. 매일 저녁 족욕을 한 후 검지 관절을 이용해 5분 정도 용천혈을 눌러 준다.

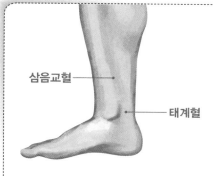

### 삼음교혈

다리 안쪽 복사뼈 끝에서 위로 9센티미터 올라간 곳으로 정강이뼈 안쪽 뒷부분 가장자리에 움푹 들어간 곳이다.

### 태계혈

다리 안쪽 복사뼈와 아킬레스건 사이의 움푹 들어간 곳이다.

### 용천혈

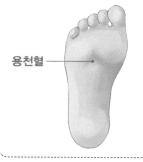

발을 오므렸을 때 발바닥에서 가장 움푹 들어간 곳이다.

# 헐떡거리는 기침을 하고
# 식은땀이 나는 것은 신불납기이다


기침을 하면서 헐떡거리는 노인들을 가끔 볼 수 있는데 이는 감기로 인한 것이 아니다. 그들은 기침할 때 날숨이 많고 들숨이 적으며, 움직이면 헐떡거림이 심해진다. 이러한 기침은 대부분 신불납기 때문이다.

신기가 허한 것도 신장이 허한 것에 포함된다. 《유증치재 · 천증類證治裁 · 喘症》에서는 '폐는 기를 주관하고 신장은 기의 근원이다. 폐는 숨을 내쉬는 것을 주관하고 신장은 들이마신 숨을 받아들이는 것을 주관하니 음과 양이 서로 교차해야 호흡이 비로소 조화로워진다. 만일 숨을 내쉬는 것과 숨을 받아들이는 것, 상승과 하강이 제대로 이루어지지 않으면 헐떡거림이 생긴다.'라고 했다. 신기가 부족하면 폐에서 들이마신 숨을 받아들일 수 없게 되어 숨이 가쁘고 헐떡거리며 기침을 하는 증상이 나타난다. 한의학에서는 이를 '신불납기'라고 한다.

기침을 하면서 헐떡거리는 증상이나 폐결핵 등이 오래되면 신장에 영향을 미쳐 신기가 손상되어 쇠약해지고 신기가 위로 역행하여 신불납기 증상이 나타난다.

신불납기 증상은 주로 다음과 같다.

- 기침을 하면서 헐떡거린다. 호흡할 때 날숨이 많고 들숨이 적으며, 움직이면 헐떡거림이 심해진다.
- 몸이 허해 식은땀이 난다.
- 정신적 활기가 없고 쉽게 피곤함을 느낀다.
- 목소리가 낮고 나른하며 힘이 없다.
- 허리와 무릎이 시큰거린다.
- 얼굴이 창백하면서 시퍼렇고 손발이 차다.

- 얼굴에 홍조를 띠고, 가슴이 답답하면서 화가 나고, 입이 마르고 목이 건조하다.

## ⊙ 신불납기에 도움이 되는 음식 처방

신불납기 증상을 치료하려면, 원기를 북돋고 신장을 따뜻이 하며 들숨을 받아들이는 신장의 기능을 다스려 헐떡거림을 멈추게 하는 것이 중요하다. 칠미도기환七味都氣丸과 인삼합개산人蔘蛤蚧散은 신불납기 치료에 효과적인 처방으로 알려져 있으니 의사와 상담한 후 정확한 방법에 따라 복용하면 도움이 된다.

신기가 부족하면 시간이 지날수록 신음이 소모되어 내열이 생기고, 목이 아프고 어지럽고 가슴이 답답하며 이명이 들리고, 손발바닥과 가슴에 열이 나는 증상이 나타난다. 따라서 신불납기 증상을 치료하려면 증상의 경과에 따라 처방을 알맞게 조절해야 한다.

신불납기 증상에는 호두, 밤, 아몬드, 동충하초, 연자, 구기자, 은행 등 신장을 따뜻이 하고 헐떡거림을 멎게 하는 효능을 지닌 식품을 많이 섭취하는 것이 좋다. 당삼, 녹용, 해룡, 해마, 보골지, 산수유, 용골, 자석, 오미자 등의 약재도 도움이 되니 의사와 상담한 후 복용하도록 한다.

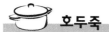 호두죽

[재료] 호두 5그램, 멥쌀 100그램, 생강 10그램, 소금 적당량
[만드는 법]
1. 멥쌀은 깨끗이 씻고, 생강은 가늘게 채를 썰고, 호두알맹이는 잘게 다진다.
2. 냄비에 호두알맹이, 멥쌀, 생강을 넣고 물을 적당히 부은 다음 센 불에서 팔팔 끓인 후 약한 불로 줄여 뭉근히 끓이고 소금으로 간을 한다.
[효능] 신불납기로 인해 생긴 헐떡거리는 기침을 효과적으로 완화시킨다.

# ⊙ 신불납기에 도움이 되는 경락 처방

신불납기로 인해 기침을 하면서 헐떡거리거나 가래가 많이 끼는 증상에는 대추혈, 풍문혈, 폐수혈, 단중혈에 쑥뜸을 해 주면 도움이 된다.

경혈 위치
- 대추혈: 척추를 지나는 수직선상에 있는 경추 7번의 뾰족한 돌기 아래에 움푹 들어간 곳이다.
- 풍문혈: 흉추 2번의 뾰족한 돌기 아래에서 옆으로 4.5센티미터 나간 곳이다.
- 폐수혈: 흉추 3번의 뾰족한 돌기 아래에서 옆으로 4.5센티미터 나간 곳이다.
- 단중혈: 가슴뼈 정면 정중앙의 수직선상에 있고 양쪽 유두를 잇는 선의 중간 지점이다.

지압 방법  원뿔 모양의 뜸쑥을 밀알 크기로 만들어 등 부위에 있는 대추혈, 풍문혈, 폐수혈 위에 올리고 3~5개의 뜸쑥을 교체해 가며 쑥뜸을 한다. 같은 방법으로 단중혈에 쑥뜸을 한다. 또는 삼자양친탕三子養親湯으로 폐수혈을 찜질하는 방법도 있다. 소자 60그램, 백개자 30그램, 내복자 60그램을 볶은 후 천으로 된 주머니에 넣어 따뜻한 기운이 남아 있을 때 폐수혈에 5~10분 정도 찜질을 한다.

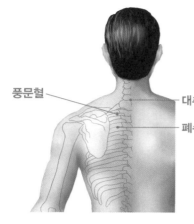

### 대추혈

경추 7번의 뾰족한 돌기
아래에 움푹 들어간 곳
이다.

### 풍문혈

흉추 2번의 뾰족한 돌기
아래에서 옆으로 4.5센
티미터 나간 곳이다.

### 폐수혈

흉추 3번의 뾰족한 돌기
아래에서 옆으로 4.5센
티미터 나간 곳이다.

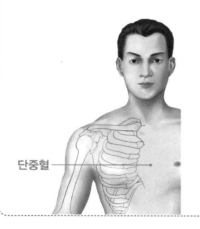

### 단중혈

가슴뼈 정면 정중앙의
수직선상에 있고 양쪽
유두를 잇는 선의 중간
지점이다.

풍문혈
대추혈
폐수혈
단중혈

# 허리가 시큰거리고
# 소변이 자주 마려운 것은 신기불고이다

하원불고下元不固라고도 불리는 신기불고는 신기 부족으로 신장이 허해지고 고섭固攝(체내의 혈, 정, 진액 등의 물질이 유실되는 것을 방지하는 기능) 작용이 불가능해져 정기正氣가 심하게 빠져나가 허약해지는 증상이다. 이러한 신기불고를 유발하는 근본적인 원인은 신기가 부족하기 때문이다. 신체 기능이 저하된 경우, 병을 오래 앓아 온 경우, 과로로 인해 정신적·신체적으로 지친 경우, 그리고 나이가 들수록 신기는 부족해진다.

신기불고는 주로 다음과 같은 증상으로 나타난다.

- 소변량이 늘고 소변을 봐도 개운치 않으며, 심한 경우 요실금, 유뇨증이 나타난다.
- 남성의 경우 활정滑精이나 조루 증상이 나타나고, 여성의 경우 맑고 묽은 백대하가 증가한다.
- 허리와 무릎이 시큰거리고 얼굴이 창백하다.
- 청력이 감퇴하고 심한 경우 이명이나 귀가 먹는 증상이 나타난다.
- 설태가 엷게 끼고 맥박이 약하다.

신기불고 증상을 치료하려면 신기를 굳게 잡아 주고 신장을 단단히 하고 정기를 튼튼히 해야 한다. 한방 처방인 금쇄고정환金鎖固精丸을 활용하면 신기불고로 인해 생긴 유정, 정신적 피로, 팔다리의 시큰거림, 요통, 이명 증상 등을 개선하는 데 효과적이다.

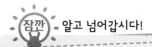

**잠깐 알고 넘어갑시다!**

### 신불납기와 신기불고의 차이

신불납기와 신기불고 모두 허리와 무릎이 시큰거리고 정신적 활기가 없는 증상 등이 나타난다. 그러나 신불납기는 기침을 하면서 헐떡거리는 등 폐 질환과 관련된 증상이 주로 나타나고, 신기불고는 비뇨 생식과 관련된 증상이 주로 나타난다.

신기불고인 사람은 소변을 봐도 항상 개운하지 않고, 심한 경우 요실금이나 유뇨증이 나타나며, 남성의 경우 조루, 유정 증상이 나타나고, 여성의 경우 맑고 묽은 백대하가 증가하게 된다.

## ⊙ 신기불고에 도움이 되는 음식 처방

검은콩, 밤, 호두, 잣, 부추, 돼지고기 살코기, 닭고기, 양고기, 소고기 등 신기를 북돋는 효능을 지닌 식품을 평소에 많이 섭취하면 신기불고 증상을 개선하는 데 도움이 된다.

토사자, 구채자, 용골, 굴, 오미자, 상표소, 백석지, 연자, 금앵자 등 신장을 보양하고 정기를 튼튼히 하는 약재도 효과적이니 의사와 상담한 후 복용하면 좋다.

 **호 두 부 추 볶 음**

[재료] 호두알맹이 100그램, 부추 200그램, 소금 적당량

[만드는 법]

1. 부추를 깨끗이 씻어 적당한 길이로 자른다.
2. 달군 팬에 기름을 약간 두르고 부추와 호두를 넣어 부추의 숨이 죽을 정도로 살짝 볶은 후 소금으로 간을 한다.

[효능] 호두와 부추는 신장을 보양하고 정기를 튼튼히 하는 효능이 있으므로 자주 섭취하면 신장이 허해져서 생기는 활정이나 조루 증상 등을 개선하는 데 도움이 된다.

##  금앵자죽

[재료] 금앵자 15그램, 멥쌀 100그램
[만드는 법]
1. 냄비에 금앵자와 물 200밀리리터를 넣고 물이 100밀리리터가 될 때까지 끓여 즙을 낸다.
2. 냄비에 멥쌀과 금앵자즙을 넣고 물을 적당히 추가한 후 센 불에서 팔팔 끓인 다음 약한 불로 줄여 뭉근히 끓인다. 매일 아침저녁으로 따뜻할 때 먹고, 한 번에 5~7일 정도 연속해서 먹도록 한다.
[효능] 신장을 보양하고 정기를 튼튼히 하는 효능이 있어 신기불고로 인해 생긴 조루, 유정, 유뇨, 소변 백탁 증상 등을 개선하는 데 도움이 된다.

## ⊙ 신기불고에 도움이 되는 경락 처방

마사지를 하면 기혈 순환이 원활해지고 인체의 신진대사와 혈액순환을 촉진할 수 있다. 이와 더불어 각 신체기관에 해당하는 경혈을 지압해 주면 건강에 훨씬 도움이 된다. 요안혈腰眼穴은 대맥帶脈(기경팔맥의 하나로 허리 둘레를 흐르며 기혈을 축적하고 발산하는 경맥)이 흐르는 지점으로 신장이 있는 부위이기도 하다. 장강혈은 기를 순환시키는 역할을 하며, 신수혈은 신장의 배수혈背兪穴[등 부위에서 오장육부의 경기(經氣, 경맥을 통해 흐르는 기)가 모여드는 경혈]로 신장이 허해 나타나는 각종 질환은 전부 신수혈을 활용하여 완화시킬 수 있다. 신기불고인 사람은 요안혈, 장강혈, 신수혈을 자주 지압해 주면 신기를 강화하고 신정을 튼튼히 하는 데 도움이 된다.

- 요안혈: 요추 4번의 뾰족한 돌기 아래에서 옆으로 10.6센티미터 나간 자리의 움푹 들어간 곳이다.
- 장강혈: 꼬리뼈 아래에 있으며 꼬리뼈 끝과 항문을 연결한 선의 중간 지점이다.
- 신수혈: 요추 2번의 뾰족한 돌기 아래에서 옆으로 4.5센티미터 나간 곳이다.

쑥뜸 방법 양손을 비벼 열을 낸 후 허리 양옆에 움푹 들어간 곳을 세게 누르고 잠시 멈춘 후 아래로 장강혈까지 힘을 주어 50~100회 정도 문지른다. 양손은 가볍게 주먹을 쥐고 엄지와 검지를 말아쥘 때 생기는 둥근 부위나 손등으로 허리 양옆에 움푹 들어간 곳을 5분 정도 돌려가며 마사지한다. 매일 아침저녁마다 한 번씩 해 준다.

또는 양손으로 허리를 받치고 엄지를 양쪽 신수혈에 놓은 후 시계 방향으로 3~5분 정도 눌러 준 다음 시계 반대 방향으로 3~5분 정도 눌러 준다. 매일 아침저녁마다 한 번씩 해준다.

그밖에 배꼽에 쑥뜸을 뜨면 몸의 겉으로 흐르는 양기를 튼튼히 하고 땀이 많이 나는 것을 막을 수 있으며, 정기를 단단히 하고 허한 것을 보양할 수 있다. 배꼽 부위는 피부가 얇고 민감하며 흡수가 빠른 편이므로 온전한 양기를 지닌 쑥을 활용하면 정精, 기氣, 신神, 진津을 거두어들이고 오장육부의 음양 균형을 조절하며, 몸이 허해 땀이 나거나 자는 동안 저절로 땀이 나는 증상, 신기불고로 인해 생긴 몽정, 활정 증상 등을 개선하는 데 도움이 된다. 우선 쑥뜸 막대에 불을 붙인 후 배꼽에서 2~3센티미터 떨어진 곳에 막대를 띄워 15~20분간 연기를 쐬어 준다. 하루에 한 번 쑥뜸을 뜨고 증상이 개선되면 이틀에 한 번씩 쑥뜸을 뜨도록 한다.

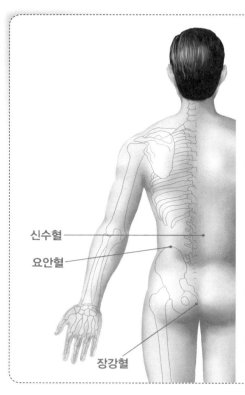

### 신수혈

요추 2번의 뾰족한 돌기 아래에서 옆으로 4.5센티미터 나간 곳이다.

### 요안혈

요추 4번의 뾰족한 돌기 아래에서 옆으로 10.6센티미터 나간 자리의 움푹 들어간 곳이다.

### 장강혈

꼬리뼈 아래에 있으며, 꼬리뼈 끝과 항문을 연결한 선의 중간 지점이다.

신수혈

요안혈

장강혈

# 신정 부족이라면 신수혈을 활용해 보자

신정이 부족하다는 것은 신정이 완전히 고갈되어 뇌수에 충분한 영양분을 공급할 수 없음을 일컫는다. 타고난 체력이 부족하여 몸이 허약한 경우, 나이가 들면서 신체가 허약해지는 경우, 오랜 병으로 신장이 손상된 경우, 후천적 요인으로 인해 영양분이 충분히 공급되지 않은 경우라면 신정이 부족해질 수 있다.

신장이 저장하고 있는 정精은 인체의 생명활동의 근본이며, 주로 인체의 생장과 번식을 주관한다. 생명활동의 기본물질이 되는 신정이 부족하게 되면 건강에 바로 문제가 나타난다.

신정이 부족하면 나타나는 주요 증상은 연령에 따라 각기 다르게 나타난다.

(1) 영유아의 경우 신정이 부족하면 생장발육에 영향을 미쳐 정수리의 숨구멍이 닫히지 않고, 체격이 왜소하며 지능이 저하될 수 있다.

(2) 청년 남성의 경우 신정이 부족하면 일찍 늙어버리고 성기능이 감퇴하여 활정, 발기부전, 정액이 부족해지는 증상 등이 나타날 수 있다.

(3) 청년 여성의 경우 신정이 부족하면 매사에 의욕이 없고 냉담하며, 생리양이 감소하거나 생리가 멎는 증상이 나타날 수 있다.

(4) 중노년층의 경우 신정이 부족하면 동년배에 비해 일찍 늙거나 신체가 쇠약해져 치아가 흔들리고, 이명이 들리거나 귀가 잘 들리지 않고, 잘 잊어버리거나 치매 증상을 보이고, 골다공증 등이 나타날 수 있다.

(5) 그 밖에 현기증이 나면서 이명이 들리고, 허리와 무릎이 시큰거리고, 정신적으로 피로하고, 쉽게 지치고, 야뇨증이 있거나 소변량이 늘고, 소변을 참지 못해 저절로 나오는 증상 등이 나타난다.

## ⊙ 신정 부족에 도움이 되는 음식 처방

신정이 부족하면 정精을 더하고 수髓를 북돋아야 한다. 귀록이선단龜鹿
二仙丹, 오자연종환五子衍宗丸, 좌귀환左歸丸 등은 신정이 부족한 증상을 치
료하는 한방 처방으로 의사와 상담한 후 복용하면 도움이 된다. 또한 구
체적인 증상에 따라 처방을 가감하면 치료 효과를 최대한 끌어올릴 수
있다.

신정이 부족한 사람은 고단백 식품을 많이 섭취하는 것이 좋다. 오디,
흑임자, 호두, 연자, 어류, 미꾸라지, 개고기, 새우, 달걀, 양고기 등 신
정을 더하고 신장의 기능을 북돋는 효능을 지닌 식품도 자주 섭취하도록
한다. 동충하초, 녹용, 인삼, 영지, 천마, 두충, 구기자, 산약, 연자 등 신
장을 보양하는 효능을 지닌 약재도 신정 부족 증상에 도움이 되므로 의
사와 상담한 후 적절히 복용하는 것도 괜찮다.

 **연자 검실 산약죽**

[재료] 연자 10그램, 검실 10그램, 산약 50그램, 멥쌀 100그램
[만드는 법] 냄비에 모든 재료를 넣고 물을 적당히 부은 후 센 불에서 팔팔 끓인
다음 약한 불로 줄여 뭉근히 끓인다. 매일 2회 섭취한다.
[효능] 비장과 신장을 보양하는 효능이 있어, 비장과 신장이 허하거나 신정 부족으
로 인해 생긴 허리와 무릎 시큰거림, 활정 증상을 개선하는 데 도움이 된다.

 **구기자 돼지신장죽**

[재료] 구기자 10그램, 돼지신장 1조각, 멥쌀 100그램, 파 · 생강 · 소금 적당량씩
[만드는 법]
  1. 돼지신장은 깨끗이 씻어 내막을 제거한 후 잘게 자르고, 생강은 얇게 썰고, 파
     는 송송 썰어 둔다.

2. 냄비에 멥쌀, 구기자, 돼지신장을 넣고 물을 적당히 부은 후 팔팔 끓인 다음 생강을 넣고 약한 불로 줄여 뭉근히 끓인다.

3. 소금과 파를 넣어 고루 섞는다.

[효능] 신정을 북돋고 신장을 보양하며, 정기를 단단히 하고 허리를 튼튼히 하는 효능이 있어, 신장이 허하거나 신정이 부족하여 허리와 무릎이 시큰거리거나, 현기증이 나면서 이명이 들리거나, 정신적으로 피로한 증상 등에 효과적이다.

## ⊙ 신정 부족에 도움이 되는 경락 처방

신수혈은 신장의 기氣가 등 뒤에 흐르며 모여 있는 경혈로 신수혈을 자주 자극하면 신장의 생리 기능을 개선하고, 신장이 허함으로 인해 생긴 각종 질병, 신정 부족으로 인해 생긴 발기부전, 생리양 감소, 폐경, 허리와 무릎이 시큰거림, 유정, 백대하, 부종, 이명, 기침을 하면서 헐떡거리는 증상 등을 치료 예방할 수 있다.

(경혈 위치) 신수혈은 허리 부위에 있으며 요추 2번의 뾰족한 돌기 아래에서 옆으로 4.5센티미터 나간 곳이다.

(쑥뜸 방법) 쑥뜸 막대에 불을 붙인 후 신수혈에서 2~3센티미터 떨어진 곳에 쑥뜸 막대를 띄워 경혈 부위에 따뜻한 느낌이 들 정도로 연기를 쐬어 준다. 10~15분 정도 경혈 부위가 약간 붉어질 정도로 연기를 쐬어 주는 것이 적당하며, 매일 또는 이틀에 한 번씩 쑥뜸을 뜬다.

## ⊙ 신수혈을 지압해 주는 것도 좋다

양손 엄지로 점점 힘을 주면서 양쪽 신수혈을 누른 후 시큰거리면서 저릿저릿한 느낌이 들 정도로 문질러 준다.

양손 손바닥의 대어제大魚際(엄지손가락 뿌리와 손목이 연결되는 부위에 볼록한 부분)를 경혈에 바짝 붙인 후 살짝 힘을 주면서 누르다가 경혈 부위를 반복해서 문질러 준다. 경혈 부위에 열감이 느껴지고 피부가 약간 붉어질 정도로 문질러 준 후 경혈 부위가 이완되도록 손으로 가볍게 두드려 준다.

이러한 방법으로 매일 또는 이틀에 한 번씩 5~10분 정도 지압해 준다.

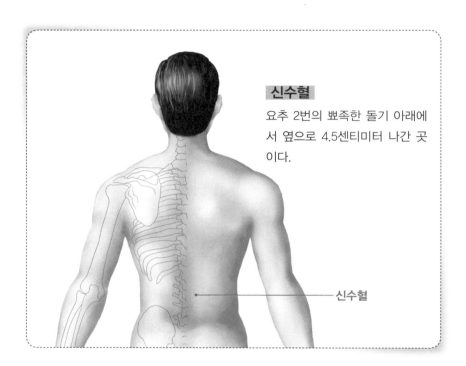

**신수혈**

요추 2번의 뾰족한 돌기 아래에서 옆으로 4.5센티미터 나간 곳이다.

신수혈

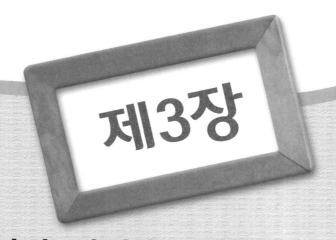

# 제3장

# 신장 건강을 해치는 '사소한 습관'

　우리 몸은 마치 평소에는 신경조차 쓰지 않던 사소한 문제들로 인해 마모되다가 결국 전부 망가져 버리고 마는 기계와 같다. 밤샘, 흡연, 음주, 약물 남용 등 무심코 하는 행동이나 나쁜 습관은 신장 건강을 손상시킬 수 있다. 인체의 '근본'이 되는 신장을 튼튼히 하려면 이러한 사소한 문제들이 큰일로 번지게 해서는 안 된다.

# 잦은 밤샘은 신장의 원기를
크게 소모시킨다

　잠을 충분히 자면 피로를 풀 수 있고, 오장육부의 균형을 바로잡을 수 있으며, 심신을 편안하고 건강하게 할 수 있다. 그러나 현대사회에서는 다양한 원인으로 인해 밤새는 일이 다반사가 되었다. 오랜 기간 밤을 새우는 사람은 직접적으로는 간이 손상되고, 시일이 지나면 신장이 손상되며, 결국 혈血과 기氣가 손상되어 신체의 음양 조화가 깨지고, 신정이 소모되며, 신장이 허해진다.

## ⊙ 밤을 새우는 일이 왜 신장을 손상시키는 것일까?

　《황제내경 · 소문 · 생기통천론黃帝內經 · 素問 · 生氣通天論》에서는 '양기는 낮 동안에는 외부를 주관하는데 동틀 무렵 양기가 생겨나고, 한낮이 되면 양기가 왕성해지며, 해 질 무렵이면 양기가 이미 허해져 숨구멍도 곧 닫히게 된다. 이런 까닭에 저녁이 되면 양기를 수렴하여 외부의 사기가 침입하는 것을 막고, 근육과 뼈를 귀찮게 하지 않으며, 안개와 이슬을 맞지 말아야 한다. 이러한 삼시三時(여기서는 새벽, 낮, 저녁을 말함)를 거스르면 몸이 피곤하고 쇠약해진다.'라고 했다. 즉, 밤 열한 시부터 새벽 한 시까지인 자시子時가 지나면 양기가 사라지니 밤을 새우면 양기가 손상되고 기혈을 해치게 되어 '몸이 피곤하고 쇠약해진다'라는 뜻이다.

　신장은 정精을 저장하고 골骨을 주관하고 수髓를 생성하며, 정수精髓는 혈血로 변화될 수 있으므로 정과 혈은 그 근원이 같다. 《장씨의통張氏醫通》에서는 '신장에 쌓인 정이 간으로 가고 그 정이 다시 맑은 피로 변한다'라고 했다. 바꾸어 말하면 병리학적으로 혈액이 소모되고 정이 부족한 것은 서로 영향을 미친다는 뜻이다. 밤을 새우면 간혈이 손상되고 신정에도 영향을 미쳐 신장이 허해질 수 있다.

## ◉ 장기간 밤샘으로 손상된 신장, 어떻게 해야 할까?

때때로 불가피하게 밤을 새우는 일이 생기곤 하지만 신정이 손실되는 것을 줄일 수 있는 보완 조치가 있으니 그다지 염려하지 않아도 된다. 예를 들어, 수수, 검은콩, 찹쌀, 호박, 부추, 소고기, 양고기, 닭고기, 리치, 대추, 밤, 호두, 생강, 회향 등 따뜻한 성질을 지닌 식품을 섭취하면 양기를 단단히 보호할 수 있다. 신정이 지나치게 소모된 사람은 의사와 상담한 후 숙지황, 수오, 구기자, 당귀, 토사자, 금앵자, 복분자 등 약재를 섭취하여 보양하는 것도 좋다.

밤샘으로 인해 신장과 간이 손상되었다면 신장을 보양하면서 간도 함께 보양해 주어야 한다. 그래야만 오장육부의 조화가 이루어져 건강한 신체를 유지할 수 있다. 자주 밤을 새우는 사람은 간의 열을 식히고 눈을 맑게 하는 효능이 있는 국화차나 녹차를 많이 마시는 것이 좋다. 그 밖에 동물의 간, 동물의 피, 대추, 목이버섯, 흑미, 갈색설탕, 시금치, 땅콩, 팥, 아교, 흑임자 등 철분이 풍부하고 혈액을 보충하는 데 도움이 되는 식품을 평소에 많이 섭취해야 한다.

## ◉ 신장을 충분히 쉬게 만드는 취침과 휴식법

《황제내경 · 소문 · 육절장상론》에서는 '모든 오장육부는 쓸개에 의해 결정된다.'라고 했다. 쓸개는 인체 건강에 영향을 미치는 가장 중요한 근원으로 쓸개에 해당하는 경락은 담경膽經이다. 자시子時는 담경이 가장 왕성한 시간대로 이때 편안히 잠을 자면 건강에 매우 유익하다.

최적의 수면 시간대인 자시에 잠을 자지 않는 날이 많아지면 담경에 문제가 생겨 입이 쓰고, 트림이 잦아지고, 가슴이 답답하고, 얼굴이 어둡고 칙칙해지며, 기운이 없고, 피부가 건조해지는 증상 등이 나타난다.

또한 담경에 문제가 생기면 판단력과 기억력에도 나쁜 영향을 미칠 수 있다. '일찍 자고 일찍 일어나는 것이 건강에 좋다'라는 말이 괜히 있는 것이 아니다.

자, 이제 열 시 반이 되면 침대에 누워 잠들 준비를 해 보자. 이렇게 하면 열한 시에는 잠들기 시작해 간과 신장을 가장 효과적으로 보양할 수 있다. 그러니 늦어도 열한 시 전에는 잠드는 것이 좋다.

점심시간에 잠시 휴식을 취하지 않은 탓에 오후에 정신을 차리기 힘들었던 경험은 누구나 있었을 것이다. 특히 여름철에는 오후가 되면 정신이 몽롱해지면서 잠이 몰려온다. 오전 열한 시부터 오후 한 시까지인 오시午時는 인체의 경맥 사이를 흐르는 양기가 왕성한 시간대로 양기를 보양하기에 좋다. 또한 오시는 심포경心包經(수궐음심포경의 준말로 십이경맥의 하나)이 가장 왕성한 때로, 이때 낮잠을 적당히 자면 심장을 보양하는 데 도움이 된다.

그러므로 점심식사를 마친 후 30분 정도 휴식을 취하고 10~30분간 낮잠을 자면 오후에도 항상 생기가 넘칠 수 있다. 단, 낮잠은 너무 오래 자지 않도록 한다. 낮잠을 자는 시간이 길어지면 깨어난 후에도 정신이 맑지 않고 밤 수면에도 영향을 미칠 수 있기 때문이다.

그렇다면 일어나는 것은 언제가 좋을까? 《황제내경》에서는 수양명대장경手陽明大腸經의 흐름이 가장 왕성한 시간대인 오전 다섯 시부터 일곱 시 사이에 일어난 후 미지근한 물을 한 잔 마시고 화장실에 가면 장을 매끄럽게 하고 변비를 예방하는 데 도움이 된다고 했다. 그러니 기상 시간을 아침 여섯 시에서 일곱 시 사이로 정하고, 늦어도 여덟 시 이전에는 일어나도록 하자.

그럼 하루 적정 수면시간은 얼마나 될까? 하루에 7~8시간 정도는 잠을 자야 한다는 사람이 있는 반면, 원기가 왕성한 사람들은 그렇게까지 오랜 시간 잠을 잘 필요가 없다고도 한다. 저절로 잠에서 깰 때까지 자는 것이 중요하지 수면시간이 충분한지 아닌지는 그다지 신경 쓸 필요가 없다는 사람도 있다. 사실 구체적인 기상시간이나 수면시간은 개인마다 다르다. 잠에서 깨어난 후 정신이 맑고 피로감이 느껴지지만 않는다면 충분한 수면을 취했다고 할 수 있다.

# 업무 스트레스가 늘어나면
# 신장의 부담도 커진다


살다 보면 누구나 불가피하게 여러 가지 스트레스를 감당해야 하기 마련인데, 스트레스를 크게 받으면 신장도 그만큼 크게 손상된다.

그런데 이런 의문이 든다. 심장은 신神을 간직하고 있다고 했다. 그렇다면 인간의 심리와 정신활동은 심장에 의해 지배를 받는 것 아닌가? 이게 대체 신장과 무슨 관계가 있다는 것일까?

한의학에서는 심장은 신이 머무는 곳으로 신이 온전하면 정精을 북돋을 수 있고, 신장은 정을 저장하며, 정은 지志가 머무는 곳이라고 여긴다. 또한 정은 수髓를 만들 수 있고 수는 뇌로 모이는데, 정을 쌓으면 신을 온전히 할 수 있게 되어 정기와 신기神氣가 함부로 빠져나가지 않고 체내에 그대로 남아 있게 된다. 그래서 인간의 정신활동은 심장이 주관할 뿐만 아니라 신장과도 밀접한 관계가 있는 것이다. 이처럼 신장의 건강 상태가 인간의 정신활동에 영향을 미치게 되므로 항상 스트레스를 받으면 그만큼 신장 건강에 영향을 미칠 수 있다.


## ⊙ 오랜 기간 스트레스를 받은 사람은 신장이 허해지기 쉽다

장시간 일을 하고 나면 피로가 몰려온다. 피로는 학습이나 업무 이후에 효율이 저하되는 현상이다. 이러한 피로는 생리적 피로와 심리적 피로로 나뉘는데, 극심한 업무 스트레스에서 느끼는 피로는 보통 심리적 피로에 해당한다. 한의학에서는 이를 '정신을 피로하게 만드는 것'이라고 하는데, 어떠한 일에 대한 생각이나 계획, 기억 등이 지나치게 많은 탓에 일과 휴식의 균형을 맞출 여력이 없음을 의미한다.

한의학에서는 이러한 상태가 오래 지속되면 심혈心血이 소모되고 심신이 손상되며, 막힌 것을 소통시키고 배설하는 간의 소설疏泄 기능과 음식물을 운반하는 비장의 기능에도 영향을 미쳐 초조함, 두려움, 건망증, 불면증, 다몽증多夢症, 머리가 어지럽고 눈앞이 캄캄해짐, 조급해지고 쉽게 화를 냄, 식욕부진 증상 등이 나타날 수 있다고 여긴다.

《황제내경》에 의하면 신장은 정精을 간직하고 있는 기관으로, 여기에는 생식 기능을 주관하는 선천지정과 인간의 성장과 번식, 생명활동을 주관하는 오장육부의 후천지정이 포함되어 있다. 심장과 비장의 정이 손상되면 신장에도 영향을 미쳐 정을 저장하는 신장의 기능까지 저하된다. 또한 오랜 기간 스트레스를 받으면 신정이 지나치게 손상되어 신장이 허해지는 증상이 나타나기 쉽다.


## ⊙ 불같은 성질은 간뿐만 아니라 신장도 해친다

극심한 스트레스를 받다 보면 성격도 안 좋아져 걸핏하면 짜증을 내고 화를 내는 사람이 많다. 특히 무더운 여름철에는 아주 사소한 일로도 쉽게 예민해지고 불같이 화를 낼 수 있다. 《황제내경》에서는 '화를 내면 간이 상한다'라고 했는데 사실 화를 자주 내면 간뿐만 아니라 신장도 상하게 된다.

《황제내경·영추·본신》에서는 '신장의 경우, 지나치게 화를 내면 지志가 상하게 된다. 지가 상하면 일전에 했던 말도 잘 잊어버리고, 허리를 굽혔다 폈다 할 수 없게 되며, 머리카락이 마르고 얼굴이 초췌해져 늦여름에 죽게 된다.'라고 했다. 신장은 지가 머무는 곳이므로 분노를 억제할 수 없을 정도로 화를 내면 '지'까지 손상될 수 있다는 뜻이다.

'지'가 손상되면 인간의 정신도 혼란 상태에 빠져 스스로 감정을 억제할 수 없게 된다. 이렇게 되면 터무니없는 말을 제멋대로 지껄이거나 방금 했던 말도 금세 잊어버리게 되며, 허리가 시큰거리고 힘이 빠져 굽혔다 폈다 할 수 없게 되고, 얼굴에 윤기가 없어 안색이 초췌해지며, 모발이 건조해지는 증상 등이 나타난다.

## ◉ 자기 감정의 주인이 되기

오랜 기간 스트레스를 받으면 신장에 얼마나 큰 영향을 미치게 되는지 이제 확실히 알게 되었을 것이다. 그렇다면 이제 스스로 자신의 감정을 조절하는 방법을 익히고 자기 감정의 주인이 되어 신장 건강을 위한 훌륭한 '정서 환경'을 만들어 보도록 하자. 우선 업무적 스트레스는 어떻게 조절해야 할까?

### 1. 업무 속도를 늦추어 보자

눈코 뜰 새 없이 바쁘다면 지금 붙들고 있는 일을 잠시 미루어 두는 것이 가장 좋다. 업무 속도를 늦추고 사무실 바깥 풍경을 한 번 바라보거나 신문이나 잡지를 들춰 보거나, 음악을 들으며 잠시 동안 휴식을 취한다. 그런 후에 다시 일을 시작하면 업무 효율이 훨씬 높아질 것이다.

### 2. 고충을 토로해 보자

회사라는 조직에서 생존해 나가며 경력을 쌓아 나가기 위해 다른 사람의 이야기에 귀를 기울이는 사람이 많다. 그러나 정작 자신이 받은 심리적 스트레스를 털어놓을 곳은 없다. 이런 상황이라면 이제 역할을 바꾸어 자신의 고충을 토로하는 입장이 되어 보자. 스트레스가 심하거나 마음이 초조할 때 가족이나 친구에게 솔직히 털어놓으면 뜻밖의 수확을 얻게 될지도 모른다. 가족이나 친구에게 털어놓기가 불편하다면 정신과 의사를 찾아가 보는 것도 나쁘지 않다. 아마 당신의 스트레스를 완화시킬 수 있는 보다 적절한 제안과 효과적인 방법을 얻을 수 있을 것이다.

### 3. 업무와 휴식 시간을 합리적으로 조절해 보자

자연의 이치에 따라 '해가 뜨면 일어나 일하고, 해가 지면 들어와 쉰다.'라는 말도 있듯이, 밤을 새우지 말고 매일 충분한 수면을 취해야 한다. 휴식이 부족하면 대뇌 기능에까지 영향을 미쳐 자기도 모르는 사이에 스트레스가 훨씬 심해졌다고 느낄 수 있다.

## 4. 너그러운 사람이 되어 보자

자질구레하거나 중요하지 않은 일을 지나치게 세세하게 따지다 보면 오히려 기분이 언짢아질 수 있다. 그러나 마음을 느긋하게 가지고 조금만 더 너그러워지면 나쁜 기분도 사라진다. 따라서 스트레스가 심한 사람은 최대한 넓은 마음을 가지고 언제든 치열한 경쟁을 받아들일 마음의 준비를 해야 한다.

## 5. 다양한 여가생활을 즐겨 보자

그림 그리기, 서예, 바둑, 운동 등 자신의 취미를 계발하면 생활에 즐거움을 더할 수 있고, 바쁜 생활 리듬을 조절할 수 있게 되어 단조롭고 긴장된 업무에서 잠시 빠져나와 홀가분한 마음으로 유쾌한 일상의 즐거움을 느낄 수 있다.

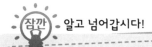 알고 넘어갑시다!

### 두려움은 신정을 손상시킬 수 있다

《황제내경 · 영추 · 본신》에서는 '두려움이 해소되지 않으면 정精이 손상되고, 정이 손상되면 뼈가 시리고 무력해지며, 유정이나 활정이 생긴다.'라고 했다. 오랜 기간 두려움에 사로잡혀 있으면 신장에 저장된 정이 손상될 수 있다는 뜻이다. 신정이 손상되면 뼈마디가 시큰거리고, 발이 굽고, 유정, 활정 증상 등이 나타날 수 있다. 이처럼 감정과 정서를 다스리는 것은 신장 보양에 매우 중요한 역할을 한다. 따라서 평소에 자신의 감정을 조절하는 방법을 익혀 평상심을 유지하면서 너그럽고 대범한 태도를 지녀야 한다.

# 오랜 시간 앉아서 일하는 사람은
# 신장 기능이 대체로 좋지 않다

현대인의 대부분은 매일 일곱여덟 시간씩 앉아서 일하고, 퇴근 후 집으로 돌아와서도 거의 계속 앉아 있는다. 밥을 먹고, 텔레비전을 보고, 음악을 듣는 등 기본적으로 우리는 의자와 소파를 벗어날 수 없다. 이렇듯 하루의 대부분을 거의 앉아서 보낸다. 그러나 오랜 시간 앉아 있는 것은 건강의 '잠재적인 위협'이 된다.

잘 알려져 있듯이, 오래 앉아 있으면 오십견, 경추질환, 하지정맥류, 추간판탈출증, 전립선염, 골반내염 등에 걸릴 수 있다. 그러나 오래 앉아 있으면 신장도 손상될 수 있다는 사실은 대부분 모르고 있다.

## ◉ 장기간 오래 앉아 있으면 경락을 막히게 하여 신장을 해친다

우리 몸 곳곳에는 '강, 하천, 도랑'이 분포되어 있다. 여기서 말하는 '강, 하천, 도랑'은 신체 오장육부, 조직, 기관과 서로 연결되어 있는 경락을 의미한다. 그래서 어느 한 오장육부나 조직, 기관 또는 경락에 문제가 생기면 몸 전체에까지 영향을 미칠 수 있다.

간단한 예를 하나 들어 보자. 도시를 순환하는 노선 가운데 도로 하나가 막히면 도시 전체의 교통 흐름은 그 영향을 받게 된다. 경락은 인체의 기혈이 흐르는 통로이며, 기혈이 막힘 없이 잘 통해야만 신체가 건강해질 수 있다. 경락이 막히면 체내의 기혈이 원활하게 흐르지 못하고, 신체 조직과 기관도 영양분을 충분히 공급받지 못하게 된다. 이런 상태가 계속되면 신체 조직과 기관은 기혈 공급 부족으로 인해 정상적인 기능을 발휘할 수 없게 된다.

　장시간 움직이지 않고 앉아 있으면 복부 압력이 높아져 복부와 하반신의 혈액순환이 부족해지고, 체내의 모든 기혈 흐름도 영향을 받게 된다. 이렇게 되면 신장은 기혈로부터 영양분을 충분히 공급받지 못해 기능이 저하되거나 심하면 신장 관련 질환까지 유발할 수 있다. 한의학에서 '오래 앉아 있으면 신장이 상한다'라고 여기는 이유가 바로 이 때문이다.

　《황제내경》에서는 '신장은 이음을 통해 기운을 소통시킨다.'라고 했다. 이는 신장과 방광이 표리 관계를 이루고 있음을 뜻한다. '이음'이란 전음과 후음을 일컫는다. 신장은 신체의 강건함을 주관하는 기관으로 신정이 충분하면 신체가 튼튼해지고 정력이 왕성해진다. 반면에 방광은 소변이 모이는 기관으로 소변을 저장하고 배출하는 역할을 한다. 이처럼 신장과 방광은 음양 표리陰陽表裏(각각 겉으로 드러나는 일과 보이지 않는 일을 담당하며 상호 의존함) 관계를 이루며 서로 영향을 미친다. 그래서 장기간 앉아 있으면 방광을 압박하게 되어 방광의 기혈이 원활하게 흐르지 못해 방광 기능이 저하되고, 이로 인해 신장 기능에도 이상이 생길 수 있다.


## ◉ 장기간 앉아 있으면 요통이 생긴다

　앉아 있는 자세는 허리에 가장 큰 부담을 주기 때문에 요통은 많은 직장인과 컴퓨터를 자주 다루는 사람들이 겪는 흔한 증상이다. 한의학에서는 신장은 골骨을 주관하고 수髓를 생성하며, 뇌는 골수의 바다라고 여긴다. 오래 앉아 있으면 기혈과 경락이 막히고, 대사물질이 원활하게 배출되지 않는다. 그래서 기혈이 한곳에 정체되고 독소가 허리 부위에 쌓이면 허리에 부종이 생기거나 허리가 시큰거리고 마비되는 증상 등이 생기기 쉽다.

　골격과 뇌수는 전부 신장으로부터 영양분을 공급받아야 한다. 그러나 오래 앉아 있으면 기혈의 흐름이 막혀 신장은 충분한 영양분을 공급하지 못하게 되고 기능도 저하된다. 이런 이유로 오래 앉아 있는 사람의 허리 통증은 한층 더 심해진다. 또한 앉은 자세에서 장시간 정신노동을 하면 '수'에도 영향을 미쳐 허리 부위에 보다 더 고통스러운 통증이 느껴질 수도 있다.

외상으로 인해 생긴 요통과 달리 오래 앉은 자세로 인한 요통은 특정한 부위에 통증이 느껴지는 것이 아니라 전체적으로 은근한 통증이 지속적으로 느껴지면서 시큰거리고 몸 전체에 피로감을 준다. 이러한 요통은 마사지나 뜨거운 찜질을 해야만 통증이 완화된다.

## ⊙ 오래 앉아 있으면서 신장 건강을 지키는 방법

장기간 앉아서 일하는 사람은 대부분 신장이 허한 편이다. 그렇다면 오래 앉아 있으면서 신장 건강을 지키려면 어떻게 해야 할까?

### 1. 틈틈이 스트레칭하기

직장인의 경우 한 시간에 한 번씩 자리에서 일어나 허리를 쭉 펴고 다리를 힘껏 찬 후, 가볍게 목을 돌리거나 허리 뒤로 양손을 잡고 5~10분 동안 허리 부위의 근육을 적당한 세기로 두드려 준다. 이렇게 하면 기혈의 흐름이 원활해지고 대사과정에서 발생한 노폐물이 허리와 둔부에 쌓이는 것을 막을 수 있다.

### 2. 올바른 자세로 앉기

앉은 자세가 나쁘면 등과 허리에 부담이 가중되어 허리가 시큰거리고 등에 통증이 느껴질 수 있다. 사무실에서든 가정에서든 허리 부위에 압박이 가해지지 않도록 똑바로 앉는다.

컴퓨터를 할 때의 올바른 앉은 자세는 다음과 같다.

목을 곧게 펴고 어깨는 자연스럽게 아래로 내리고, 위팔은 몸에 바짝 붙이고 팔꿈치는 90도로 굽힌다. 키보드나 마우스를 사용할 때에는 최대한 손목의 위치를 수평으로 유지하고 손바닥의 가운데선과 팔뚝의 중심선이 일직선이 되게 한다. 허리는 꼿꼿이 세우고 무릎은 자연스럽게 90

도로 굽히고 두 발바닥 전체가 바닥에 닿게 한다.

등받이가 있는 의자에 앉을 경우 기본적으로 앞서 설명한 자세대로 앉은 후 등과 허리를 최대한 의자 등받이에 바짝 붙이도록 한다. 이렇게 앉으면 허리와 엉덩이 근육의 부담이 줄어든다. 허리와 의자 등받이 사이에 틈이 생길 경우 작은 쿠션을 놓아 허리를 받쳐 주면 허리와 엉덩이 근육이 피로하지 않게 된다.

책을 읽거나 무언가를 쓸 때의 올바른 앉은 자세는 다음과 같다.

어깨에 힘을 빼고 상체를 곧게 세운 후 고개를 살짝 앞으로 숙인다. 명치와 테이블 가장자리와의 간격은 주먹 하나가 들어갈 정도로 유지하고, 두 발은 어깨너비로 벌려 바닥에 닿게 한다. 양팔은 테이블 위에 가지런히 놓고 왼손으로 종이를 누르고 오른손으로 글을 쓴다. 눈과 지면 사이의 거리는 30센티미터 정도로 유지한다.

## 3. 적당한 운동요법

직장인들도 체력을 단련시킬 수 있는 운동을 적당히 해야 한다. 배드민턴, 축구, 조깅, 수영 등은 허리와 등 근육을 이완시키고 신장을 튼튼히 하는 데 도움이 된다.

# 신장 질환을 불러오는 소변 참는 습관

　장시간 앉아서 정신없이 바쁘게 일을 하다 보니 '소변을 참는' 습관이 저절로 생겨 '더 이상 참을 수 없는 지경'에 이르러서야 화장실에 가는 사람이 많다. 소변을 참는 것은 건강을 크게 해칠 수 있는 매우 나쁜 습관이다. 특히 신장에 좋지 않다. 임상 결과, 소변을 참는 습관 때문에 혈뇨가 나오는 경우도 있었다.

## ⊙ 소변이 시원하게 잘 안 나오는 것은 신장 문제이다

　한의학에서는 신장과 방광이 서로 표리 관계에 있으며, 방광의 기화 활동은 신기의 상승에 달려 있다고 여긴다. 다시 말하면 방광의 기능은 신장 상태에 따라 달라진다는 의미이다. 방광을 흐르는 기氣는 주로 진액을 저장하고 외부의 나쁜 기운을 막는 역할을 한다. 그런데 신장에 문제가 생겨 방광을 제대로 '관리'할 수 없게 되면 방광의 기화 기능이 저하되어 배뇨량, 배뇨 횟수, 배뇨 시간에 변화가 생길 수 있다.

　《황제내경 · 소문 · 평열병론黃帝內經 · 素問 · 評熱病論》에서는 '태양경맥太陽經脈은 기를 주관하는 까닭에 가장 먼저 사기邪氣를 받는다. 소음경맥少陰經脈은 태양경맥과 표리 관계에 있으므로 소음경맥이 열을 얻으면 태양경맥을 따라 소음경맥의 기가 위로 역행한다.'라고 했다. 족태양방광경은 인체의 양기를 통솔하는 경맥으로 외부의 풍사風邪 공격을 가장 먼저 받는다. 방광과 신장은 서로 표리 관계이므로 방광경에 열사熱邪가 쌓이면 신장 경락에도 영향을 미친다. 이렇게 신장 경락이 흐르는 통로가 위로 역행하면 풍궐風厥(궐증의 하나로 자주 놀라고 등이 아프며 하품을 많이 하고 손발이 싸늘

하고 경련이 일어나는 증상)이 나타난다. 이를 통해 방광경에 변화가 생기면 고스란히 신장 경락으로 전달된다는 사실을 알 수 있다.

방광에 소변이 어느 정도 저장되면 인체의 신경을 자극해 배뇨반사가 나타난다. 이때 반드시 제때에 화장실로 가서 소변을 깨끗이 배출해야 한다. 그렇지 않으면 방광에 남아 있는 소변이 탁한 기운을 이루어 방광경을 통해 신경腎經으로 들어가 신장을 해치게 된다.

소변은 인체의 대사산물로 세균과 독소가 많이 들어 있기 때문에 장시간 소변을 참으면 방광 안에 있는 소변량이 점점 많아지다가 결국에는 염증을 유발하여 방광염, 요도염, 혈뇨, 요로감염 등을 일으킬 수 있다. 방광 감염이 확산되면 신장에 영향을 미쳐 신장염 등의 질환을 일으킬 수도 있다.

외출을 하게 되면 종종 화장실을 찾지 못하거나 시간이 없다는 이유 때문에 어쩔 수 없이 소변을 참아야 하는 경우가 있다. 그러나 조금만 주의하면 이러한 상황을 피할 수 있다. 가령 학습시간이나 근무 또는 회의 시간일 경우 요의가 그다지 느껴지지 않더라도 잠시 짬이 생기면 곧바로 화장실에 다녀오는 것이 좋다. 외출하거나 잠들기 전에도 항상 화장실에 다녀오고, 상점이나 주유소 등 화장실이 있는 곳은 그냥 지나치지 않도록 한다.


## ◉ 소변으로 알아보는 신장 질환 초기 증상

신장 질환은 '소리 없는 암살자'와 같다. 발병 초기에는 뚜렷한 증상이 거의 없어 그냥 지나치기 쉽기 때문이다. 사실 소변을 통해 신장의 건강 상태를 대충 파악할 수 있다. 아래 항목에 해당한다면 지금 당장 병원을 찾아 검사를 받아보도록 한다.

- 소변에 거품이 많이 섞여 나온다.
- 붉은 소변이 나오거나 소변 검사에서 적혈구 수치가 높게 나왔다.
- 밤에 소변을 보는 횟수가 늘었다(예: 3회 이상).

- 얼굴과 하체가 항상 붓는다.
- 혈압이 높다(수축기 혈압: 140mmHg 이상, 이완기 혈압: 90mmHg 이상).
- 빈뇨증, 급뇨증, 배뇨통 등이 있다.

# 자극적인 음식은 입을 즐겁게 하지만 신장 건강을 위협한다

'백성은 먹는 것을 하늘로 여긴다.'라고 하듯이 음식을 먹는 것은 우리 생활에서 필수적인 일이다. 그러나 먹는 것도 학문을 익히듯 제대로 알고 먹어야 한다. 《황제내경·소문·상고천진론》에서는 '먹고 마심에 있어 절도가 있어야 한다.'라고 했다. 즉, 적당히 절제하면서 먹고, 먹는 음식이 올바른지 따져 보고, 적절한 방법으로 섭취해야만 신체가 건강해질 수 있다는 뜻이다. 하지만 안타깝게도 요즘 '절도 있게 음식을 먹는' 사람은 거의 없다. 회식이나 접대가 잦은 탓에 기름지거나 매운 음식을 지나치게 많이 섭취하는 사람도 있고, 여름철 더위를 가시기 위해 얼음이 든 음료를 마구 마시거나 찬 음식을 많이 먹는 사람도 있고, 폭음·폭식을 즐기고 자극적인 음식을 먹거나 불규칙한 식습관을 가진 사람도 있다.

## ⊙ 무절제한 식습관은 신장을 허하게 만드는 주요 원인이다

불규칙한 식사나 올바르지 못한 식습관은 비위를 가장 크게 손상시킨다고 알려져 있다. 그러나 이러한 식습관은 비단 비위뿐만 아니라 신장까지 손상시킬 수 있다.

《황제내경·소문·경맥별론》에서는 '음식물이 위로 들어가면 정기가 넘쳐 비장으로 운반되고, 비장의 기운이 정기를 흩뜨려 폐로 올려 보내고 수도를 조절하여 방광으로 내려 보낸다. 수정이 사방으로 퍼지면 오장의 경맥도 함께 흐르고 사계절과 오장의 음양에도 꼭 들어맞게 된다.'라고 했다. 이는 음식물이 체내로 들어간 이후의 진행 과정과 기혈이 생성되고 전환되는 과정에 대해 자세히 서술하고 있다. 음식물이 위로 들어가면 위에서 소화 흡수되고, 맑고 깨끗한 영양물질이 비장으로 전달되어 한차례 가공을 거치면 영양물질이 기혈로 전환되어 폐로 전달된다. 폐에 도달한 기혈은 이제 각 오장육부, 신체 조직과 경락으로 골고루 보내진다.

신장은 선천지본先天之本이요, 비위는 후천지본後天之本이라고 했다. 무절제하게 먹고 마시면 비위가 손상되어 체내로 들어간 음식물이 정상적으로 소화 · 흡수 · 운반되기 어려워지고, 이로 인해 오장육부에 충분한 영양물질을 공급할 수 없게 된다. 신장의 경우 영양분을 공급받지 못하면 기능이 저하되고, 시간이 오래 지나면 신장이 허해지기 쉽다.

또한 신장은 정精을 저장하고 있는 기관이며, '정'은 선천지정과 후천지정으로 나뉜다. 선천지정은 태어날 때부터 지니고 있는 물질이며, 후천지정은 비위에서 비롯된다. 즉, 선천지정은 우리가 매일 섭취하는 음식을 통해 영양분을 보충받아야 한다. 그래야만 신장 기능이 정상적으로 유지될 수 있다. 무절제한 식습관으로 인해 비위가 손상되어 맑고 깨끗한 영양물질이 부족하게 되면 신장에 저장된 선천지정이 후천지정으로부터 영양분을 공급받지 못하게 되어 신정 부족으로 병에 걸릴 수 있다.

## ⊙ 지나치게 짜게 먹으면 신장을 해친다

짠맛이 지나치면 뼈대와 기질이 상하고, 근육이 오그라들고, 심기心氣가 울결된다.

—— 《황제내경 · 소문 · 생기통천론黃帝內經 · 素問 · 生氣通天論》

《황제내경 · 소문 · 선명오기》에서는 '짠맛은 신장으로 들어간다.'라고 했다. 수水를 주관하는 신장에는 체내의 수액대사를 조절하는 기능이 있는데 이 기능이 정상적으로 작동하려면 짠맛을 지닌 식품을 반드시 섭취해야 한다. 짠맛을 지닌 식품은 체세포와 혈액의 삼투압 균형을 조절하고 수액대사를 돕기 때문이다.

그러나 '짠맛은 신장으로 들어간다.'라는 말이 짠맛을 많이 섭취할수록 좋다는 뜻은 아니다. 짠맛을 지나치게 많이 섭취하면 오히려 신장이 손상될 수 있다. 《황제내경·소문·생기통천론》에서는 '짠맛이 지나치면 뼈대와 기질이 상하고, 근육이 오그라들고, 심기가 울결된다.'라고 했다. 즉, 짠맛은 신장으로 들어가므로 짠맛을 지나치게 많이 섭취하면 신기가 손상되어 뼈가 약해지고, 근육이 수축하며, 가슴이 답답해진다는 의미이다. 그리고 신장은 수水에 속하고, 심장은 화火에 속한다. '수는 화를 이긴다'라는 오행상극 이론에 따르면 지나치게 짜게 먹을 경우 신장뿐만 아니라 심장도 상하게 된다.

소금의 주요성분은 염화나트륨인데 건강 유지를 위해 필요한 나트륨 양은 성인 기준 하루 적정 섭취량이 3~5그램일 정도로 극히 소량이다. 나트륨을 지나치게 많이 섭취하면 체내에 수분이 정체되고, 혈관 압력이 상승하며, 혈관 저항이 높아져 심장의 부담이 가중되고, 오랜 시일이 지나면 심장 비대증, 심부전, 신기능장애 등 치유하기 힘든 질병을 일으킬 수 있다.

너무 짜게 먹으면 건강을 해칠 수 있지만 적당한 양의 소금은 반드시 섭취해야 한다. 그렇다면 소금을 얼마나 어떻게 섭취해야 할까?

세계보건기구WHO가 권고하는 성인의 하루 적정 나트륨 섭취량은 6그램 미만이다. 이는 맥주 병뚜껑 하나에 담길 정도의 소금량이며, 여기에는 간장, 화학조미료, 치킨스톡 등 양념 제품의 나트륨 함량도 포함된다.

소금에 절인 채소나 고기 등 염분 함량이 매우 높은 식품도 적당량만 섭취해야 한다. 짠 음식을 먹을 때에는 염장식품에 포함된 유해물질이 체내에 적게 흡수되도록 버섯류나 채소를 함께 곁들여 먹는 것이 좋다. 또한 소변을 희석시켜 자주 배출함으로써 신장을 보호할 수 있도록 물을 많이 마시고 과일을 많이 섭취해야 한다.

# 지나친 음주는 간뿐만 아니라 신장도 해친다

> 주기酒氣가 성하여 사나워지면 신기가 쇠약해지고, 양기만 홀로 왕성해져 손발에 열이 난다.
>
> —— 《황제내경 · 소문 · 궐론黃帝內經 · 素問 · 厥論》

술이 없으면 잔치나 제사와 같은 의식을 치를 수 없다는 중국 속담이 있다. 고객을 접대하며 사업 이야기를 하려면 불가피하게 술을 마셔야 하고, 명절이나 휴일에 친척이나 친구를 만난다면 더더욱 술이 빠질 수 없다. 적당한 음주는 기혈 순환을 촉진하고, 와인은 미용 효과도 있다고 알려져 있지만 지나친 음주는 간과 신장 건강을 해칠 수 있다.

## ⊙ 지나친 음주는 간과 신장을 해친다

《황제내경》에서는 '간은 목木에 속하며 막힘없이 잘 통하는 것을 좋아한다.', '간기肝氣를 발산시키려면 급히 매운맛을 섭취해야 하고, 간은 매운맛으로 보양하고, 신맛으로 배설한다.'라고 했다. 술은 매운 성질을 가졌으며, 기운을 발산하는 작용을 하고, 양기를 활성화시킨다.

간은 기의 흐름을 원활하게 소통시키는 역할을 하고, 양기의 상승과 발산을 주관한다. 원래 간 자체가 양기는 지나치게 왕성해지는 반면, 음기는 허해지기 쉽다. 여기에 양기를 활성화시키고 발산하는 술까지 더해지면 양기는 더욱 거세지고 음기는 훨씬 약해진다. 따라서 과도한 음주는 간을 손상시켜 지방간이나 간경화 등의 질병을 쉽게 유발한다.

뿐만 아니라 음주는 신장도 해칠 수 있다. 이는 많은 언론 보도나 임상 결과를 통해서도 계속 확인되고 있다. 《황제내경·소문·궐론》에서는 '주기가 성하여 사나워지면 신기가 쇠약해지고, 양기만 홀로 왕성해져 손발에 열이 난다.'라고 했다. 술의 성질과 기운이 강하고 거세지면 신정이 손상되고, 유독 양陽의 속성을 가진 열기가 왕성해져 손발이 뜨겁게 달아오르는 열궐熱厥이 나타난다는 뜻이다.

## ⊙ 진한 차로 숙취를 풀면 신장을 해칠 수 있다

배불리 잔뜩 먹고 마신 후에 진한 차로 숙취를 해소하려는 사람이 제법 많다. 그러나 진한 차로 숙취를 푸는 것은 오히려 건강을 해칠 수 있다. 체내로 들어간 알코올은 간에서 아세트알데히드로 산화된 후 다시 물과 이산화탄소로 분해되고, 최종적으로 체외로 배출된다. 그런데 차에 함유된 카페인은 이뇨작용을 하므로 음주 후 진한 차를 마시면 미처 분해되지 못한 아세트알데히드가 지나치게 일찍 신장을 통과하게 되어 신장을 손상시킬 수 있다. 아세트알데히드는 폐와 신장에 해로운 독성을 지닌 물질이기 때문이다.

또한 진한 차는 불소 함량이 매우 높은데, 흡수된 불소의 80퍼센트는 신장을 통해 소변으로 배설된다. 진한 차를 너무 많이 마시면 신장의 배설 능력을 초과할 정도로 불소 섭취량이 많아져 체내에 불소가 쌓이게 되고, 사구체와 세뇨관 세포가 심하게 손상되어 신장 기능이 저하될 수 있다. 숙취 해소를 위해 진한 차를 마셨는데 오히려 식욕부진, 두통, 어지럼증, 전신 무력감, 기억력 감퇴 등의 증상이 생기는 이유는 바로 이 때문이다.

## ⊙ 간을 보호하고 몸에 좋은 숙취 해소 자가 처방

술에 취하면 머리가 어지럽고 두통이 생기며, 가슴이 답답하면서 숨이 가빠지고, 속이 메스껍고 구역질이 나는 증상이 '한꺼번에 몰려와' 그야말로 괴롭기 짝이 없다. 제때 숙취를 해소하면서 간과 신장을 손상시키지 않는 간단한 처방을 살펴보기로 하자.

 **갈화차**

[재료] 갈화 10그램, 꿀 적당량

[만드는 법] 갈화를 뜨거운 물에 우린 후 한 김 식으면 꿀을 넣어 마신다.

[효능] 고대 의학서에서는 갈화가 '숙취를 풀어주고 비장을 편하게 하는 효능'이 있다고 했다. 민간에서도 '갈화만 있으면 천 잔의 술에도 취하지 않는다'라는 말이 있을 정도이다. 음주 후 갈화차를 마시면 위장의 알코올 흡수를 줄이고, 알코올의 분해와 대사를 촉진하여 간과 신장을 보호할 수 있다.

 **녹두 감초차**

[재료] 녹두 50그램, 감초 10그램

[만드는 법] 녹두와 감초를 물에 넣고 30분 정도 끓인 후 즙을 내려 차 대용으로 마신다.

[효능] 녹두와 감초는 해독 작용을 하므로 체내의 알코올 흡수를 줄일 수 있다.

술을 조금만 마신 경우 꿀물, 레몬수, 수박주스, 배즙 등 과당 함량이 높은 음료를 마시거나 미음이나 식초를 소량 마시면 숙취 해소 효과가 있다.

## ⊙ 어제혈과 내관혈을 마사지하면 숙취 해소에 도움이 된다

　엄지손가락 아랫부분의 볼록한 곳에 위치한 어제혈은 첫 번째 손바닥 뼈 중간 지점의 적백육제赤白肉際(손발 안쪽에 흰빛을 띠는 피부와 바깥쪽에 붉은빛을 띠는 피부와의 경계) 부분이다.

　아래팔 앞쪽에 위치한 내관혈은 팔꿈치 앞쪽 주름의 가운데인 곡택혈과 손목 앞쪽에 있는 대릉혈을 연결한 선상에 있고, 손목 관절 끝의 가로 주름에서 위로 6센티미터 올라간 곳이다.

　한 손의 엄지로는 술에 취한 사람의 오른쪽 어제혈을 누르고, 다른 한 손으로는 술에 취한 사람의 왼쪽 내관혈을 눌러 준다. 이렇게 동시에 1분 정도 눌러 주면 숙취 후 어지럼증이나 두통 등의 증상을 완화하는 데 도움이 된다.

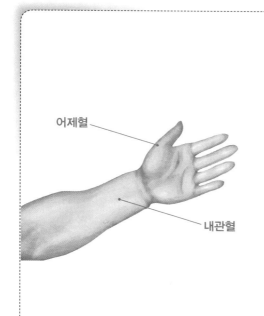

**어제혈**

엄지손가락 아랫부분의 볼록한 곳에 위치해 있으며, 첫 번째 손바닥뼈 중간 지점의 적백육제 부분이다.

**내관혈**

아래팔 앞쪽에 위치해 있으며, 팔꿈치 앞쪽 주름의 가운데인 곡택혈과 손목 앞쪽에 있는 대릉혈을 연결한 선상에 있고, 손목 관절 끝의 가로 주름에서 위로 6센티미터 올라간 곳이다.

# 무분별한 약물 복용은 질병 치료는커녕 오히려 신장 건강을 해칠 수 있다

어쩌다 한 번씩 두통이 생기거나 감기에 걸리거나 복부팽만이나 설사 증상이 나타나면 직접 약국에 가서 약을 사 먹는 사람이 많다. 물론 증상은 금세 완화될 수 있지만, 증상을 잘못 파악한 상태에서 약을 지어 먹거나 복용법이 부적절할 경우 엄청난 결과를 초래할 수 있다. 임상 결과, 본인이 직접 처방을 내려 약을 복용한 경우 증상이 치료되기는커녕 오히려 단백뇨, 혈뇨, 신기능저하 등이 나타났고, 심지어 간질성신염 증상까지 나타난 경우도 있었다.

신장은 인체의 중요한 대사기관 중 하나로 소변을 생성하고 배설하며, 체내 환경의 안정을 유지하는 역할을 한다. 대다수의 약물은 신장에서 대사과정을 거쳐야 한다. 약물을 장기간 대량 복용하거나 남용하면 신장의 정상적인 기능을 파괴시키기 쉽고, 심한 경우 급성신부전과 같은 약물 유발성 신장 질환을 유발할 수도 있다. 보통 하루 이틀이나 일주일간 약물 복용 후 식욕부진, 메스꺼움, 구토, 피부발진, 발열 등의 증상이 나타났다면 반드시 신경을 써야 한다.

한의학에 대한 지식이 조금 있다고 해서 직접 처방을 내려 보약이나 자양 식품을 먹는 사람도 있다. 특히 성기능이 저하된 이들 가운데 증상의 유형을 제대로 살펴보지도 않고 무작정 자양강장 효과가 있는 약재나 건강기능식품을 남용하는 사람도 있는데 이는 건강의 잠재적인 위협이 되기 쉽다.

설령 보양 효과가 있는 약을 복용하더라도 반드시 의사의 지시에 따라야 하며 절대 무분별하게 남용하지 말아야 한다.

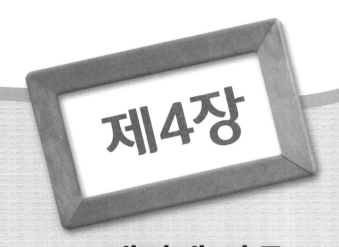

# 제4장

# 계절에 따른
# 신장 건강관리

《황제내경》에서는 '음양과 사시四時는 만물의 끝과
시작이다.'라고 했다. 이러한 자연의 규칙에 어긋나면
인체의 리듬도 방해를 받게 되어 병이 생길 수 있다.
계절에 순응하고, 계절의 특성을 이용하며, '적절히 음
식을 먹고, 규칙적으로 활동하고 휴식을 취하며, 심신
이 피로하지 않도록 지나치게 무리하지 않아야만' 오
장육부가 조화롭고, 음양이 균형을 이루며, 신체가 건
강해질 수 있다. 신장을 보양하는 것도 마찬가지이다.
계절의 변화에 맞게 신장을 보양해야만 신기가 왕성
해지고 적은 노력으로 큰 효과를 얻을 수 있다.

# 봄에는 늦게 자고 일찍 일어나
# 원기를 왕성하게 하자

봄의 석 달은 만물이 소생하는 계절로 천지와 함께 생기가 솟아나 만물이 피어난다. 그러므로 밤에 늦게 자고 아침에 일찍 일어나 걸음을 크게 하여 뜰을 거닐고, 머리와 옷차림은 느슨하게 하여 의지가 생겨나도록 한다. 만물이 각자의 뜻대로 자라도록 하고, 자라는 만물을 죽여서는 안 되며, 도와주되 빼앗아서는 안 되고, 적절히 가꾸되 그대로 내버려 두어서도 안 된다. 이것이 봄의 기운에 응하는 것이고, 만물이 생겨나는 이치이다. 이를 거스르면 간을 상하게 하여 여름에 냉병이 생기고, 생명을 자라게 하는 힘이 적어진다.

── 《황제내경 · 소문 · 사기조신대론黃帝內經 · 素問 · 四氣調神大論》


## ⊙ 늦게 자고 일찍 일어나는 것이 신장 보양에 도움이 된다

한의학에서는 음기가 왕성하면 잠을 자고, 양기가 왕성하면 잠에서 깨어난다고 여긴다. 이는 곧 대자연의 음기가 왕성할 때 잠들고, 양기가 왕성할 때 일어나야 한다는 것이다. 봄은 양기가 생겨나는 계절로, 봄에는 인체의 양기가 풍성해지고 원기가 왕성해져 수면시간도 자연히 줄어들게 된다.

또한 봄이 되면 기온이 점점 오르고, 뇌에 혈액 공급이 원활해지며, 혈액순환도 매우 활발하게 진행되므로 비교적 짧은 시간 동안 휴식을 취하더라도 쉽게 피로가 풀린다. 따라서 봄에 늦게 자고 일찍 일어나면 대낮에 활력이 넘칠 수 있다. 봄에는 보통 밤 열한 시에 자고, 아침 여섯 시 정도에 일어나는 것이 적당하다.

《황제내경》에서는 '밤에 늦게 자고 아침에 일찍 일어나 걸음을 크게 하여 뜰을 거닐고, 머리와 옷차림은 느슨하게 한다.'라고 했다. 따뜻한 봄바람이 불어오고 만물이 소생하는 이런 계절에 아침 일찍 일어나 고요하고 한적한 정원이나 공원을 거닐면 심신이 편안해지고, 기혈 순환에도 도움이 되며, 면역력이 강화되고, 신장 건강에도 유익하다.

봄에는 체온도 다소 상승한다. 이러한 변화에 적응하기 위해 인체의 혈액 분포도 다시 이루어진다. 즉, 대뇌 등 주요 기관에 혈액 공급이 상대적으로 줄어드는 반면, 피부와 신체 바깥쪽의 혈액은 상대적으로 증가한다. 대뇌에 산소가 줄어들고 심장의 혈액이 부족해지면 봄철에 몸이 나른해지는 '춘곤' 증상이 나타나 쉽게 피로를 느끼고 하품을 자주 하게 된다. 따라서 봄철에는 매일 10~30분 정도 낮잠을 자는 것이 좋다. 두 눈을 감고 심신을 편하게 가다듬기만 해도 춘곤증을 완화하는 데 도움이 된다.


## ◉ 정체된 간기를 풀어 주고 신장을 보호하려면 마음이 편안해야 한다

《황제내경》에서는 '화를 내면 간을 상하게 한다.', '신장의 경우, 지나치게 화를 내면 지志를 상하게 한다.'라고 했다. 정서가 불안하고 감정 기복이 심한 사람은 간과 신장이 손상되기 쉽다.

봄은 정체된 간기를 고르게 하고, 간과 신장을 보양하기 좋은 계절이므로 봄이 되면 자신의 감정을 잘 조절하고 최대한 평온한 마음을 유지하도록 노력해야 한다. 이를 위해 봄에는 야외활동에 적당히 참여하거나 친구들과 교외로 나가 즐거운 시간을 보내는 등 심신이 안정될 수 있도록 자연을 자주 접하는 것이 좋다.

## ⊙ 꽃샘추위에는 따뜻한 물로 족욕을 하며 양기를 보양하자

일교차가 큰 봄 날씨에는 찬 기운과 바람이 들어와 양기가 손상되기 쉽다. 《노로항언 · 연식老老恒言 · 燕息》에서는 '얼음이 아직 녹지 않은 봄에는 상체는 옷을 덜 입더라도 하체는 옷을 따뜻하게 입어야 양기를 북돋을 수 있다.'라고 했다.

인체의 머리 부위와 상반신은 양陽에 속하며 여러 양경陽經이 흐르고 있다. 그래서 상반신은 양기가 왕성한 편이며, 찬 기운과 바람에 대한 방어 능력이 비교적 강하다. 이에 반해 하반신은 음陰에 속하고, 신경을 포함한 여러 음경陰經이 흐르고 있기 때문에 양기가 상대적으로 약한 편이며, 찬 기운과 바람에 대한 방어 능력이 비교적 약하다.

따라서 봄에는 하반신, 특히 발을 보양해 주는 것이 중요하다. 매일 저녁 따뜻한 물에 15~20분 정도 족욕을 하면 양기를 상승시키는 효과가 있다. 그밖에 신경의 기혈 순환을 촉진하므로 신장을 보양하는 데에도 큰 도움이 된다.


## ⊙ 빗질을 자주 하면 양기를 북돋을 수 있다

《양생론養生論》에서는 '춘삼월에 매일 아침 100~200번 정도 머리를 빗으면 수명이 저절로 길어진다'라고 했다. 봄은 양기가 상승하는 계절이나 양기는 하루 중 이른 아침에 생겨난다. 이때 머리를 빗으면 정신을 들게 하고, 인체의 양기 상승을 촉진하는 효과가 있다.

머리를 빗는 방법은 다음과 같다. 우선 정수리에서 모발이 자라난 방향을 따라 아래로 빗어 준 후 뒷목의 머리가 난 부분에서 아래로 뒷목 부위를 빗어 준다. 이렇게 매일 30회 정도 빗질을 한다.

머리를 빗을 때 빗으로 정수리의 백회혈을 눌러 주면 좋다. 인체의 가장 높은 곳에 있는 백회혈은 음맥과 양맥을 막힘없이 통하게 하고, 전신의 경혈 순환을 제어하며, 인체의 양기를 상승시키고, 체내의 음양 균형을 조절하는 데 중요한 역할을 한다.


## ⊙ 적당히 먹고, 간화肝火를 조화롭게 하며, 신양을 돌보자

매운맛을 지닌 식품이나 약재는 기와 혈을 잘 돌게 하고 발산하는 효능이 있어 양기를 자극할 수 있다. 그래서 음식을 만들 때 파, 생강, 마늘을 적당히 넣으면 음식의 풍미를 살릴 수 있을 뿐 아니라 체내의 양기를 상승시킬 수도 있다.

부추는 신장의 양기를 따뜻하게 보양하는 최고의 식품이다. 봄에 부추를 많이 섭취하면 위를 튼튼히 하고, 원기를 회복시키며, 신장을 강화하는 효과가 있다. 그 밖에 단맛을 지닌 식품은 비위를 조화롭게 하는 데 도움이 된다. 후천지본인 비위가 튼튼하면 후천지정을 생성하는 데 도움이 되고, 이를 통해 선천지정을 보충할 수 있게 되어 신정이 충분해진다. 따라서 봄에는 배나 백합 등 단맛을 지닌 식품을 적당히 섭취해야 한다.

중국 당나라의 약왕藥王 손사막孫思邈은 봄에는 신맛을 지닌 음식을 적게 먹는 대신 단맛을 지닌 음식을 많이 먹어야 한다고 했다. 봄에는 비위 기능이 다소 약해져 위장의 소화 능력이 떨어지는 편이다. 이때 비장을 튼튼히 하여 기를 북돋고, 혈액을 보양하여 심신을 안정시키는 효능이 있는 대추를 섭취하면 체내의 양기 생성을 촉진할 수 있다. 이제 봄이 되면 매일 대추를 3~5개씩 먹거나 대추를 반으로 갈라 차를 끓여 마시도록 하자.

# 마음을 차분히 가라앉히고
# 신장을 보양하여 무탈하게 여름을 보내자

여름의 석 달은 만물이 번성하는 계절로 천지의 기운이 서로 합쳐져 갖가지 초목이 꽃을 피우고 열매를 맺는다. 그러므로 밤에 늦게 자고 아침에 일찍 일어나며, 햇볕을 싫어하지 말고, 짜증을 부리거나 화를 내지 않으며, 만발한 꽃들이 열매를 맺게 하고, 마음의 정기를 한껏 발산하며, 기개를 안으로 감추지 말고 최대한 밖으로 펼쳐야 한다. 이것이 여름의 기운에 응하는 것이고, 만물이 자라나는 이치이다.

——《황제내경 · 소문 · 사기조신대론黃帝內經 · 素問 · 四氣調神大論》

무더운 여름이 되면 화기가 왕성해지고 체력 소모도 매우 빨라진다. 게다가 낮은 길고 밤이 짧은 계절적 특성 탓에 여름만 되면 생활이 다소 불규칙해지는 사람이 많고, 늘 찬 음료를 달고 사는 사람도 있다. 그러나 이는 인체 건강에서 매우 중요한 의미를 지니는 정精, 기氣, 신神을 지나치게 손상시킬 수 있다. 따라서 여름철에는 정을 보호하고, 기를 모으고, 신을 기르는 데 더욱 힘써야 한다.

《황제내경 · 소문 · 생기통천론》에서는 '음양이 서로 균형을 이루고 조화로우면 원기가 왕성하고 신체가 건강해지며, 음양의 균형이 깨지면 정신과 기운도 사라져 버린다.'라고 했다. 신장에 저장된 정기는 인간의 생로병사를 결정하며, 정신과 기운이 집약되어 드러난 것이 바로 신이다. 심장은 신명神明을 주관하는데 심장은 화火에 속하고, 여름도 화火에 속한다. 신장은 정을 저장하며, 정은 지志가 머무는 곳이다. 그러므로 여름에는 심장과 신장을 함께 보양해야만 정, 기, 신이 충분해질 수 있다.

# ⊙ 여름철 심장과 신장을 보양하는 세 가지 방법

## 방법 1: 정신을 한곳에 집중시키기

인간의 생명활동에서 정신은 매우 중요한 역할을 하고 있다. 무더운 여름에는 체내의 음액이 지나치게 빨리 소모되어 마음이 초조하고 어수선해지기 쉬우며, 비장의 기운까지 사나워진다. 때문에 여름에는 마음을 안정시키고 정신을 가다듬어야 한다. 《의초유편醫鈔類編》에서는 '마음을 기르는 것은 정신을 집중하는 것이다. 정신을 집중하면 기氣가 모이게 되고, 기가 모이면 형태가 온전해진다.'라고 했다. '정신을 집중한다는 것'은 고요하고 편안한 정신 상태를 유지한다는 의미이다. 그래야만 마음이 차분히 가라앉고 기가 조화로워지며, 혈액순환이 원활해진다. 매일 아침 일어나 창문을 열고 신선한 공기를 들이마신 후 바닥에 앉아 눈을 감고 천천히 깊게 호흡을 하면 마음이 평온해진다.

## 방법 2: 감정 조절하기

한의학에서는 인간의 감정을 기쁨[喜], 노여움[怒], 근심[憂], 생각[思], 슬픔[悲], 두려움[恐], 놀람[驚]으로 나누어 칠정七情이라고 한다. 감정은 인간에게 엄청난 영향을 미치며, 특히 심장과 신장에 큰 영향을 미친다. 인간의 감정과 정서 활동은 심장, 신장과 관련이 있고, 칠정 가운데 노여움, 슬픔, 두려움의 감정은 특히 심장과 신장에 많은 영향을 미친다.

우리 주변에서도 화를 자주 내거나 크게 슬퍼하거나 늘 두려움을 갖고 사는 탓에 심장병이나 고혈압 등의 질병이 생긴 사람을 흔히 볼 수 있다. 그렇다면 어떻게 감정을 조절해야 할까? 음악을 듣거나 이른 아침에 한적한 공원에서 산책을 하거나 친구를 만나는 등 감정을 조절하는 방법은 매우 다양하다. 기분이 별로 좋지 않을 때 적시에 주의를 환기시키면 들쑥날쑥하는 감정 기복을 피할 수 있다.

## 방법 3: 운동 자주 하기

최근 '인간의 생명은 운동에 달려 있다.'라는 말이 자주 들린다. 한의학에서는 '몸을 움직이면 혈액이 모든 경락을 따라 순환한다.'라고 여긴다. 적당한 운동은 기혈의 흐름을 원활하게 하고, 모든 혈관을 막힘없이 통하게 하므로 심장과 신장의 기가 저절로 왕성해진다. 현대의학에서도 운동을 적당히 하면 심장 근육이 단련되고, 심장과 신장 기능을 강화하는 데 도움이 된다고 여긴다. 여름에는 천천히 달리기, 산책, 태극권, 수영 등의 운동이 적합하다.

## ⊙ 직장인을 위한 간단한 동작

'그날의 계획은 그날 아침에 세워야 한다.' 이른 아침에는 공기가 가장 맑고 신선하며, 여름철 아침 공기는 특히 시원하고 상쾌한 편이다. 직장인이라면 이 시간을 활용해 심장과 신장을 보양할 수 있는 간단한 동작을 해 보자.

### 동작 1: 주먹 쥐기
- 방법: 바르게 앉은 자세에서 두 팔을 자연스럽게 허벅지 사이에 내려놓는다. 호흡을 고른 후 두 손에 주먹을 쥐고 손에 단단히 힘을 준다. 숨을 들이마실 때 주먹의 힘을 풀고, 숨을 내쉴 때 주먹을 힘껏 쥐며, 같은 동작을 여섯 번 반복한다.
- 효과: 기혈을 조절하고, 마음을 평온하게 하며, 기혈의 순환을 촉진한다.

### 동작 2: 두 팔 들어올리기
- 방법: 바르게 앉은 자세에서 왼손으로 오른 손목을 잡고 두 팔을 머리 위로 들어올린 후 호흡을 고른다. 숨을 들이마실 때 무거운 물건을 받치듯이 두 팔을 힘껏 위로 들어올리고, 숨을 내쉴 때 팔에 힘을 풀어 준다. 같은 동작을 10~15회 반복한 후 오른손으로 왼쪽 손목을 잡고 한 번 더 실시한다.
- 효과: 경락을 소통시키고 기혈을 잘 돌게 한다.

### 동작 3: 팔다리에 팽팽하게 힘 주기

- 방법: 바르게 앉아 양손에 깍지를 낀 상태에서 오른 다리의 무릎을 굽혀 깍지 낀 손으로 무릎을 감싸고 손과 다리에 서서히 힘을 준다. 그런 다음 자세를 풀고 왼쪽 다리의 무릎을 굽혀 같은 방법으로 동작을 실시한다. 다리를 바꾸어 가며 여섯 번 반복한다.
- 효과: 가슴을 편안하게 하고 기를 다스리며, 사지의 근육과 뼈를 움직일 수 있다.

### 동작 4: 눈 감고 침 삼키기

- 방법: 바르게 앉은 자세에서 두 팔은 자연스럽게 허벅지 위에 올려 놓는다. 두 눈을 감고 호흡을 고르고 입을 살짝 다문다. 이렇게 조용히 앉아 있는 사이에 입에 침이 고이면 그 침을 삼킨다. 같은 방법으로 침을 세 번 삼킨 후 위아래 치아를 10~15회 정도 서로 부딪친다.
- 효과: 마음을 편안히 하고 정신을 안정시키며, 치아와 비장을 튼튼히 하고, 신음을 북돋는다.


## ⊙ 심장과 신장을 보호하는 식품

평소에 자주 접할 수 있는 식품을 통해 우리의 심장과 신장을 보호할 수 있다. 무더운 여름에는 체내의 음액이 지나치게 많이 소모되므로 수분과 비타민이 풍부한 채소나 과일을 많이 섭취해야 한다. 이렇게 하면 신장의 부담을 줄일 수 있고, 마음을 깨끗이 하고 체내의 열을 없앨 수도 있다.

여름에 더운 기운과 습한 기운이 비장을 해치면 보통 입맛이 떨어지기 마련이다. 이런 경우에는 산약, 율무, 연자, 좁쌀, 호박 등 비장을 튼튼히 하고 위를 보양하는 효능을 지닌 식품을 많이 섭취하여 비위를 보양하고 후천지정을 보충해야 한다.

그 밖에 물을 많이 마시고 맥주는 적게 마시도록 한다. 물을 많이 마시면 소변을 희석시켜 소변이 빨리 배출되므로 신장을 보호할 수 있다. 또한 심장의 열을 없애고 건조한 기운을 막아 주는 효과도 있다. 반면에 맥주를 많이 마시면 체내에 요산이 쌓여 세뇨관 폐색증을 일으키고 신장을 손상시킬 수 있다.

# 건조한 가을에는 신맛을 지닌 식품 섭취로 신음을 보충하자

가을의 석 달은 만물을 거두어들이고 겨울을 준비하는 계절로, 하늘이 높고 바람이 선선하며 땅에는 서리가 내린다. 그러므로 일찍 잠자리에 들고 아침에도 일찌감치 일어나면 마음이 편안해지고 가을의 스산함을 달랠 수 있다. 원기를 수렴하여 가을의 기운을 평온히 다스리고, 마음의 정기를 함부로 발산하지 않음으로써 폐기를 청정하게 한다. 이것이 가을의 기운에 응하는 것이고, 만물을 거두어 정리하는 이치이다.

── 《황제내경 · 소문 · 사기조신대론黃帝內經 · 素問 · 四氣調神大論》

《황제내경》에서는 가을은 금金에 속하고, 폐에 해당하며, 폐기가 가장 왕성한 계절이자 폐를 보양하기에 가장 좋은 시기라고 여긴다. 아울러 음양오행 이론에 따르면 금은 수水를 생성한다. 그런데 신장은 '수장'이라고도 불리기 때문에 가을이 되면 신장의 에너지가 매우 왕성해진다. 이때 신장을 보양하면 적은 노력으로 큰 효과를 얻을 수 있다.

## ◉ 가을에는 일찍 자고 일찍 일어나는 것이 좋다

《황제내경》에서는 가을에는 '일찍 잠자리에 들고 아침에도 일찌감치 일어나야 한다.'라고 했다. 가을이 되면 날씨가 선선해지면서 양기가 모습을 감추기 시작한다. 이런 계절에 일찍 자면 양기를 수렴할 수 있고, 일찍 일어나면 폐의 기운을 편안히 할 수 있으며 양기가 지나치게 수렴되는 것을 막을 수 있다. 그러므로 가을에는 매일 밤 9~10시 정도에 잠들고, 아침 6시 정도에 일어나는 것이 좋다.


### ⊙ 매운맛은 적게, 신맛은 많이 섭취하자

'봄과 여름에는 양기를 기르고, 가을과 겨울에는 음기를 기른다.'라는 한의학 이론에 따라 입추가 지나면 적절히 신장을 보양해 주어야 한다. 여름철에 소모된 기운을 보충하기 위해 체계적으로 영양소를 섭취하고 식단을 조절하는 것이 좋다. 그러나 '지나친 몸보신'은 삼가야 한다. 특히 입추에 육류나 생선으로 원기를 보양한다는 풍속이 있는데, 이때 위장에 부담을 주지 않도록 너무 기름진 음식은 삼가도록 한다.

가을에는 '매운맛은 적게 섭취하고 신맛은 많이 섭취해야' 하므로 파, 생강, 마늘, 부추, 고추 등 매운맛을 지닌 식품이나 기름지고 건조한 튀긴 음식, 술 등은 최대한 적게 먹고 신맛을 지닌 과일이나 채소를 많이 섭취해야 한다. 그밖에도 흑미, 검은콩, 흑임자, 고욤, 호두, 산약, 밤 등 신장을 보양하고 음기를 북돋는 효능을 지닌 식품을 많이 섭취하는 것이 좋다.


가을에는 신맛을 지닌 식품을 많이 섭취해야 한다. 산사는 소화를 촉진하고 위를 튼튼하게 하며, 기를 잘 돌게 하고 어혈을 풀어 주는 효능이 있으며, 적당히 섭취하면 고혈압 환자에게도 도움이 된다.

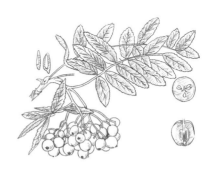

그리고 가을에는 차가운 성질의 식품을 적게 섭취해야 한다. 《음선정

요飮膳正要》에서는 '가을의 기운은 건조하니 그 건조함을 촉촉하게 만들어 주는 마를 먹어야 하고, 찬 것은 마시지 않도록 한다.'라고 했다. 이렇듯 가을에는 오이, 여주, 샐러드, 수박 등을 적게 섭취해야 한다.

입추 이후에 매일 죽을 먹는 것은 가을철 최고의 보양 방법이다. 죽은 비위를 튼튼히 하는 효능이 있으며, 비위의 음기를 북돋고, 왕성한 양기를 평온하게 하여 체내의 음양 균형을 유지시키는 데 이롭다. 가을에는 밤, 대추, 산약 등으로 죽을 끓여 먹어 보자.

 **대추 밤죽**

[재료] 밤 10개, 대추 5개, 멥쌀 100그램, 설탕 적당량

[만드는 법]

1. 밤은 껍데기를 벗긴 후 잘게 다지고, 대추는 깨끗이 씻은 후 씨를 제거한다.

2. 냄비에 멥쌀, 밤, 대추를 넣고 물을 적당히 부은 후 센 불에서 팔팔 끓인 다음 약한 불로 줄여 뭉근히 끓이고 설탕으로 간을 한다.

[효능] 비위와 신장을 보양하며, 음기를 북돋고 폐를 촉촉하게 한다.

## ⊙ 가을에는 물을 많이 마시자

건조한 가을에는 제때에 수분을 보충하여 음기를 북돋고 폐를 촉촉하게 하며 신장을 보호해야 한다. 매일 아침저녁으로 물을 200밀리리터씩 마시고, 아침 식사와 점심 식사 사이, 점심 식사와 저녁 식사 사이에 각각 800밀리리터 정도의 물을 마시도록 한다. 운동량이 많아 땀이 많이 난다면 경우에 따라 수분 섭취량을 늘려도 괜찮다.

가을철 건조한 날씨에 대한 대비책으로 '아침에는 소금물을 마시고, 저녁에는 꿀물을 마셔라'라는 민간 처방도 있다. 낮에 엷은 소금물을 마시고 저녁에 꿀물을 마시면 체내의 수분을 보충할 수 있고, 가을철 양생과

노화 방지 효과도 있다.


## ◉ 생명은 운동에 달려 있다

　인간의 관절과 근육 등 조직의 움직임은 간과 신장에서 제어하므로 천천히 달리기, 산책, 헬스, 태극권, 구기운동 등의 운동을 하면 간과 신장을 보양할 수 있다.

　하루 종일 컴퓨터 앞에 앉아서 일하느라 체력을 단련할 시간이 거의 없는 현대인에게 간단한 동작을 소개하고자 한다. 틈날 때마다 아래의 동작을 따라한다면 체력 단련 효과를 얻을 수 있을 것이다.

### 힘을 주어 주먹 쥐기
- 방법: 엄지손가락 끝을 약지의 뿌리 부분에 붙인 후 나머지 네 손가락을 접어 서서히 힘을 주면서 주먹을 꽉 쥔다. 평소에 길을 걷거나 차를 타거나 수다를 떨거나 텔레비전을 보면서도 쉽게 할 수 있는 동작이다.
- 효과: 손 부위의 관절 운동 효과가 있고, 정精, 기氣, 신神을 단단히 한다.

### 발꿈치 들고 발바닥 움직이기
- 방법: 맨발로 바닥에 선 상태에서 두 발을 모으고 항문을 조이고 배를 납작하게 만든 후 발꿈치를 들고 3~5초 동안 멈춘 다음 발꿈치를 다시 바닥에 내린다. 몸의 긴장을 풀고 발바닥을 가볍게 움직인다.
- 효과: 허리, 등, 다리 부위에 흐르는 방광경과 신경을 자극하고, 다리 부위의 반사구를 마사지하여 하반신의 혈액순환을 촉진한다.

### 발끝을 곧게 펴고 걷기
- 방법: 걸음을 걸을 때 발꿈치가 먼저 바닥에 닿게 하고 무릎을 굽히지 않는다. 앞으로 걸어 나갈 때 공을 차는 것처럼 발끝을 곧게 펴

고, 앞발을 바닥에 디딜 때 뒷발은 발끝만 바닥에 닿아 있어야 한다.

- 효과: 다리 부위에 흐르는 신경을 자극한다.

## 신수혈 마사지하기

- 방법: 똑바로 선 자세에서 손바닥을 비벼 열을 낸 후 각각 허리 뒤쪽에 놓고 위아래로 신수혈 부위에 열감이 느껴질 정도로 문질러 준다. 아침저녁마다 한 번씩 마사지한다.
- 효과: 신장을 보양하고 폐에서 들이마신 숨을 받아들이는 신장의 기능을 강화시킨다.

# 겨울에는 배불리 먹고
# 충분한 수면을 취해야
# 새로운 한 해를 건강하게 보낼 수 있다

겨울의 석 달은 만물을 드러나지 않게 닫아 감추는 계절로, 물이 얼고 땅이 갈라지니 함부로 양기를 어지럽히지 않으며, 일찍 자고 늦게 일어나되 햇빛이 비칠 때를 기다렸다가 일어나는 것이 좋다. 뜻을 감추어 숨긴 것처럼 하고, 사사로운 뜻이 있는 것처럼 하며, 갈망하던 바를 이루었으나 비밀스레 간직하는 것과 같이 태연자약해야 한다. 추위를 피해 따뜻하게 하고, 양기가 피부에서 빠져나가지 않도록 해야 한다. 이것이 겨울의 기운에 응하는 것이고, 감추고 저장하는 이치이다.

—— 《황제내경 · 소문 · 사기조신대론黃帝內經 · 素問 · 四氣調神大論》

《황제내경 · 소문 · 사기조신대론》에서는 '겨울의 석 달은 만물을 드러나지 않게 닫아 감추는 계절로 물이 얼고 땅이 갈라지니 함부로 양기를 어지럽히지 않아야 한다.'라고 했다. 겨울은 초목이 시들어 떨어지고, 동물과 곤충이 동면에 들어가며, 자연의 만물이 모습을 감추는 계절이다. 《황제내경 · 소문 · 육절장상론》에서는 '신장은 칩蟄을 주관하고, 오장육부의 정精을 간직한 곳이다'라고 했다. 신장은 숨는 것을 주관하는 기관으로 신장에 정기가 충분해야만 신체가 건강해질 수 있다. 그러므로 겨울에는 신장을 제대로 보양하여 신체가 추위에 적응할 수 있도록 조절하고, 충분한 에너지를 비축하여 겨울을 무사히 보내고, 다가오는 봄을 위한 준비를 잘 마칠 수 있어야 한다.

## ⊙ 신장 보양을 위한 겨울철 음식, 제대로 알고 먹자

《황제내경·소문·금궤진언론》에서는 '북방의 흑색은 신장으로 들어가 통하고, 신장은 이음을 통해 기운을 소통시키며, 정精은 신장에 저장된 다.'라고 했다. 검은색 식품은 신장을 보양하고 신경을 단단히 잡아주는 효능이 있기 때문에 겨울철 신장 보양에서 절대 빠질 수 없다. 검은콩, 흑미, 흑임자, 고욤, 목이버섯 등 검은색 식품은 신장을 보양하고 정기를 북돋는 최고의 식품으로 겨울에 섭취하면 매우 좋다.

신장에 저장된 정기는 우리가 섭취하는 음식물을 통해 영양분을 공급 받아야만 끊임없이 채워지고 성숙해질 수 있다. 신장은 따뜻한 것을 좋 아한다. 신장이 허한 사람은 기온이 낮은 겨울에 보양식을 섭취하여 신 장을 보양하면 비교적 높은 효과를 얻을 수 있다. 신장이 허한 것은 음허 陰虛와 양허陽虛로 나뉘므로 증상의 유형에 따라 알맞은 보양식을 선택하 여 보신하도록 한다. 신음이 허한 사람은 목이버섯, 흑임자, 호두, 해삼, 숙지황, 구기자 등 음기를 기르고 신장을 보양하는 효능을 지닌 식품을 섭취하고, 신양이 허한 사람은 양고기, 부추, 미꾸라지 등 양기를 북돋고 신장을 보양하는 효능을 지닌 식품을 섭취하는 것이 좋다.

신장 보양식으로 추천할 만한 양고기 해삼탕을 소개하고자 한다. 양고 기와 해삼을 같이 섭취하면 음기와 양기를 함께 보양할 수 있어 효과가 매우 좋으며, 몸에 열이 잘 쌓이지도 않는다.

 **양고기 해삼탕**

[재료] 불린 해삼 50그램, 양고기 100그램, 파·생강·소금 적당량씩
[만드는 법]
  1. 해삼과 양고기는 얇게 썰고, 파는 적당한 길이로 자르고, 생강은 편으로 썬다.
  2. 끓는 물에 파와 생강을 넣고 살짝 끓인 후 해삼과 양고기를 넣고 푹 끓인 다음 소금으로 간을 한다.

[효능] 양기를 북돋고 신장을 보양하며, 음기를 기르고 신정을 풍성하게 한다.

## ⊙ 겨울에는 일찍 자고 늦게 일어나는 것이 건강에 좋다

'봄잠에 날이 새는 줄 모른다.'라는 말이 있지만 양생학적으로 보면 '겨울잠에 날이 새는 줄 모른다.'라고 해야 옳다. 다시 말해 겨울에는 '일찍 자고 늦게 일어나야 한다.'라는 뜻이다.

한의학은 양생에 있어서 하늘과 인간이 하나로 합쳐지는 천인합일天人合一을 중시한다. 겨울이 되면 날씨가 매우 춥고, 풀과 나무도 시들어 떨어지고, 동식물은 정기를 기르고 비축하여 이듬해의 생장에 대비하기 위해 대부분 동면에 들어간다. 인체도 이러한 자연의 특성에 순응하여 활동을 적절히 줄이고 양기를 어지럽히지 않으며 음陰의 정기를 소모하지 말아야 한다.

겨울에 일찍 자고 늦게 일어나면 낮은 기온과 찬 공기가 체내로 유입되어 발생하는 호흡기질환을 예방할 수 있고, 추위로 인해 생기는 심뇌혈관 질환도 막을 수 있다. 또한 잠을 충분히 자면 체력 회복, 면역 기능 강화, 질병 예방에도 도움이 된다.

그러므로 겨울에는 체내의 양기를 보양할 수 있도록 밤 9~10시에 잠자리에 들고, 아침에 해가 뜰 무렵에 일어나 체내의 음기를 보양하도록 하자. 단, 너무 늦잠을 자서는 안 된다. 해가 중천에 뜰 때까지 잠을 자면 위장이 비어 민감해질 수 있다.

## ⊙ 적당한 운동으로 신장을 튼튼히 하자

운동을 적당히 하면 신장 보양에 큰 도움이 되며, 신장에 저장된 정기도 훨씬 풍성해진다. 산책, 조깅, 구기운동, 맨손체조, 태극권 등은 겨울에 체력을 단련하기에 적합한 운동이다. 단, 밖으로 노출되어 있는 손, 얼굴, 코, 귀 부위의 혈액순환을 촉진할 수 있도록 자주 문질러 주고, 동상에 걸리지 않도록 동상 방지 연고나 방한 크림 등을 적당히 발라 주는 것이 좋다. 운동 후 땀이 났다면 감기에 걸리지 않도록 제때에 땀을 닦아내고 깨끗한 옷으로 갈아입도록 한다.

겨울이 되면 대부분 '체내의 음기가 왕성해져서 양기가 허해지는' 상태가 되므로 등 부위의 보온을 강화하여 신장의 양기를 단단히 보호해야 한다.

그리고 겨울철 양생에서 중요한 점은 성생활을 절제하여 정精을 기르고 신장을 보호해야 한다는 것이다. 《황제내경》에서는 '정이란 생명의 근본이다.'라고 했다. 《수세보원壽世保元》에서는 '정은 곧 신장의 주체이니 겨울에 양생을 잘 하려면 성생활을 적당히 절제하고 성욕을 다스려 신장의 정기가 상하지 않도록 해야 한다.'라고 했다. 정기는 인체를 구성하는 기본물질이며, 신체의 건강은 정기가 충분한지 아닌지에 따라 좌우된다. 따라서 겨울에는 정기를 보양하는 것을 우선으로 하여 성생활을 절제해야 한다.


## ◉ 경락을 돌보고 신기를 단단히 하자

신기腎氣가 충분하면 신체의 저항력이 강해지고 건강해진다. 날씨가 추운 겨울이 되면 감기에 걸리기 쉬운데, 이때 우리 몸 자체에 장착되어 있는 '훌륭한 약'인 경혈을 활용하여 신기를 보양하고, 면역력을 강화시켜 보자.

### 명문혈 문지르기
- 방법: 자연스럽게 일어서거나 자리에 앉은 자세에서 양손을 비벼 따뜻해지면 양손을 각각 허리 뒷부분에 바싹 붙이고, 위에서 아래로 문지르다가 다시 아래에서 위로 허리 부위에 열감이 느껴질 때까지 천

천히 문질러 준다. 허리 뒷부분은 명문혈이 있는 곳이므로 자주 문질러 주면 신장을 보양할 수 있다.

- 효과: 신기를 보양하고 신양을 따뜻하게 한다.

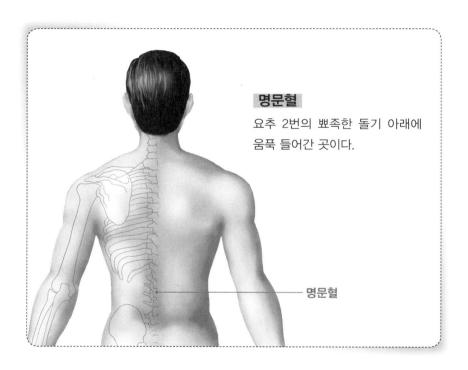

**명문혈**

요추 2번의 뾰족한 돌기 아래에 움푹 들어간 곳이다.

명문혈

## 관원혈 문지르기

- 방법: 양손을 비벼 따뜻해지면 복부에 있는 관원혈 부위에 열감이 느껴지면서 약간 붉어질 때까지 시계 방향으로 30회 정도 마사지한다. 관원혈은 배꼽에서 아래로 9센티미터 내려간 곳에 있다.
- 효과: 신장의 원기를 보양하고 신체의 저항력을 높여 준다.

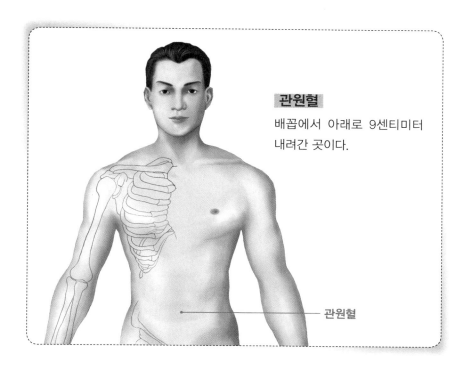

**관원혈**

배꼽에서 아래로 9센티미터
내려간 곳이다.

관원혈

## 회음혈 수축 이완하기

- 방법: 숨을 들이마실 때 회음혈會陰穴을 수축시키고, 숨을 내쉴 때 회
  음혈을 이완시킨다. 매일 2~3회씩, 매회 3~5분 정도 실시한다. 회
  음혈은 항문과 생식기 사이의 움푹 들어간 곳이다.
- 효과: 임맥과 독맥督脈[온몸의 양경을 통솔하는 기경(奇經)의 하나]을 소통시키
  고, 신장의 기운을 상승시키며, 원기를 유지시킨다.

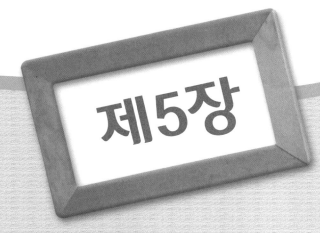

# 제5장

# 신장을 튼튼히 하고
# 체력을 강화시키는 식품

고대의 전쟁에서는 '병사와 말이 움직이기 전에 군량과 마초를 먼저 옮겨야 한다.'라는 말을 매우 중요시했다. 군량과 마초는 모든 군대의 '엔진'이며, 군량과 마초가 있어야만 전쟁을 치를 수 있는 힘이 생기기 때문이다. 신장도 마찬가지이다. 올바르게 제대로 먹어야만 신정을 보충할 수 있고, 신장이 충분한 '동력'을 얻게 되어 활발히 움직일 수 있다.

# 신장 보양에 도움이 되는 검은색 식품

북방의 흑색은 신장으로 들어가 통한다.

—— 《황제내경 · 소문 · 금궤진언론黃帝內經 · 素問 · 金匱眞言論》

백성은 먹는 것을 하늘로 여긴다고 했다. 먹는 것은 우리가 매일 해야 하는 일이지만 날마다 무엇을 먹을지 걱정하는 이들에게는 '고민거리'가 되기도 한다. 그렇다면 보양 효과도 있고 건강에도 좋은 음식은 무엇일까? 민간에는 '검은색 식품이 건강에 매우 좋으므로' 신장을 보양하려면 검은색 식품부터 먼저 챙겨 먹어야 한다는 말이 있다.

## ⊙ 신장 보양에서 절대 빼놓을 수 없는 검은색

한의학에서는 '검은색은 신장으로 들어간다.', '검은색은 신장을 주관한다.'라고 여긴다. 그러나 검은색 식품에 대해 제대로 알고 있는 사람은 거의 없다. 한의학에서는 식품은 색에 따라 각기 다른 오장육부에 영향을 미치며, 그중 검은색 식품은 신장에 해당하므로 검은색 식품을 자주 섭취하면 신장을 보양할 수 있다고 여긴다.

검은색 식품의 신장 보양 효과는 주로 다음과 같이 나타난다.

첫째, 검은색 식품은 멜라닌이 풍부하다. 멜라닌은 항산화 능력이 매우 강해 체내의 활성산소를 없애고, 나쁜 색소가 침전되는 것을 막으며, 신장의 기능을 개선하는 효과가 있다.

둘째, 검은색 식품에는 독소 배출 기능이 있다. 검은색 식품은 옅은 색의 유사한 식품보다 식이섬유 함량이 훨씬 높다. 식이섬유는 위장의 연동운동을 자극하고, 배변을 촉진하며, 유독물질을 체외로 배출시키는 효과가 있다. 신장은 인체의 독소 배출 기관 중 하나이므로 검은색 식품을 많이 섭취하면 신장의 부담을 줄일 수 있다.

셋째, 검은색 식품은 신장의 정상적인 기능을 위해 단백질, 비타민A, 비타민E, 철, 아연, 셀렌 등 풍부한 영양물질을 공급해 준다.


## ⊙ 검은색 식품이란 무엇인가?

검은색 식품은 흑미, 흑메밀, 검은콩, 두시, 흑임자, 목이버섯, 표고버섯, 오디, 고욤, 오매, 흑포도, 흑자두, 오골계, 해삼, 김, 다시마 등 이름 그대로 색깔이 검은빛을 띠는 식품을 말한다.

검은색 식품 가운데 흑미, 검은콩, 흑임자, 고욤, 호두는 신장을 보양하는 가장 전형적인 식품들이다. 그중 '흑진주'라고 불리는 흑미는 정혈을 북돋고 비장을 튼튼히 하는 효능이 있다.

'신장의 곡식'이라고 불리는 검은콩은 맛이 달고 성질이 어느 한쪽으로 치우쳐 있지 않으며, 형태가 신장과 비슷하게 생겼을 뿐만 아니라 신장을 보양하고 체력을 강화하며 소변을 잘 나오게 하고 해독을 돕는 효능이 있어 신장이 허한 사람에게 특히 좋다.

흑임자도 맛이 달고 성질이 어느 한쪽으로 치우쳐 있지 않으며, 간과 신장을 보양하고 오장을 촉촉하게 하는 효능이 있어 간과 신장의 정혈이 부족하여 어지럼증이 있거나 흰머리가 생겼거나 탈모가 있거나 허리와 무릎이 시큰거리거나 장이 건조하여 변비가 있는 사람에게 적합하다.

'영양 창고'라고 불리는 고욤은 성질이 따뜻하고 맛이 달며, 중초中焦의 기를 북돋고 신장과 혈액을 보양하는 효능이 있다.

호두는 신장을 보양하고 정기를 단단히 하며, 장을 촉촉하게 하여 배변을 원활하게 하며, 폐를 따뜻하게 하여 기침을 그치게 하는 효능이 있어 신장이 허해 요통이 있거나 기침을 하면서 헐떡거리는 증상에 자주 활용된다.

이상의 다섯 가지 검은색 식품들로 죽을 끓이면 최고의 신장 보양식이 된다.

 **오흑(五黑)죽**

[재료] 흑미 50그램, 검은콩 20그램, 흑임자 15그램, 호두알맹이 15그램, 고욤 2~3개, 설탕 적당량
[만드는 법] 냄비에 흑미, 검은콩, 흑임자, 호두, 고욤을 넣고 물을 적당히 부은 후 센 불에서 팔팔 끓인 다음 약한 불로 줄여 고루 저어가며 뭉근히 끓이고 설탕으로 간을 한다.

### ⊙ 검은색 식품에 대한 오해와 진실

**오해 1: 검은색 식품을 먹으면 얼굴도 까맣게 변한다?**

검은색 식품에는 멜라닌 성분이 함유되어 있어 많이 먹으면 얼굴도 까맣게 변한다고 생각하는 사람이 있다. 그러나 검은색 식품에 함유된 멜라닌은 활성을 잃은 일종의 단백질이므로 인체에 들어가면 바로 흡수되지 않고 위장에서 소화 분해 과정을 거쳐야만 체내에 흡수된다. 따라서 피부 표면에 침착되지 않는다.

**오해 2: 색이 벗겨지는 검은색 식품은 색소로 물들인 것이다?**

식품안전은 우리가 항상 관심을 가지고 지켜보는 문제이며, 각종 색소로 물들인 식품들이 끊임없이 생겨나면서 우리를 불안에 떨게 한다. 색소로 물들인 식품인지를 감별할 때 자주 사용되는 방법은 물에 담근 후 색이 벗겨지는지 아닌지를 살펴보는 것이다. 그러나 이런 방법이 검은색 식품에는 적용되지 않는다. 가령 흑미를 씻으면 물이 흑자주색으로 변하고, 검은콩을 물에 오래 불리면 껍질이 벗겨지면서 연둣빛 속살이 모습을 드러낸다. 이러한 현상은 바로 안토시아닌 때문이다. 안토시아닌은

물에 쉽게 용해되어 물의 색을 변하게 한다.

검은색 식품을 물에 씻거나 물에 담가둔 후 색이 변한 물에 식초나 식용 소다를 몇 방울 떨어뜨려 보면 색소로 물들인 것인지 아닌지를 판별할 수 있다. 안토시아닌은 산성에서 붉은빛을 띠고 알칼리성에서는 푸른 빛을 띤다. 색이 변한 물에 아무런 변화가 없다면 색소로 물들인 식품일 가능성이 매우 크다.

## 오해 3: 검은색 식품은 색이 검을수록 좋다?

검은색 식품이 신장을 보양하는 효과가 있다면 색깔이 검을수록 좋은 식품일까? 이는 구체적으로 살펴볼 필요가 있다. 천연의 검은색 식품이라면 당연히 색이 검을수록 좋은 식품일 것이다. 그러나 일부 검은색 식품은 염색 과정을 통해 만들어진 것도 있으므로, 이러한 식품은 결코 색이 검을수록 좋은 것이 아니다. 색소로 검게 물들인 식품은 색이 검을수록 그만큼 안전문제도 커진다는 사실을 명심하자.

# 짠맛은 음기를 북돋고 신장을 보양하지만 과다 섭취는 금물

다섯 가지 맛은 각기 상응하는 장기로 들어가 작용한다. 신맛은 간으로 들어가고, 매운맛은 폐로 들어가고, 쓴맛은 심장으로 들어가고, 짠맛은 신장으로 들어가고, 단맛은 비장으로 들어간다.

　　　　　　　——《황제내경·소문·선명오기黃帝內經·素問·宣明五氣》

짠맛이 지나치면 뼈대와 기질이 상한다.

　　　　　　　——《황제내경·소문·생기통천론黃帝內經·素問·生氣通天論》

최근 중국에서는 무거울 중重과 구미口味라는 단어가 합쳐진 '중구미重口味'라는 신조어가 자주 사용되고 있다. 보통 사람들은 받아들이기 힘든 충격적인 상황이나 자극적이고 강한 것을 뜻하는 말이다. 하지만 한의학에서는 맛의 정도를 가지고 함부로 우스갯소리를 할 수 없다. 《황제내경·소문·선명오기》에서는 '다섯 가지 맛은 각기 상응하는 장기로 들어가 작용한다. 신맛은 간으로 들어가고, 매운맛은 폐로 들어가고, 쓴맛은 심장으로 들어가고, 짠맛은 신장으로 들어가고, 단맛은 비장으로 들어간다.'라고 했다. 그중 짠맛은 신장으로 들어가므로 짠맛을 지닌 식품은 신장에 가장 큰 영향을 미친다.

## ⊙ 짠맛을 적절히 섭취해야 신장을 보양할 수 있다

《황제내경》에서는 '신장은 수水를 주관한다.'라고 여긴다. 즉, 신장은 수액대사를 조절하는 역할을 한다. 짠맛을 지닌 식품은 체세포와 혈액의 삼투압 균형을 조절하고, 수액대사를 촉진하며, 체력을 강화시키고 식욕을 돋우며, 경련을 방지하기 때문에 짠맛을 적절히 섭취하면 신장을 효과적으로 보양할 수 있다.

한의학에서는 다시마, 김, 개고기, 팽이버섯, 게 등을 짠맛을 지닌 식품이라고 여긴다. 이러한 식품은 염분과 직접적인 관계는 없지만 산뜻한 짠맛이 나면서 신기와 서로 통해 신정을 보양하고, 딱딱하게 굳은 것을 부드럽게 하고 울체되어 뭉친 것을 풀어주는 효능이 있어 특히 가을과 겨울에 신장 보양식으로 활용하기에 적합하다.

고대에는 여름과 가을 사이에 닭, 오리, 어류, 육류를 소금에 절여 두었는데, 이렇게 하면 보존 기간을 늘리고 겨울철 식량이 부족할 때 먹을 수 있었을 뿐만 아니라 겨울에 짠맛을 적당히 섭취함으로써 신장 기능을 강화시킬 수도 있었다. 고대에 비해 지금은 염장 식품, 튀긴 식품, 통조림 식품, 치킨스톡, 간장 등 염분이 다량 함유된 식품이 매우 다양해서 언제든 쉽게 접할 수 있다.

그렇다면 짠맛을 얼마나 적절히 섭취해야 신장을 보양할 수 있을까? 짠맛을 내는 가장 기본적인 식품인 '소금'의 경우 보통 성인의 하루 평균 소금 섭취량은 6그램 정도이며, 음식에 간장, 조미용 술, 치킨스톡 등의 양념이 들어간다고 가정하면 소금 섭취량을 더 줄여야 한다.


## ◉ 지나치게 짜게 먹으면 신장도 해치고 심장도 해친다

'적게 먹으면 맛을 음미할 수 있고, 많이 먹으면 위장을 상하게 할 수 있다.'라는 중국 속담이 있다. 아무리 좋은 식품이라도 지나치게 많이 먹으면 건강에 영향을 미칠 수 있다. 짠맛을 지닌 식품도 마찬가지이다. '짠맛이 신장으로 들어가' 작용한다고 해도 지나치게 짜게 먹으면 오히려 신장이 손상될 수 있다.

《황제내경》에서는 '짠맛이 지나치면 뼈대와 기질이 상한다.', '뼈에 병이 생기면 짠 것을 먹지 말아야 한다.'라고 했다. 이는 인체의 골격이 신장의 기능과 관련이 있음을 의미한다. 짠맛을 지나치게 많이 섭취하면 신장 기능에 영향을 미치고 뼈가 손상될 수 있다.

과도한 짠맛 섭취는 신장뿐만 아니라 심장도 손상시킬 수 있다. 《황제내경·소문·오장생성黃帝內經·素問·五臟生成》에서는 '짠맛을 많이 섭취하면 혈액이 정상적으로 순환하지 못해 맥이 원활하게 돌지 않으므로 안색이 변한다.'라고 했다. 짠맛은 신장으로 들어가므로 짠맛을 많이 섭취하면 신기가 지나치게 왕성해져 심기를 억제하고 심장 기능을 저하시킬 수 있다. 심장은 혈액을 주관하며 혈액을 통솔하는 기관이므로 심장 기능이 저하되면 혈맥이 울결되어 뭉치고 얼굴빛이 검게 변한다. 장기간 지나치게 짜게 먹을 경우 고혈압, 당뇨병, 심뇌혈관 질환이 생기는 이유가 바로 이 때문이다. 가슴이 두근거리거나 숨이 가쁘거나 가슴에 통증이 느껴지는 사람은 심장을 보호하기 위해 짠맛 섭취를 반드시 줄여야 한다.

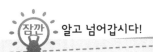
**알고 넘어갑시다!**

### 단맛을 지나치게 많이 섭취하면 신장이 손상된다

짠맛뿐만 아니라 단맛도 지나치게 많이 섭취하면 신장을 손상시킨다. 단맛을 지닌 식품을 많이 섭취하면 비장의 기운이 왕성해져 신장 기능이 저하되기 때문이다. 신장은 뼈를 주관하고 정精을 저장하고 있으며, 신장의 건강 상태는 머리카락을 통해 나타나기 때문에 단맛을 지닌 식품을 많이 섭취하면 머리카락에 윤기가 사라지거나 탈모가 발생하거나 뼈가 손상될 수 있다. 즉, 단맛을 많이 섭취하면 뼈가 상하고 머리카락이 빠진다. 허리와 무릎이 자주 시큰거리거나 이명이 들리거나 귀가 어두워지는 등 신장이 허한 증상이 나타났다면 더더욱 단맛 섭취를 줄여야 한다.

# ⊙ 보다 건강한 음식 섭취 방법

염분 섭취를 제한하려면 음식을 조리할 때 소금이나 염분이 함유된 양념을 가급적 적게 넣어야 한다. 평소에 염분 섭취를 제한하기 위한 조리법을 활용해 볼 수도 있다.

예를 들어, 음식을 조리할 때 간장, 된장으로 양념을 하거나 파, 생강, 마늘 등의 향신채로 맛을 내는 것이다. 보통 간장 5그램과 된장 20그램에 함유된 염분은 소금 1그램과 같다. 이렇게 만든 음식은 직접 소금을 넣은 음식보다 훨씬 맛이 좋다. 또한 설탕으로 새콤달콤한 맛이 나는 음식을 만들거나 식초로 냉채를 만들어 먹으면 짠맛의 부족함을 채울 수 있을 뿐 아니라 식욕을 촉진시킬 수도 있다. 고유의 강한 풍미를 지닌 토마토, 양파, 표고버섯 등의 채소에 담백한 맛을 지닌 식품을 곁들여 조리해도 음식의 맛을 한층 끌어올릴 수 있다.

평소에 음식을 먹을 때에도 염장 식품의 염분 함량이 높다는 사실에 유의할 필요가 있다. 장조림, 소시지, 닭구이, 훈제고기 등은 일반 요리보다 염분 함량이 1~2배가량 높다. 상하이의 전통 음식인 매콤한 국수 요리 한 그릇에만 소금이 6그램(나트륨 함량 2500밀리그램) 이상이나 들어 있다고 하니 이는 하루 염분 섭취량을 훌쩍 넘어서는 수준이다.

또한 평소에 가능한 한 집에서 식사를 하면 염분 사용을 제대로 통제할 수 있다. 음식점에서 만드는 음식들은 대부분 맛은 있지만 음식의 맛을 살리기 위해 비교적 많은 양의 기름과 소금을 사용하기 때문이다. 외식이 잦은 사람들이 고혈압에 걸리기 쉬운 이유가 바로 이 때문이다.

# 신장이 허하다면
# 삼시 세 끼 검은콩 섭취는 필수

검은콩은 잦은 소변, 시큰거리
는 허리 통증, 백대하 과다, 아랫
배가 찬 증상 등을 완화시킨다.

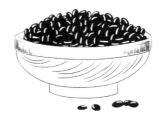

신장의 곡식이라고 불리는 콩은 신장을 보양하는 효과가 있으며, 그중 검은콩은 특히 신장에 좋기로 유명하다. 한의학에서는 흑색은 수水에 속하고, 수水는 신장으로 들어가므로 신장이 허한 사람이 검은콩을 섭취하면 풍사와 열을 없애고, 중초를 조화롭게 하고 기를 가라앉히며, 해독을 돕고 소변을 잘 나오게 하여 잦은 소변, 시큰거리는 허리 통증, 백대하 과다, 아랫배가 찬 증상 등을 완화시킬 수 있다고 여긴다.

《본초강목本草綱目》에서도 '검은콩은 신장으로 들어가 신장 기능을 좋게 하니 수액대사를 조절하고 부종을 없애며, 위로 치솟은 기를 가라앉히고, 풍열風熱을 제거하고 혈액의 흐름을 활발히 하여 독을 없앤다.'라고 했다. 또한 검은콩은 머리카락을 검게 하고, 노화 방지 효과도 뛰어나다.

따뜻한 성질을 지닌 검은콩은 누구나 쉽게 구할 수 있는 식품으로 특히 아래의 증상이 나타난 사람에게 적합하다.

- 비장이 허하고 부종이 있는 사람
- 체질이 허약한 사람, 소아 자한自汗이나 소아 도한盜汗, 특히 열병을 앓고 난 후 식은땀이 나는 사람
- 신장이 허하고 귀가 잘 들리지 않는 노인
- 밤에 이불에 오줌을 싸는 아이

• 임신 중 요통이나 허리와 무릎이 시큰거림, 백대하 과다, 산후중풍,
  사지마비 증상이 있는 사람

고대에는 신장을 보양하기 위해 검은콩과 다른 약재를 함께 넣어 삶아
먹었다. 중국 명나라의 유욕덕劉浴德은 《증보내경습유방론增補內經拾遺方論》
에서 '노인이 검은콩을 섭취하면 까마귀의 털처럼 흑발이 되고, 치아가
단단해지고 눈이 밝아진다.'라고 하면서 콩을 삶는 방법에 대해 다음과
같이 서술했다.

당귀 12그램, 천궁 · 감초 · 진피 · 백출 · 백작약 · 국화 3그램씩, 두충 · 볶은
황기 6그램씩, 우슬 · 생지 · 숙지 12그램씩, 청염 20그램, 하수오 · 구기자 25그
램씩과 검은콩을 함께 넣어 푹 삶고 햇볕에 바싹 말린 후 콩을 복용한다.

장석완張石頑도 《본경봉원本經逢原》에서 '검은콩은 신경과 혈분血分으로
들어가므로, 청염, 한련초, 하수오와 함께 푹 익힌 검은콩을 먹으면 수
염과 머리털이 희어지지 않으니 검은콩의 신장 보양 효능을 가히 짐작할
수 있다.'라고 했다. 이것도 마찬가지로 검은콩을 약으로 쓰는 방법이다.
위에서 살펴본 콩 삶는 방법이 다소 번거로워 보이지만 다른 약재들과
함께 삶지 않더라도 검은콩 자체에 신장과 혈액을 보양하는 효능이 있다
는 사실만큼은 확실하다. 《본초강목습유本草綱目拾遺》에서는 '검은콩을 섭
취하면 정기를 북돋고 골수를 보양하며, 힘을 강화시키고 근육을 부드럽
게 하며 머리카락을 검게 하니, 오래 복용하면 다시 젊어지고 병에 걸리
지 않게 된다.'라고 했다. 민간에서도 검은콩을 활용한 처방들이 전해 내
려오고 있다.

**도한:** 검은콩 30그램과 부소맥 30그램을 달여서 복용하거나 검은콩
30그램, 부소맥 30그램, 연자 8그램, 고욤 7개를 달여서 복용한다.
**머리가 어지럽고 밝은 빛을 잘 보지 못하는 증상:** 검은콩 30그램, 국화
12그램, 구기자 15그램, 자질려 15그램을 달여서 복용한다.

**요통:** 검은콩 30그램, 볶은 두충 15그램, 구기자 12그램을 달여서 복용한다.

**생리불순:** 검은콩 30그램, 소목 15그램을 끓인 후 설탕을 넣어 복용한다.

**근육과 뼈가 저리고 아픈 증상:** 검은콩 30그램, 상지 15그램, 구기자 15그램, 당귀 15그램, 독활 9그램을 달여서 복용한다.

**음허로 인해 가슴이 답답하고 열이 나는 증상:** 검은콩 250그램을 충분히 볶은 후 뜨거운 김이 남아 있는 상태에서 황주 500그램을 넣어 며칠 동안 담가 두었다가 매일 반 컵 정도 복용한다.(《천금요방千金要方》)

**신장 보양식 레시피**

 ## 검은콩 돼지위탕

[재료] 검은콩 · 익지인 · 상표초 · 금앵자 20그램씩, 돼지위 1개, 소금 적당량

[만드는 법]

1. 검은콩, 익지인, 상표초, 금앵자를 깨끗한 면포에 넣고, 돼지위는 깨끗이 씻은 후 잡내를 제거한다.
2. 면포와 돼지위를 냄비에 넣고 물을 적당히 부은 후 푹 끓인 다음 소금으로 간을 한다.

[효능] 허한 것을 보양하고 비위를 튼튼히 한다.

**검은콩 자미(紫米)죽**

[재료] 자미 75그램, 검은콩 50그램, 설탕 적당량

[만드는 법]

1. 검은콩과 자미는 깨끗이 씻은 후 4시간 정도 물에 불려 둔다.

2. 냄비에 물을 적당히 붓고 팔팔 끓인 후 자미와 검은콩을 넣고 한소끔 끓인 다음 약한 불로 줄여 완전히 익을 때까지 한 시간 정도 뭉근히 끓이고 설탕을 넣어 고루 섞는다.

[효능] 신장을 튼튼히 하고, 기를 북돋고, 허한 것을 보양한다.

# 기혈을 원활하게 하고 모발에도 좋은 흑임자

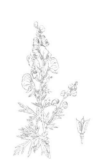

흑임자는 간과 신장을 보양하
고, 골수를 보충하며, 기를 북돋
고 혈액을 보충하며, 머리카락
을 검고 윤기 나게 한다.

맛이 달고 성질이 어느 한쪽으로도 치우쳐 있지 않은 흑임자는 전통적
인 자양강장 식품이다. 《명의별록名醫別錄》에서는 흑임자를 상품上品(독성이
없고 오래 섭취해도 몸에 해롭지 않으며 보양 효과가 높은 약재)에 포함시켰고, '여덟 가
지 곡식 가운데 가장 으뜸은 흑임자이다.'라고 했다. 흑임자의 약용 가치
가 얼마나 높은지 이를 통해 짐작할 수 있다.

옛사람들은 흑임자가 지병을 없애고, 나이가 많은 사람을 다시 젊어지
게 하며, 불로장생할 수 있게 한다고 여겼다. 최근 연구 결과에서도 흑임
자가 간과 신장을 보양하고, 골수를 보충하며, 기를 북돋고 혈액을 보충
하며, 머리카락을 검고 윤기 나게 하고, 근육과 뼈를 튼튼하게 하며, 허
한 것을 보양하고 새살을 돋아나게 하며, 오장을 보양하는 효능이 있다
고 밝혀졌다.

따라서 신체가 허약하고, 이른 나이에 흰머리가 나고, 간혈이 허하고,
정신적 활기가 없는 사람은 흑임자를 자주 섭취하면 체질을 효과적으로
개선할 수 있다. 특히 흑임자는 신장을 보양하고 건조한 것을 촉촉하게
하는 효능이 뛰어나 신장이 허해 생긴 변비 증상을 치료하는 데 도움이
된다.

흑임자는 먹으면 약이 되는 식품으로 누구나 섭취해도 좋으며, 특히 아래 항목에 해당하는 사람은 평소에 많이 섭취하는 것이 좋다.

- 머리가 어지럽고 눈앞이 캄캄하며 시야가 흐릿한 사람
- 허리와 무릎이 자주 시큰거리는 사람
- 청력이 저하되었거나 이명이 들리고 귀가 잘 들리지 않는 사람
- 머리카락이 푸석푸석하거나 자꾸 빠지고, 이른 나이에 흰머리가 생긴 사람
- 출산 후 모유량이 부족한 사람
- 변비나 치질을 앓고 있는 사람

흑임자의 의학적 효능에 대해 중국 동진 시대의 의학자였던 갈홍葛洪은 《신선전神仙傳》에서 다음과 같이 서술하였다.

'노여생魯女生(동한 말기의 신선)이 호마胡麻와 창출만 먹으며 팔십여 년간 곡식을 끊었더니 젊고 혈기가 왕성해져 하루에 삼백 리를 갈 수 있었다.', '호마를 백일 동안 먹으면 지병이 사라지고, 일 년 동안 먹으면 얼굴에 윤기가 흐르고 배가 고프지 않으며, 이 년 동안 먹으면 흰머리가 다시 검게 변하고, 삼 년 동안 먹으면 빠진 이가 다시 난다.'

여기서 호마란 흑임자를 말한다. 갈홍이 서술한 흑임자의 효능이 다소 과장된 면은 있지만, 흑임자가 '오장을 보양하고 기력을 북돋고 근육을 튼튼히 하며 정기와 골수를 보충하고, 오래 섭취하면 몸을 가볍게 하고 노화를 방지하는' 효능을 가졌다는 사실만큼은 결코 부인할 수 없다.

옛사람들이 흑임자를 먹는 방법은 까다로운 편이었다. 고대 의학 문헌에는 흰머리를 검게 하는 흑임자의 효능을 강화하려면 흑임자를 찐 후 햇볕에 바짝 말리기를 아홉 번 반복하고, 가루를 내어 흑대추 과육과 섞어 반죽한 다음 환을 빚어 복용하면 흰머리가 검게 변한다고 나와 있다.

흑임자를 활용한 처방은 이외에도 여러 가지가 있다.

**만성 변비:** 흑임자 50그램과 호두알맹이 50그램을 약한 불에 충분히 볶은 후 곱게 빻은 다음 소금을 약간 섞어 복용한다.

**허리와 무릎이 시큰거리는 증상:** 냄비에 흑임자 50그램, 연자 100그램, 얇게 썬 돼지신장 1개, 생강을 넣고 약한 불에 1~2시간 정도 뭉근히 끓인 후 소금으로 간을 한다.

**머리가 어지럽고 눈이 침침한 증상:** 흑임자와 상엽을 같은 양으로 준비한 후 곱게 간 다음 꿀을 적당히 섞어 복용한다.

**불면증, 건망증:** 호두알맹이와 흑임자를 같은 양으로 준비한 후 곱게 간 다음 취침 전에 15그램을 물에 타서 복용한다.

**신장 보양식 레시피**

 **흑임자죽**

[재료] 흑임자 15그램, 멥쌀 50그램

[만드는 법]

1. 흑임자를 살짝 볶은 후 곱게 갈아 준비한다.
2. 냄비에 깨끗이 씻은 멥쌀과 물을 넣고 팔팔 끓인 후 흑임자를 넣고 약한 불로 줄여 뭉근히 끓인다.

[효능] 간과 신장을 보양하고, 혈액을 보충하고 진액을 생성하며, 장을 촉촉하게 하여 배변을 원활하게 하고, 머리를 검게 만든다. 간과 신장이 허해 허리와 무릎이 시큰거리거나 머리가 어지럽고 이명이 들리거나 이른 나이에 흰머리가 나거나 만성변비 증상 등이 있는 사람에게 적합하다.

 **흑임자 오디죽**

[재료] 멥쌀 40그램, 오디 40그램, 흑임자 60그램, 설탕 적당량

[만드는 법]

1. 말린 오디와 흑임자를 믹서에 곱게 갈아 준비한다.
2. 냄비에 멥쌀과 물을 적당히 부어 묽은 죽을 끓이고, 곱게 간 가루를 넣어 고루 섞은 후 한소끔 끓인 다음 설탕을 넣는다.

[효능] 간과 신장을 따뜻하게 보양하고, 정기를 북돋고 머리를 검게 하며, 장을 촉촉하게 하고 건조한 기운을 없앤다.

**유의할 점!**

1. 흑임자는 효능이 뛰어나지만 지나치게 많이 섭취해서는 안 된다. 봄과 여름에는 매일 반 수저씩, 가을과 겨울에는 매일 한 수저씩 섭취하는 것이 좋다. 흑임자를 과다 섭취할 경우 탈모가 생길 수 있다.
2. 만성장염을 앓고 있거나 변이 묽고 설사를 하는 사람은 흑임자를 섭취하지 않도록 한다.

# 눈앞이 캄캄하면서
# 머리가 어지러운 사람에게 효과적인 흑미

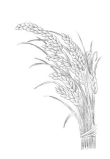

흑미는 머리가 어지럽고 눈앞이
캄캄한 증상, 빈혈, 백발, 허리와
무릎이 시큰거리는 증상, 야맹
증, 이명 증상 등에 효과적이다.

흑미는 유명하고 진귀한 벼의 품종으로 예로부터 '약미藥米', '공미貢米', '수미壽米'라고 불렸다. 특히 임산부와 산모의 혈액을 보충하는 효과가 탁월하여 '월미月米', '보혈미補血米'라고 불리기도 했다.

《본초강목》에서는 흑미의 효능에 대해 '음기를 북돋고 신장을 보양하며, 신체를 튼튼하게 하고 위를 따뜻하게 하며, 눈을 밝게 하고 혈액이 잘 돌게 한다.', '간화를 없애고 장을 촉촉하게 한다.', '정기를 북돋고 폐를 보양하며 긴장된 근육을 이완시킨다.'라고 했다. 흑미를 약으로 쓰면 머리가 어지럽고 눈앞이 캄캄한 증상, 빈혈, 백발, 허리와 무릎이 시큰거리는 증상, 야맹증, 이명 증상 등을 효과적으로 개선할 수 있다.

흑미는 식용과 약용이 모두 가능한 쌀로 품질이 우수하고 맛이 좋아 누구나 섭취할 수 있으며, 특히 아래 항목에 해당하는 사람은 평소에 많이 섭취하는 것이 좋다.

- 이른 나이에 머리가 희어진 사람
- 임산부, 산모, 생리불순인 여성
- 병을 앓은 후 몸이 허해졌거나 빈혈인 사람
- 머리가 어지럽고 눈앞이 캄캄하거나 시야가 흐릿하거나 밤이 되면

시력이 떨어지는 사람

- 허리와 무릎이 자주 시큰거리거나 요통이 있는 사람

한의학에는 '검은색 식품을 보면 반드시 보양을 해야 한다.'라는 말이 있다. 검은색 식품은 신장으로 들어가 작용하는데 그중 흑미죽은 신장을 보양하는 효과가 탁월하다. 가을이 지나 흑미를 추수하고 나면 흑미로 죽을 많이 끓여 먹는데, 색이 먹물처럼 검고 한입 먹으면 은은한 향이 퍼지며, 특히 개운한 맛이 참 좋다. 흑미죽을 끓일 때 천마, 흰목이버섯, 백합, 빙당氷糖을 함께 넣고 끓이면 보양 효과가 훨씬 높아진다. 이렇게 끓인 흑미죽을 자주 먹으면 머리가 어지럽고 눈앞이 캄캄한 증상, 빈혈, 허리와 무릎이 시큰거리는 증상, 사지 무력감, 불면증, 건망증 등을 효과적으로 개선할 수 있다.

### 신장 보양식 레시피

 **흑미 흰목이 대추죽**

[재료] 흑미 100그램, 흰목이버섯 10그램, 대추 5~6개, 설탕 적당량

[만드는 법]

1. 흑미는 깨끗이 씻은 후 하룻밤 정도 물에 불려 두고, 흰목이버섯은 물에 불린 후 노란 뿌리 부분을 제거해 잘게 찢고, 대추는 깨끗이 씻은 후 씨를 제거한다.

2. 냄비에 흑미와 흑미 불린 물을 넣고 물을 적당히 추가한 후 흰목이버섯과 대추를 넣어 뭉근히 끓인 다음 설탕을 넣어 간을 한다.

[효능] 음기를 보양하여 건조한 기운을 촉촉하게 하며, 비장과 신장을 보양한다.

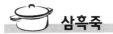 **삼흑죽**

[재료] 흑미 50그램, 검은콩 20그램, 흑임자 15그램, 호두알맹이 15그램, 흑설탕 적당량

[만드는 법]

1. 흑미와 검은콩은 깨끗이 씻어 하룻밤 정도 물에 불려 둔다.
2. 냄비에 흑미, 검은콩, 흑미와 검은콩 불린 물을 넣고 물을 적당히 추가한 후 흑임자와 호두알맹이를 넣어 뭉근히 끓인 다음 흑설탕을 넣어 간을 한다.

[효능] 머리를 검게 하고 피부를 촉촉하게 하며, 뇌를 건강하게 하고 지능을 높이며, 혈액을 보충하고 신장을 보양하는 효능이 있다. 간과 신장이 허해 이른 나이에 흰머리가 나거나 머리가 어지럽고 눈앞이 캄캄하거나 빈혈 증상이 있는 사람에게 적합하다.

# 신장을 보양하고 두뇌 건강에 좋은 호두

호두는 신장을 보양하고, 정기를 단단히 하고, 허리를 튼튼히 하며, 폐를 따뜻하게 하여 기침을 그치게 하고, 장을 촉촉하게 하여 배변을 원활하게 하는 효능이 있다.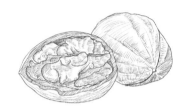

평소에 우리가 자주 먹는 호두는 지능을 높이고 뇌를 건강하게 하는 식품으로 알려져 있다. 대체로 호두가 인간의 대뇌와 비슷하게 생겼기 때문에 이러한 효능이 있다고 생각한다. '인간의 신체 부위와 비슷한 형태의 식품을 섭취하면 해당 부위의 기능도 좋아진다.'라는 말이 있어서인지 호두를 먹으면 똑똑해진다고 여기는 것이다. 물론 이러한 판단이 과학적인 것은 아니나 호두가 지능을 높이고 뇌를 건강하게 하는 효능이 있다는 사실만큼은 결코 의심할 여지가 없다.

호두가 뇌를 건강하게 하는 이유는 신장을 보양하는 효능을 지녔기 때문이다. 호두는 성질이 따뜻하고 맛이 달며, 신경, 폐경, 대장경으로 들어가 작용하고, 신장을 보양하고, 정기를 단단히 하고, 허리를 튼튼히 하며, 폐를 따뜻하게 하여 기침을 그치게 하고, 장을 촉촉하게 하여 배변을 원활하게 해 주는 효능이 있어, 간과 신장이 허하거나 폐와 위장이 허해 허리와 다리가 시큰거리거나 근육과 뼈에 통증이 느껴지거나 대변이 묽거나 소변량이 많거나 이른 나이에 머리가 희어진 증상 등에 자주 활용된다.

한의학에서는 신장은 수髓를 만들고 뇌는 골수의 바다라고 여긴다. 신정이 충분하면 대뇌에 영양분이 충분히 공급되어 두뇌가 발달하고, 원기가 왕성하며 기억력이 좋아질 수 있다. 그리고 중년이 되면 허리와 무릎이 시큰거리고, 머리가 어지럽고 눈이 침침해지기 쉬운데 호두를 끓인 물을 마시거나 호두죽을 먹으면 증상을 효과적으로 개선할 수 있다.

호두는 신체를 건강하게 하고 지능을 높이는 견과류로 누구나 섭취할 수 있으며, 특히 아래 항목에 해당하는 사람은 평소에 많이 섭취하는 것이 좋다.

- 기억력이 감퇴하여 쉽게 잊어버리고, 불면증이 있거나 꿈을 많이 꾸고, 밤에 깜짝깜짝 놀라 자주 깨는 사람
- 노인이나 성장발육 단계인 어린이
- 머리를 자주 쓰는 직장인
- 신장이 허해 변비가 생긴 사람
- 머리가 어지럽고 눈이 침침하거나 시력이 떨어졌거나 이른 나이에 머리가 희어진 사람
- 허리가 자주 아프거나 다리가 시큰거리거나 근육과 뼈에 통증이 느껴지는 사람

견과류에 속하는 호두는 날것으로도 먹기 편하고 영양소가 파괴되지 않아 정신노동자에게 매우 적합하다. 정신노동자는 머리를 지나치게 쓰는 탓에 정신적 소모가 큰 편이므로 호두를 자주 섭취하면 뇌를 보호하고 건강하게 할 수 있으며, 노화를 방지하여 근육과 피부를 윤기 나고 촉촉하게 할 수 있다.

사실 한의학에서도 호두는 많은 처방의 '주재료'로 사용되며, 신장, 폐, 대장 관련 질환을 치료하는 데 자주 활용된다.

**발기부전:** 호두알맹이 50그램을 참기름에 노릇노릇하게 볶은 후 적당한 길이로 자른 부추를 넣고 재빨리 볶은 다음 소금으로 간을 한다.

**기침을 하면서 헐떡거리는 증상:** 매일 아침저녁마다 호두알맹이 1~2개

와 생강 1~2조각을 입안에 넣고 잘게 씹어 먹는다.

**습관성 변비**: 호두알맹이 60그램과 흑임자 30그램을 곱게 갈아 매일 아침저녁마다 한 수저씩 따뜻한 물과 함께 복용한다. 변비 증상이 오래된 사람은 꾸준히 복용해야 효과가 있다.

**신장이 허해 생긴 빈뇨증**: 호두 2~3개를 잿불에 구워 익힌 후 알맹이를 빼내 취침 전에 잘게 씹어 먹고 황주를 적당량 마신다. 일주일 동안 매일 한 번씩 섭취한다.

**신장이 허해 생긴 이명, 유정, 요통**: 호두알맹이 2개, 오미자 7개, 구기자 20개를 매일 취침 전에 잘게 씹어 먹고 꿀물을 적당량 마신다.

**신장 보양식 레시피**

 **호두죽**

**[재료]** 호두알맹이 10개, 멥쌀 100그램

**[만드는 법]** 냄비에 멥쌀, 굵게 다진 호두알맹이, 물을 적당히 붓고 센 불에서 팔팔 끓인 후 약한 불로 줄여 뭉근히 끓인다.

**[효능]** 기를 북돋고 신장을 보양하며, 눈을 밝게 하고 뇌를 건강하게 한다. 간과 신장이 허해 이른 나이에 머리가 희거나 머리가 어지럽고 눈앞이 캄캄하거나 귀가 잘 들리지 않거나 이명이 들리는 증상 등에 효과적이다.

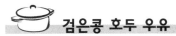 **검은콩 호두 우유**

[재료] 검은콩 500그램, 호두알맹이 500그램, 우유 · 꿀 적당량씩

[만드는 법]

1. 검은콩은 충분히 볶은 후 곱게 갈아 준비하고, 호두알맹이는 살짝 볶아 껍질을 제거한 후 식으면 곱게 다진다.
2. 따뜻하게 데운 우유에 검은콩과 호두 가루를 1스푼씩 넣고 꿀을 섞는다.

[효능] 신장을 보양하고, 체내의 건조한 기운을 촉촉하게 하며, 장을 촉촉하게 하여 배변을 원활하게 하고, 폐를 촉촉하게 하여 기침을 멎게 한다.

---

**유의할 점!**

1. 호두는 지방 함량이 높은 편이므로 많이 섭취할 경우 소화에 영향을 미칠 수 있으므로 한 번에 너무 많이 먹지 않도록 한다.
2. 체내에 담痰이 쌓여 생긴 열로 인해 기침을 하면서 헐떡거리거나 음정陰精 부족으로 허화虛火가 왕성하거나 대변이 묽고 설사를 하는 사람은 호두를 먹지 않는 것이 좋다.

# 몸이 차고 약한 사람에게 효과적인
## '신장의 과일' 밤

밤은 신장의 기운을 보양하고, 근육과 뼈를 튼튼하게 하며, 비장을 건강하게 하고 설사를 멎게 하는 효능이 있다.

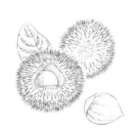

《황제내경·소문·장기법시론黃帝內經·素問·藏氣法時論》에서는 '오곡五穀(쌀·보리·콩·조·기장)은 몸을 보양하고, 오과五果(복숭아·자두·살구·밤·대추)는 몸을 돕고, 오축五畜(소·양·돼지·개·닭)은 몸에 이롭고, 오채五菜(아욱·부추·콩잎·염교·파)는 몸을 충실하게 하니 이 식품들이 지닌 성질과 맛을 잘 배합하여 섭취하면 정기를 보양하고 기를 북돋을 수 있다.'라고 했다. 오행이론으로 '오과'를 살펴보면 자두는 목木에 속하고, 살구는 화火에 속하며, 대추는 토土에 속하고, 복숭아는 금金에 속하고, 밤은 수水에 속한다. 그런데 신장은 수장水臟이므로 밤과 신장은 떼려야 뗄 수 없는 관계라고 하겠다.

성질이 따뜻하고 단맛을 지닌 밤은 신경, 비경, 위경으로 들어가 작용하고, 신장의 기운을 보양하고, 근육과 뼈를 튼튼하게 하며, 비장을 건강하게 하고 설사를 멎게 하는 효능이 있어, 신장이 허해 허리와 무릎이 시큰거리거나 소변을 자주 보거나 비위가 허하고 찬 탓에 설사를 자주 하는 증상 등에 자주 활용된다.

《본초구진本草求眞》에서는 '밤은 신장으로 들어가 기운을 보양하니 신기가 부족해 허리와 다리가 약하고 위기胃氣가 부족해 뱃속에서 꾸르륵하는 소리가 나면서 설사를 하는 사람에게 효과적이다.'라고 했다.

《본초강목》에서도 '밤은 신장이 허해 허리와 다리에 힘이 없는 증상을 치료하고, 신장을 보양하며 기를 북돋고, 장과 위를 튼튼하게 한다.'라고 했다. 이처럼 밤은 신장 보양 효과가 뛰어나 '신장의 과일'이라고도 불렸다. 밤은 누구나 섭취할 수 있으며, 특히 아래 항목에 해당하는 사람은 평소에 많이 섭취하는 것이 좋다.

- 골다공증이 있는 중노년층
- 만성설사, 습관성변비, 빈뇨증이 있는 사람
- 허리가 시큰거리고 등에 통증이 느껴지거나 다리에 힘이 없는 사람
- 구내염을 앓고 있는 사람
- 몸이 차고 체력이 약한 사람

《홍루몽》에는 금릉십이채金陵十二釵라고 불리는 열두 명의 미인이 등장하는데 이들 대부분은 건강이 그다지 좋지 않았다. 어릴 때부터 몸이 약하고 잔병이 많아 세 살 때부터 약을 먹기 시작한 대옥은 말할 것도 없고, 진가경은 병으로 일찍 세상을 떠났으며, 왕희봉도 서른을 채 넘기지 못했고, 설보채는 일 년 내내 '냉향환冷香丸'을 먹어온 덕에 그나마 헐떡거리는 기침을 줄일 수 있었다. 그러나 아주 특이한 여성이 하나 있었으니 그녀는 바로 사상운이었다. 그녀는 마음대로 고기를 먹고 술을 마셨으며, 바위 위에서 잠을 청했고, 다른 사람들은 감히 하지 못하는 일들을 과감히 행동으로 옮겼다. 사상운이 체력이 강하고 식욕이 좋은 인물이었음을 충분히 가늠케 하는 대목이다.

사상운은 어떻게 이럴 수 있었을까? 소설에서는 사상운이 밤으로 만든 떡을 매우 좋아했다고 나온다. 한의학에서는 밤이 신장을 보양한다고 여긴다. 바위 위에서 잠을 자는 것은 신장의 기운을 손상시키기 쉽고, 습한 바닥에 오래 앉아 있으면 신장을 해친다. 그러나 사상운은 바위 위에서 잠을 잤는데도 무탈하고 건강했다. 이는 분명 신기를 보충하는 효능을 지닌 밤떡과 어느 정도 관련이 있다고 하겠다.

소설 속에 묘사된 내용만 놓고 보면 밤의 효능을 완전히 믿을 수 없지

만, 신장을 보양하는 밤의 효능은 이미 검증된 바 있다.《본초강목》에서는 '몸에 내한內寒이 생겨 갑자기 물 같은 설사를 하기에 구운 밤을 이삼십 개 정도 먹었더니 증상이 금세 호전되었다.'라고 했다.

연구에 따르면 중노년층 가운데 전립선 문제로 인해 소변을 보는 횟수가 많아지거나 소변이 저절로 새는 경우가 꽤 있다고 한다. 이것이 신기가 허해 생긴 증상일 경우 일정 기간 밤을 섭취하기만 하면 증상이 다소 완화된다.

밤을 섭취하는 방법은 매우 다양하다. 손사막은《천금방·식치千金方·食治》에서 '밤을 날것으로 먹으면 허리와 다리를 마음대로 움직이지 못하는 증상을 치료할 수 있다.'라고 했고,《경험방經驗方》에서도 '날밤을 자루에 담아 바람에 말린 후 매일 아침 십여 알을 먹고, 이어서 돼지신장으로 끓인 죽을 먹는다. 이렇게 오랫동안 먹으면 신장이 허해 허리와 다리에 힘이 없는 증상이 말끔히 사라진다.'라고 했다.

당송 팔대가 중 하나인 소철蘇轍의 이야기도 있다. 소철이 나이가 들자 허리와 등이 시큰거리면서 아팠고 무릎도 뻐근했다. 어느 날 한 노인이 그에게 날밤을 먹어 보라고 했다. 그는 매일같이 날밤을 먹었고, 시간이 어느 정도 흐르자 소철의 증상은 호전되었다. 이에 소철은 특별히 이 일을 묘사한 시를 한 편 남겼다. '이 몸이 늙어 허리와 다리가 저절로 아파 오니 산골에 사는 늙은이가 처방을 내려주네. 매일 아침저녁으로 신선한 밤을 잘게 씹어 입안이 가득해지면 조금씩 천천히 삼켜 보게나.' 이처럼 밤의 신장 보양 효과는 매우 뛰어나다.

그러나 밤은 전분 함량이 비교적 높기 때문에 비위 기능이 좋지 않은 사람은 날것으로 먹으면 소화가 잘 안 될 수 있으므로 익혀서 먹는 것이 좋다. 단, 익힌 밤을 많이 먹으면 체할 수도 있으니 한 번에 너무 많이 먹지 않도록 한다. 밤을 활용한 간단한 처방을 살펴보기로 하자.

**신장이 허하거나 소변을 보는 횟수가 많아진 노년층**: 아침저녁마다 날밤을 2개씩 섭취한다.

**허리와 다리에 힘이 없는 증상**: 밤 10개와 돼지신장, 율무, 쌀로 끓인 죽을 먹는다.

**소화불량**: 냄비에 껍질을 벗긴 밤 10개와 물을 넣고 되직하게 끓인 후 설탕 25그램을 넣어 하루에 두 번씩 섭취한다.

신장 보양식 레시피

## 밤 산약죽

[재료] 산약 50그램, 밤 8~10개, 멥쌀 150그램, 목이버섯 약간, 소금 적당량
[만드는 법]
1. 밤은 껍질을 벗겨 작게 잘라 준비하고, 산약은 껍질을 벗겨 작은 크기로 자른 후 찬물에 담가 둔다.
2. 냄비에 멥쌀과 물을 적당히 넣고 센 불에서 팔팔 끓인 후 밤을 넣고 15분 정도 끓인다.
3. 산약과 목이버섯을 넣고 멥쌀과 산약이 완전히 익을 때까지 계속 끓인 후 소금으로 간을 한다.
[효능] 기를 북돋고 신장을 보양하며, 비장을 튼튼히 하는 효능이 있어 비장이 허해 설사를 하거나 허리와 다리에 힘이 없는 증상 등에 자주 활용된다.

## 닭고기 밤볶음

[재료] 밤 15개, 닭날개 6개, 청피망·홍피망·토마토 1개씩, 식용유·소금·간장·생강·마늘·파 적당량씩
[만드는 법]
1. 밤은 껍질을 벗겨 준비하고, 나머지 재료는 깨끗이 씻어 둔다.
2. 청피망·홍피망은 가늘게 채 썰고, 생강은 얇게 저미고, 마늘은 굵게 다지고, 파는 적당한 길이로 자르고, 토마토는 작은 크기로 자르고, 닭날개는 끓는 물에 데쳐 핏물을 제거한다.
3. 달군 팬에 기름을 두르고 닭날개가 노릇노릇해질 때까지 볶은 후 따로 담아둔다.

4. 닦아낸 팬에 다시 기름을 두르고 파, 마늘, 생강을 넣어 향을 낸 후 닭날개를 넣어 볶고, 간장을 약간 넣고 썰어 놓은 토마토를 넣어 토마토가 익을 때까지 볶는다.
5. 밤을 넣고 모든 재료가 잠길 정도로 물을 붓고 소금을 약간 넣어 센 불에서 팔팔 끓인 후 중간 불로 줄여 20분 동안 끓인다.
6. 국물이 자작해지면 청피망·홍피망을 넣고 골고루 섞어 가며 볶아낸다.

[효능] 양기를 북돋고 신장을 보양하며, 위장 기능을 강화하고 비장을 튼튼히 한다.

---

밤은 맛이 있지만 껍질을 벗기기가 쉽지 않다. 우선 끓는 물에 1분 정도 데친 밤을 찬물에 1분 정도 담가 두면 껍질이 잘 벗겨진다. 밤을 반으로 잘라 전자레인지에 넣고 30초 정도 돌려도 비교적 쉽게 껍질을 깔 수 있다.

**유의할 점!**

1. 밤은 전분 함량이 높은 편이므로 식후에 밤을 먹으면 열량 섭취가 지나치게 높아져 체중관리에 영향을 미칠 수 있다. 따라서 간식으로 먹거나 반찬으로 먹는 것이 가장 좋으며, 식사 후에는 많이 먹지 않도록 한다.
2. 밤에는 전분이 많이 함유되어 있으므로 당뇨병 환자는 밤을 지나치게 많이 섭취하면 안 된다.

# 비장을 튼튼히 하고 신장을 보양하여
# 남성 기능을 강화시키는 산약

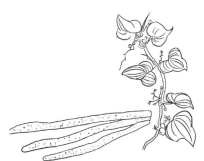

산약은 폐와 신장을 보양하고,
비장을 튼튼히 하며, 정기를 북
돋는 효능이 있어 비위가 약하
거나 신장이 허한 사람에게 적
합하다.

산약은 식용과 약용이 모두 가능한 식품으로 한의학에서는 '상품上品'에
속하는 약재로 여겨진다. 성질이 어느 한쪽으로도 치우쳐 있지 않으면서
단맛을 지닌 산약은 비경, 폐경, 신경으로 들어가 작용하고, 폐와 신장을
보양하고, 비장을 튼튼히 하며, 정기를 북돋는 효능을 가졌다.

《본초강목》에서는 '산약은 신장의 기운을 북돋고 비위를 튼튼하게 한
다.'라고 했다. 《본초경독本草經讀》에서는 '산약은 신장을 보양하고 정기를
북돋는다. 정기가 충분하면 양기가 왕성해지고 눈과 귀가 밝아진다. 무
릇 상품에 속하는 약은 오래 먹어야 좋은 법이니 장수하려면 건강에 좋
은 오곡과 곁들여 많게는 평생을, 적게는 수년을 먹어야 한다.'라고 했
다. 산약의 양생 효과가 얼마나 탁월한지 짐작할 수 있게 하는 대목이다.
특히 비위가 약하거나 신장이 허한 사람은 산약을 자주 섭취하여 보양하
는 것이 좋다.

중국 당나라의 맹선孟詵은 일찍이 '산약은 남자에게 이롭고 음기를 보
충해 준다.'라고 했다. 산약은 남성에게 좋은 최고의 보양 식품으로, 신
음이 허하거나 신기가 튼튼하지 못해 생긴 유정이나 조루 증상을 개선하

는 데 효과적이다.

누구나 산약을 섭취할 수 있으며, 특히 아래 항목에 해당하는 사람은 평소에 많이 섭취하는 것이 좋다.

- 복부팽만 증상이 자주 나타나거나 소화불량이나 변비 증상이 있는 사람
- 유정이나 조루 증상이 있는 남성
- 생리불순인 여성
- 병을 앓고 난 후 몸이 허약해졌거나 장기간 설사를 하는 사람
- 신장 질환자

산에서 나는 약이라는 뜻의 산약은 건강식품으로 섭취할 뿐 아니라 약용 가치가 높아 약재로도 자주 활용된다. 육미지황환六味地黃丸, 팔미지황환八味地黃丸, 귀작지황환歸芍地黃丸 등 유명한 한약 처방에는 산약이 빠지지 않고 들어간다. 《의학충중참서록醫學衷中參西錄》에 나오는 옥액탕玉液湯과 자배탕滋培湯도 산약이 재료로 쓰인 처방이다.

**옥액탕**: 생산약 30그램, 생황기 15그램, 지모·갈근·오미자·천화분 10그램씩, 계내금가루 6그램을 달인다.

(효능) 기를 북돋고 진액을 생성하며, 신장을 튼튼히 하고 갈증을 멎게 한다.

**자배탕**: 생산약 30그램, 볶은 백출 9그램, 광진피 6그램, 우방자 6그램(볶아서 빻은 것), 생항작 9그램, 현삼 9그램, 생자석 9그램(잘게 다진 것), 구운 감초 6그램을 달인다.

(효능) 폐로 들이쉰 숨을 받아들이는 신장의 기능을 북돋고, 허한 것을 보완하고 손상된 것을 회복시킨다.

**비장과 신장의 양기가 허해 생긴 설사**: 산약 250그램, 연자 120그램, 검실 120그램을 곱게 갈아 준비한다. 가루 2~3스푼에 설탕을 약간 넣고 물에 되직하게 갠 후 찜기에 쪄서 간식으로 먹는다.

**신장이 허해 생긴 유정**: 산약 · 검실 · 맥문동 15그램씩, 인삼 10그램, 오미자 3그램을 달여서 복용한다.

 **흰목이 산약탕**

[재료] 말린 흰목이버섯 6그램, 산약 50그램, 연자 3그램, 구기자 5그램, 설탕 약간

[만드는 법]

1. 흰목이버섯은 물에 불린 후 꼭지를 따내고 잘게 찢는다.
2. 냄비에 흰목이버섯과 연자를 넣고 물을 적당히 부은 후 센 불에서 팔팔 끓으면 약한 불로 줄여 30분 정도 끓인다. 흰목이버섯이 흐물거리면 산약과 구기자를 넣고 3~5분 정도 더 끓인 후 설탕으로 간을 한다.

[효능] 비장을 튼튼히 하고 신장을 보양하며, 정기를 북돋고 눈을 밝게 하며, 피부 미용에도 효과적이다.

 **산약 닭탕**

[재료] 토종닭 1마리, 산약 한 뿌리, 파 · 생강 · 구기자 · 소금 · 맛술 적당량씩

[만드는 법]

1. 토종닭은 깨끗이 손질한 후 적당한 크기로 토막 내고, 산약은 껍질을 벗겨 대충 썬 후 변색을 방지하기 위해 물에 담가 둔다.
2. 냄비에 물을 붓고 생강과 맛술을 넣어 끓인 후 닭고기를 데쳐 핏물을 제거한 다음 닭고기를 건져내어 찬물에 헹군다.
3. 냄비에 물을 다시 붓고 생강, 파, 닭고기를 넣어 센 불에서 팔팔 끓인 후 약한 불로 줄여 30분 정도 뭉근히 끓인다.
4. 산약을 넣고 20분 정도 계속 끓인 후 구기자와 소금을 적당히 넣은 다음 약한 불에서 5분 정도 더 끓여 준다.

[효능] 정기를 북돋고 신장을 보양하며, 허한 것을 보양하고 몸을 건강하게 한다.

# 몸을 따뜻하게 하고
# 체력을 강화시키는 부추

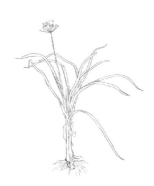

부추는 속을 따뜻하게 하고 위로 치솟은 기를 가라앉히며, 신장을 보양하고 양기를 북돋는 효능이 있어 성기능이 저하된 사람이 자주 섭취하면 좋다.

중국에서 기원한 부추는 잎, 뿌리, 씨앗이 전부 약용으로 쓰인다. 성질이 따뜻하고 달고 매운맛을 지닌 부추의 뿌리와 잎은 혈액의 흐름을 활발히 하여 어혈을 없애고, 나오던 피를 멎게 하고, 속을 따뜻하게 하고 위로 치솟은 기를 가라앉히며, 배변을 원활하게 하는 효능이 있다. 또한 부추의 씨앗은 양기를 튼튼히 하고 정기를 단단히 하며, 간을 보양하고 신장을 따뜻하게 하며, 허리와 무릎을 따뜻하게 하는 효능이 있다.

예로부터 부추는 신장을 보양하고 양기를 강화하는 최고의 식품으로 알려졌으며, 이 때문에 '기양초起陽草'라고도 불렀다. 부추는 속을 따뜻하게 하고 위로 치솟은 기를 가라앉히며, 신장을 보양하고 양기를 북돋는 효능이 있어 성기능이 감퇴한 노년층이나 성기가 위축되어 건조해진 사람에게 양기를 불어넣고 음기를 길러 촉촉하게 하는 역할을 한다.

《본초습유本草拾遺》에서는 '부추는 중초를 따뜻하게 하고 위로 치밀어 오른 기를 가라앉히며, 허한 것을 보양하고, 오장육부를 조화롭게 하며, 식욕을 돋게 하고, 양기를 북돋는다.', '부추잎은 풀에서 나는 젖이라는 뜻의 초종유草鐘乳라고 부르니…… 부추는 채소 중 성질이 가장 따뜻하여 사람의 건강을 이롭게 하므로 자주 섭취하면 좋다.'라고 했다.

한의학에서는 남성의 성기능 저하 증상을 치료하는 데 부추를 자주 활용한다. 양기를 북돋고 우리 몸에 나 있는 아홉 개의 구멍을 막히지 않게 소통시키는 부추의 효능은 몸을 따뜻하게 하고, 모발을 튼튼하고 건강하게 하는 데 도움이 되므로 탈모 치료에 활용되기도 한다.

부추는 볶거나 무쳐서 먹기도 하고, 떡이나 만두의 소로도 활용할 수 있어 누구나 맛있게 즐길 수 있다. 특히 아래 항목에 해당하는 사람은 평소에 부추를 많이 섭취하면 원기를 보충할 수 있다.

- 얼굴이 창백하고, 손발이 차며, 추위를 많이 타는 사람
- 신양이 허해 변비가 생긴 사람
- 자궁이 찬 탓에 생리불순이 생긴 여성, 출산 후 모유량이 부족한 여성
- 발기부전 증상이 있거나 성욕이 감퇴한 남성

고대 의학서적에는 부추를 활용한 사례가 많이 나와 있다. 특히 신장 보양과 관련하여 부추는 매우 광범위하게 활용되었다. 가령《방맥정종方脈定宗》에 나오는 '양기가 허하고 신장이 찬 탓에 발기가 충분히 되지 않거나 유지되지 못하는 증상, 허리와 무릎이 시리면서 아프고, 잠자는 동안 정액을 흘리는 증상'을 치료하는 처방의 주재료는 바로 부추였다.

부추 400그램과 호두알맹이 100그램을 참기름에 볶아 한 달간 꾸준히 섭취하는 것도 좋다.

최근 호두와 부추가 '최고의 음식 궁합'으로 꼽히면서 신장을 보양하는 음식 처방에 자주 등장하고 있다. 물론 섭취 방법은 다양하지만 기름과 소금을 넣어 볶아 먹거나 살짝 데친 부추를 무쳐 먹으면 신장을 보양하고 정기를 강화시키며, 장을 촉촉하게 하여 배변을 원활하게 하는 효과가 뛰어나다.

부추는 신장을 보양할 뿐만 아니라 구토, 변비, 치질 등의 증상도 치료하는 훌륭한 약이다. 고대 의학서에는 부추의 효능이 검증된 처방이 적지 않게 등장한다.

**구역질이나 구토 증상**: 우유 한 컵에 부추즙 100그램과 생강 25그램을 넣어 고루 섞은 후 따뜻하게 복용한다.

**맑고 묽은 백대하 과다 증상**: 달걀 2개를 풀어 부추 뿌리 50그램과 설탕 50그램을 넣고 고루 섞은 후 쪄서 먹는다.

**양기가 허해 생긴 유정 증상**: 부추 200그램을 적당한 길이로 썬 후 호두 100그램과 참기름, 소금을 넣어 고루 버무려 먹는다. 매일 섭취하는 것이 좋다.

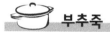

**신장 보양식 레시피**

**부추죽**

[재료] 부추 50그램, 멥쌀 100그램, 소금 적당량
[만드는 법]
  1. 깨끗이 씻은 부추를 잘게 썬다.
  2. 냄비에 멥쌀과 물을 넣고 죽을 끓인 후 부추와 소금을 넣는다.
[효능] 양기를 북돋고 신장을 보양하며, 정력을 강화하고 유정을 멎게 하며, 비장을 튼튼히 하고 위를 따뜻하게 한다.

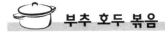 **부추 호두 볶음**

[재료] 호두알맹이 50그램, 부추 200그램, 소금 적당량

[만드는 법]

1. 호두알맹이는 물에 불려 껍질을 벗긴 후 물기를 제거하고, 부추는 적당한 길이로 자른다.
2. 기름을 두른 팬이 어느 정도 달궈지면 호두알맹이를 넣고 노릇노릇해질 때까지 볶고, 부추와 소금을 넣어 재빨리 볶아낸다.

[효능] 양기를 북돋고 신장을 보양하며, 허리와 무릎을 따뜻하게 하는 효능이 있어 신양이 부족하거나 허리와 무릎이 시리면서 통증이 느껴지는 사람이 섭취하면 좋다.

**유의할 점!**

1. 부추는 건강에 매우 좋지만 지나치게 많이 섭취해서는 안 된다. 《본초강목》에서는 '부추를 많이 섭취하면 정신이 혼미해지고 눈이 어두워지며, 특히 술을 마신 후에는 삼가야 한다.'라고 했다. 부추는 하루에 100~200그램 정도만 섭취하도록 하고, 최대 400그램 이상 섭취하지 않도록 한다.
2. 부추에는 황화물이 다량 함유되어 있는데, 황화물은 열을 만나면 휘발되기 쉬우므로 부추를 조리할 때에는 반드시 센 불에 재빨리 볶아내야 한다. 지나치게 오래 가열하면 부추의 풍미가 사라질 수 있다.
3. 부추는 체내의 화火를 왕성하게 하므로 음정 부족으로 허화가 왕성해진 사람은 많이 섭취하면 안 된다. 또한 부추는 소화가 잘 안 되기 때문에 위장이 허약한 사람은 많이 섭취하지 않는 것이 좋으며, 안과 질환을 앓고 있는 사람도 부추를 삼가는 것이 좋다.

# 가을, 겨울에 먹는 양고기는 인삼보다 낫다

양고기는 중초를 따뜻하게 하고 허한 것을 보양하며, 위의 소화 기능을 돕고 힘을 길러 주며, 신장의 기운을 북돋는 효능이 있어 발기부전, 조루, 유정, 빈뇨증에 도움이 된다.

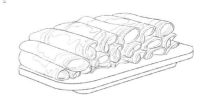

중국 속담에 '겨울에 먹는 양고기는 인삼보다 낫고, 봄·여름·가을에 먹는 양고기 역시 몸을 튼튼하게 한다.'라는 말이 있다. 예로부터 양고기는 질병을 개선하고 체력을 회복시키는 효능이 탁월한 최고의 식품이었으며, 특히 겨울철 보양식의 필수 식품으로 꼽혔다.

《수식거음식보隨息居飮食譜》에서는 '양고기는 기름지나 육질이 부드럽고, 쉽게 익으면서 누린내가 나지 않는 것이 좋은 양고기이며, 특히 가을과 겨울에 맛이 있다.'라고 했다.

날씨가 추운 겨울에는 인체의 양기가 전부 체내에 저장되고, 팔다리가 차가워지기 쉬우며, 기혈의 흐름도 원활하지 않게 된다. 그래서 겨울에는 성질이 따뜻한 식품으로 보신을 하여 양기를 북돋고 찬 기운을 막아내야 한다. 그중 맛이 달고 느끼하지 않으며, 성질이 따뜻하나 건조하지 않은 양고기는 신장을 보양하고 양기를 강화시키며, 중초를 따뜻하게 하고 찬 기운을 없애는 효능이 있어 겨울에 섭취하면 바람과 찬 기운을 막아낼 수 있고, 신장의 양기를 북돋아 신체를 튼튼히 하고 기력을 왕성하게 할 수 있다.

양고기의 효능에 대해 《본초강목》에서는 '중초를 따뜻하게 하고 허한 것을 보양하며, 위의 소화 기능을 돕고 힘을 길러 주며, 신장의 기운을 북돋는다.'라고 했다. 신양이 부족하면 발기부전, 조루, 유정, 빈뇨증 등과 같은 성기능 감퇴 증상이 나타나는데, 양고기를 적당히 섭취하면 이러한 증상이 효과적으로 개선된다.

양고기는 돼지고기와 마찬가지로 우리가 흔히 먹는 육류 가운데 하나이며, 특히 아래 항목에 해당하는 사람은 평소에 많이 섭취하면 좋다.

- 손발이 항상 차거나 겨울에 추위를 많이 타는 사람
- 얼굴이 창백하고 빈혈이 있는 사람
- 발기부전이나 유정 증상이 있는 남성
- 생리불순이나 찬 기운으로 인해 생리통이 있는 여성
- 허리와 무릎이 시큰거리고, 허리에 통증이 느껴지는 사람
- 소변이 자주 마렵거나 소변이 시원하게 잘 안 나오는 사람

양고기는 약으로 활용할 수도 있다. 고대에 양고기를 활용하여 병을 치료한 처방은 다음과 같다.

**비장과 신장이 허하고 차며 소변을 자주 보는 증상**: 양고기 200그램과 양의 폐 1개를 잘게 다진 후 소금과 두시豆豉(불린 콩을 찌거나 끓인 후 발효시켜 만든 것으로 말린 청국장과 비슷함)를 넣어 탕을 끓여 공복에 먹는다.

**허손虛損이나 몸이 마르고 수척해지는 증상**: 황기 20그램, 인삼 20그램, 백복령 20그램을 달인 물에 멥쌀 100그램과 다진 양고기 200그램, 대추 5개를 넣고 죽을 끓여 공복에 먹는다.

**찬 기운으로 인해 생긴 생리통**: 당귀 15그램, 생강 25그램, 양고기 500그램으로 탕을 끓여 섭취한다.

**양고기 무탕**

[재료] 양고기 500그램, 무 500그램, 껍질 벗긴 초과 2개, 감초 3그램, 생강 5조각, 소금 적당량

[만드는 법]

1. 양고기와 무를 적당한 크기로 자른다.

2. 양고기를 끓는 물에 살짝 데친 후 건져내어 깨끗이 씻는다.

3. 냄비에 모든 재료를 넣고 물을 적당히 부은 후 센 불에서 팔팔 끓인 다음 약한 불로 줄여 양고기가 익을 때까지 뭉근히 끓이고 소금으로 간을 한다.

[효능] 기를 북돋고 중초를 따뜻하게 하며, 비장과 신장을 따뜻하게 보양한다. 병을 앓고 난 후 체력이 허해졌거나 허리가 아프고 추위를 많이 타거나 입맛이 없는 사람이 먹으면 좋다. 차가운 성질을 지닌 무가 양고기의 건조한 성질을 중화시키고, 체내의 화火를 왕성하게 하는 양고기의 단점을 보완해 주며, 소화를 촉진하고, 위장의 연동 운동을 활발히 한다.

 **당귀 생강 양고기탕**

[재료] 양고기 500그램, 생강 25그램, 당귀 15그램, 후춧가루 1그램, 파 한 대, 맛술 20그램, 소금 적당량

[만드는 법]

1. 당귀와 생강은 큼직하게 썰고, 양고기는 뼈를 발라낸 후 근막을 벗겨 끓는 물에 데쳐 핏물을 제거한 다음 물기를 닦아 가늘게 썬다.

2. 냄비에 양고기, 당귀, 생강을 넣고 물을 적당히 부은 후 센 불에서 팔팔 끓인 다음 거품을 걷어내고 약한 불로 줄여 양고기가 완전히 익을 때까지 끓인 후 소금으로 간을 한다.

[효능] 신장을 따뜻하게 보양하고 찬 기운을 없애며, 허한 것을 보양하고 몸을 튼튼하게 하며, 기의 흐름과 혈액순환을 촉진한다.

## 유의할 점!

1. 양고기는 성질이 따뜻하여 양기를 북돋기 때문에 한 번에 지나치게 많이 먹으면 안 된다. 또한 양고기의 따뜻한 성질을 중화시킬 수 있는 채소를 곁들여 먹는 것이 가장 좋다. 발열, 치통, 구내염 등 체내의 화火가 왕성해진 증상이 있는 사람은 양고기를 삼가도록 한다.

2. 대부분 양고기를 샤브샤브로 먹는데 육수에 살짝 담갔다가 먹으면 육질은 부드럽지만 안전하지 않을 수 있다. 살짝 담그기만 하면 양고기에 있는 세균과 기생충이 죽지 않을 수도 있으니 양고기가 완전히 익을 때까지 충분히 담갔다가 먹어야 한다.

# 무덥고 땀나는 여름에는 장어 섭취로 지친 신장을 보양하자

장어는 중초를 보양하여 기를 북돋고, 혈액을 보양하고 탈진된 상태를 회복시키며, 간과 신장을 보양하는 효능이 있어 신장이 허해 생긴 유정이나 잠자는 동안 저절로 땀이 나는 증상 등을 개선하는 데 도움이 된다.

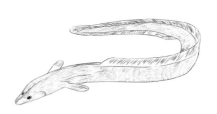

기온이 높은 여름에는 땀을 많이 흘리게 되는데 신장에 저장된 정기가 땀과 함께 몸 밖으로 흘러나오면 신장이 허해지기 쉽다. 이때 장어를 적당히 섭취하면 신체에 영양분을 보충하고 신장을 보양하는 효과를 얻을 수 있다.

황선黃鱔이라고도 불리는 장어는 예로부터 '소서小暑에 먹는 장어는 인삼보다 낫다.'라는 말이 있을 정도로 효능이 뛰어나다. 장어는 가시가 적고 살이 통통하며 맛이 매우 좋다. 특히 소서 전후에 먹는 장어는 최상의 품질을 자랑하며, 한여름 최고의 보양 식품으로 꼽힌다.

따뜻한 성질을 지닌 장어는 맛이 달고, 간경·폐경·신경으로 들어가 작용하며, 중초를 보양하여 기를 북돋고, 혈액을 보양하고 탈진된 상태를 회복시키며, 양기를 북돋고 비장의 기능을 이롭게 하며, 정기를 강하게 하고 출혈을 멎게 하며, 간과 신장을 보양하고, 풍사를 없애고 경락의 흐름을 원활하게 하는 효능이 있다.

장어에는 인체 각 조직의 세포막을 구성하는 주요성분이자 뇌세포의 필수 영양성분인 DHA와 레시틴이 풍부하게 함유되어 있어 영양 가치도 매우 높다. 신장은 골骨을 주관하고 수髓를 생성하며, 뇌는 골수의 바다라고 했다. 한의학에서는 장어가 뇌에 영양분을 공급하기 때문에 어느 정도 신장도 보양하는 효능이 있다고 여긴다. 허리가 시큰거리고 등에 통증이 느껴지는 증상, 팔다리가 쑤시고 아픈 증상, 유정, 활정, 자한, 도한 등 신장이 허한 사람이나 체질이 비교적 약한 중노년층은 장어를 활용하여 보신하면 좋다.

장어는 한약재이기도 하다. 장어의 대가리, 피, 뼈, 살, 껍질이 전부 약으로 활용 가능하다. 《본경봉원》에 나오는 '대력환大力丸'의 주재료가 바로 장어이다. '대력환'의 제조방법은 대략 다음과 같다.

술을 넣어 장어를 찐 후 장어의 살을 발라내 으깬 다음 진귀한 약재 가루들을 섞어 환으로 빚는다. '대력환'은 근육과 뼈를 튼튼히 하고 힘을 길러 주는 효능이 있다.

**신장 보양식 레시피**

 **장어 고추볶음**

[재료] 장어 2마리, 피망 1개, 고추 1/2개, 파 · 생강 · 마늘 · 두시 · 소금 · 설탕 · 후춧가루 · 전분물 · 맛술 · 간장 적당량씩

[만드는 법]
1. 장어는 대가리와 뼈를 발라내어 깨끗이 씻은 후 적당한 크기로 자르고 맛술, 후춧가루, 소금에 재워 둔다.
2. 피망과 고추는 씨를 제거하고 마름모 모양으로 썰고, 마늘과 생강은 편으로 썰고, 파는 적당한 길이로 자른다.
3. 달군 팬에 기름을 둘러 장어를 구운 후 따로 담아 둔다.
4. 팬에 남은 기름에 마늘, 파, 생강을 넣어 향을 낸 후 두시를 넣어 볶고, 장어와 물을 넣고 골고루 섞어 가며 볶는다.
5. 피망과 고추를 넣고 설탕, 소금, 간장을 넣어 고루 볶은 후 전분물을 넣어 걸

쭉하게 농도를 맞춘다.

[효능] 중초를 따뜻하게 하여 찬 기운을 몰아내고, 양기를 북돋고 신장을 보양하며, 허한 것을 보완하고 손상된 것을 회복시키며, 비장을 튼튼히 하고 위의 기능을 강화시킨다.

 ## 장어 부추볶음

[재료] 장어 2마리(약 400그램), 부추 150그램, 마늘·생강·소금 적당량씩

[만드는 법]

1. 장어는 손질한 후 적당한 크기로 자르고, 부추는 적당한 길이로 자르고, 마늘은 편으로 썰고, 생강은 잘게 다진다.
2. 달군 팬에 기름을 두르고 마늘과 생강을 넣어 향을 낸 후 장어를 넣어 볶고, 다시 부추를 넣어 재빨리 볶은 다음 소금으로 간을 한다.

[효능] 신장을 보양하고 양기를 북돋는 효능이 있어 신양이 허해 생긴 허리와 무릎 통증, 수족냉증, 발기부전, 생리양 감소 등의 증상에 도움이 된다.

### 유의할 점!

1. 장어는 성질이 따뜻한 편이므로, 입이 마르고 목이 건조한 증상, 변비, 소변이 짧고 붉은 증상 등 신음이 허한 사람은 많이 섭취하지 않는 것이 좋다. 몸에 열이 나거나 감기에 걸렸을 때도 장어를 섭취하지 않도록 한다.
2. 죽은 장어는 구입하지 않도록 한다. 장어의 단백질 성분에는 히스티딘이 다량 함유되어 있는데 장어가 죽고 나면 단백질 구조가 금세 분해되고, 세균의 침입으로 인해 히스티딘이 독성을 지닌 히스타민으로 변환되기 때문이다. 이를 섭취할 경우 어지럼증, 두통, 가슴이 두근거리고 답답한 증상 등을 유발할 수 있다.

# 미꾸라지를 자주 먹는 사람에게
# '성욕' 감퇴란 없다

미꾸라지는 비장과 신장을 보양
하고, 소변을 잘 나오게 하여 부
종을 없애고, 해독 효능이 있어
신장이 허해 유정 증상이 생겼
거나 부종이 있는 사람에게 도
움이 된다.

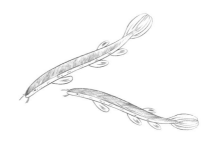

날마다 정신없이 바쁘게 일하고 스트레스가 많은 현대인은 밤을 새우
는 일도 허다해 충분한 휴식을 취할 겨를이 없다. 그런 탓에 몸은 늘 반
건강 상태이고, 정신적 활기가 없으며, 매사에 의욕도 없고, 성생활의 질
도 저하된다.

성욕 감퇴는 정신적 스트레스나 부족한 휴식과 어느 정도 관계가 있지
만 사실 신장에서 비롯되는 문제라고 할 수 있다. 《황제내경》에서는 신장
은 정精을 저장하며, 정은 지志가 머무는 곳이라고 여긴다. 즉, 인간의 정
신 활동은 신장의 '지배'를 받고 있으며, 휴식이 부족한 것은 인간의 신체
가 신장에 저장된 정기를 계속해서 소모하고 있음을 의미한다. 따라서 성
욕이 감퇴한 사람은 우선 신장 기능부터 보양하기 위해 노력하여야 한다.

우리 주변에 신장 보양 효능을 지닌 식품은 많지만 그중에서도 미꾸라
지는 성욕 감퇴 개선에 탁월한 효능을 지닌 식품으로 꼽힌다. '하늘에는
비둘기, 땅에는 미꾸라지'라는 중국 속담이 있는데, 이 말은 미꾸라지가
맛과 육질이 매우 뛰어나면서 영양 가치와 약용 가치도 상당히 높음을

의미한다.

한의학에서 자주 활용되는 약재이기도 한 미꾸라지는 성질이 어느 한 쪽으로도 치우쳐 있지 않고, 맛이 달며, 비경·간경·신경으로 들어가 작용하고, 비장과 신장을 보양하고, 소변을 잘 나오게 하여 부종을 없애고, 해독 효능이 있어 비장과 신장이 허한 증상, 열병으로 목이 마른 증상, 잠자는 동안 저절로 땀이 나는 증상, 부종, 소변이 잘 나오지 않는 증상, 발기부전, 조루 증상 등을 개선하는 데 도움이 된다.

현대 영양학 관점에서 보면 미꾸라지의 신장 보양 효과는 주로 다음과 같다.

첫째, 미꾸라지는 정자의 형성을 촉진하는 아미노산 함량이 매우 풍부하다. 남성이 미꾸라지를 자주 섭취하면 신장을 보양하고, 정자를 생산하는 기능이 강화되며, 성기능을 조절할 수 있다.

둘째, 미꾸라지는 칼슘, 인 등의 미네랄 함량이 풍부하므로 자주 섭취하면 골격이 튼튼해진다. 신장은 골骨을 주관하므로 골격 건강은 신장과 관련이 있다고 할 수 있다. 즉, 골격이 튼튼하면 정상적인 신장 기능을 유지하는 데 도움이 된다.

셋째, 미꾸라지에는 풍부한 영양성분이 함유되어 있다. 특히 미꾸라지에 함유된 불포화지방산은 노화 예방에 탁월한 효과가 있는데, 신장에 저장된 정기가 충분한지 아닌지는 노화 진행 속도를 결정하는 근본적인 요인이 된다. 심리적 스트레스로 인한 성욕 감퇴이든 노화나 신장의 정기 부족으로 인한 성욕 감퇴이든 미꾸라지를 자주 섭취하면 증상을 효과적으로 개선할 수 있다.

**검은콩 추어탕**

[재료] 미꾸라지 250그램, 검은콩 80그램, 흑임자 15그램, 구기자 · 치킨스톡 · 소
금 적당량씩

[만드는 법]

1. 찬물이 담긴 냄비에 미꾸라지를 넣고 뚜껑을 덮은 후 가열하여 숨을 죽이고
   건져낸 다음 물기를 제거하고, 기름을 두른 냄비에 노릇노릇하게 구운 후 으
   깬다.
2. 냄비에 검은콩을 넣고 물을 적당히 부은 후 센 불에서 팔팔 끓인 다음 약한
   불로 줄여 검은콩이 설익을 때까지 끓인다.
3. 미꾸라지, 흑임자, 구기자를 넣고 검은콩이 완전히 익을 때까지 끓인 후 소금
   과 치킨스톡으로 간을 한다.

[효능] 음기를 북돋고 신장을 보양하며, 머리카락을 검게 하고 눈을 밝게 한다.

 **미꾸라지 산약탕**

[재료] 미꾸라지 2마리, 산약 100그램, 두부 250그램, 생강 · 맛술 · 소금 적당량씩

[만드는 법]

1. 미꾸라지는 내장을 제거한 후 깨끗이 씻어 물기를 제거하고, 산약은 적당한
   크기로 썰고, 두부는 작게 썰어 준비한다.
2. 기름을 두른 팬에 미꾸라지를 넣어 살짝 노릇해질 정도로 굽고, 생강과 맛술
   을 넣고 약한 불로 줄여 10분 더 굽는다.
3. 끓는 물에 데친 산약과 두부를 넣고 물을 충분히 부은 후 30분 정도 끓인 다
   음 소금으로 간을 한다.

[효능] 신장을 보양하고, 비장을 튼튼히 하며, 위의 소화 기능을 돕는다.

미꾸라지는 사 온 즉시 조리하면 안 된다. 우선 그릇에 담아 물을 적당
히 부은 후 식용유를 몇 방울 떨어뜨리고 대략 한 시간 정도 놓아 두면

미꾸라지가 진흙과 모래를 토해내는데 이때 깨끗한 물로 갈아 준 후 손질하여 조리하도록 한다.

구입한 미꾸라지를 바로 조리하지 않을 경우에는 깨끗한 물로 미꾸라지를 헹군 후 물을 조금 넣은 비닐봉지에 미꾸라지를 넣고 입구를 단단히 묶어 냉동실에 보관한다. 이렇게 하면 시간이 오래 흐르더라도 미꾸라지가 죽지 않는다. 냉동실에 보관해 둔 미꾸라지로 조리하려면 찬물이 담긴 그릇에 얼린 미꾸라지를 넣으면 미꾸라지가 해동되면서 다시 살아난다.

## 유의할 점!

1. 비위가 허하고 차거나 설사를 하거나 감기로 인해 열이 나는 사람은 미꾸라지를 많이 섭취하지 않는 것이 좋으며, 습진이나 피부염 등 피부질환을 앓고 있는 사람도 미꾸라지를 삼가도록 한다.
2. 미꾸라지가 죽으면 많은 양의 병원성 미생물이 생성되므로 죽은 미꾸라지는 섭취하지 않도록 한다.

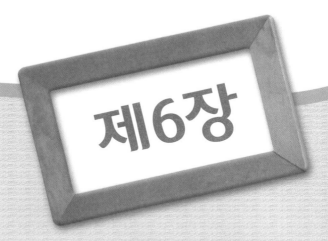

# 제6장

# 신장 보양에
# 효과적인 약재

보통 사람들은 한약재의 성질에 대해 제대로 알기 어렵지만 식용과 약용이 모두 가능한 일부 약재는 활용하기에 비교적 안전한 편이므로 가정에 항상 구비해 놓고 탕이나 죽을 끓일 때 조금씩 넣으면 신장을 효과적으로 보양할 수 있다.

같은 신장 보양약이라도 어떤 한약은 음기를 북돋아 신장을 보양하는 효능이 있는 반면, 신장을 따뜻하게 하고 양기를 북돋는 효능을 지닌 한약도 있다. 그러므로 증상에 따라 그에 알맞은 약재를 선택하고 활용해야만 신장 보양 효과를 제대로 얻을 수 있다.

# 장수하는 사람이 자주 마신다는 구기자차

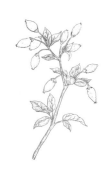

구기자는 간과 신장을 보양하
고, 정기를 북돋고 혈액을 보양
하며, 눈을 밝게 하고 백반증을
없애며, 폐를 촉촉하게 하여 기
침을 멎게 한다.

구기자는 특유의 선홍빛과 고운 모양을 지녔을 뿐만 아니라 보양 효과
도 매우 뛰어나다. 그래서 다른 보약보다 구기자를 선호하는 사람이 많
다. 《본초강목》에서는 '구기자를 오래 섭취하면 근육과 뼈가 단단해지고,
몸이 가벼워지고 노화를 방지할 수 있으며, 추위와 더위를 견뎌낼 수 있
다. 부족한 정기를 보충하고, 미용에 효과적이며, 피부를 하얗게 하고,
눈을 밝게 하고 정신을 안정시키며, 장수하게 만든다.'라고 했다.

간을 보양해야 하는 봄과 신장을 보양해야 하는 겨울에는 구기자를 섭
취하는 것이 좋으며, 한의학에서도 간과 신장의 음기가 허한 증상, 허리
와 무릎이 시큰거림, 머리가 어지럽고 눈앞이 캄캄한 증상, 건망증, 유정
증상 등에 구기자를 자주 활용한다.

## ◉ 효능이 뛰어난 구기자차와 구기자주

구기자를 섭취하는 방법은 매우 다양하다. 예를 들어, 탕이나 죽을 끓

여 먹거나 볶음 요리를 할 때 구기자를 조금씩 넣어 먹으면 맛이 있다. 그중 구기자를 섭취하는 가장 간단한 방법은 차를 끓여 먹거나 술을 담가 먹는 것이다.

**구기자차 만드는 법:** 찻잔에 구기자를 넣고 끓인 물을 부어 10분 정도 우린다. 또는 구기자를 깨끗이 씻은 후 15~20분 정도 물에 끓여 차 대용으로 마신다. 밤을 자주 새우는 사람은 저녁에 구기자차를 한 잔 마시면 간과 신장을 보양하고, 혈액을 보양하며 눈을 밝게 하고, 눈 부위의 피로를 완화시킬 수 있다. 국화를 함께 넣고 끓인 차를 마시면 눈을 밝게 하는 효과가 훨씬 높아진다.

**구기자주 만드는 법:** 깨끗이 씻은 구기자를 햇볕에 말려 으깬 후 깨끗한 면포에 싸서 술에 담가 밀봉하여 2주일 동안 숙성시킨다. 구기자주를 적당히 마시면 기혈 순환을 촉진하고, 신장의 기운을 활성화시킬 수 있다. 단, 하루에 25밀리리터 이상은 마시지 않는 것이 좋다.

## ◉ 계절에 따른 구기자 활용법

구기자는 사계절 모두 섭취할 수 있다. 차로 우려먹거나 다른 식품과 함께 보양식을 만들어 먹거나 다른 약재와 함께 섭취하면 병을 치료하거나 양생 효과를 얻을 수 있다. 《황제내경》에서는 때에 맞게 양생하는 것을 강조하고 있다. 즉, 계절에 따라 구기자를 섭취하는 방법도 달라야 한다. 가령 봄은 양기가 상승하고 발산하는 계절이므로 구기자와 황기 등 성질이 따뜻하고 단맛을 지닌 약재를 배합하여 탕이나 차를 끓여 먹으면 신장의 양기를 활성화하는 데 도움이 된다. 무더운 여름에는 구기자와 국화, 금은화, 녹차를 함께 끓여 마시면 화火를 없애고 더운 기운을 제거하며, 신정이 소모되는 것을 줄일 수 있다. 건조한 가을에는 신음이 소모되기 쉬우므로 구기자와 설리, 천패모, 백합, 옥죽 등 음기를 북돋고 건조한 기운을 촉촉하게 하는 약재를 배합하면 신장의 음기를 보양할 수 있다. 날씨가 추운 겨울은 감추고 저장하는 계절이므로 구기자와 양고기, 육종용, 파극천 등 따뜻하게 보양하는 효능을 지닌 약재를 배합하면 신장의 양기를 보양하고 추위를 막아내고 따뜻함을 유지할 수 있다.


## ⊙ 성욕 감퇴 개선에 도움이 되는 구기자

민간에서는 '집을 떠나 먼 길을 나설 때는 구기자를 먹지 마라.'라는 말이 전해 내려온다. 결혼한 남성이 오랫동안 멀리 출장을 가거나 여행을 떠나 부부가 오래 떨어져 있게 되었을 때 성기능을 자극하는 효능을 지닌 구기자를 많이 먹으면 성욕이 강해지고 성적으로 흥분하게 되어 외도를 일삼기 쉽다는 뜻이다. 구기자가 신장을 보양하고 정기를 북돋는 효능이 얼마나 탁월한지 가히 짐작할 수 있다. 말린 구기자를 매일 20그램 정도씩 씹어 먹으면 신장을 확실히 보양할 수 있고, 성기능 강화와 생식능력 향상에도 매우 효과적이다.


### 신장 보양식 레시피

 구기자 호두죽

[재료] 멥쌀 100그램, 구기자 20그램, 호두알맹이 20그램, 설탕 적당량
[만드는 법]
　1. 구기자는 이물질을 제거한 후 따뜻한 물에 불려 두고, 호두알맹이와 멥쌀은 깨끗이 씻는다.
　2. 냄비에 멥쌀을 넣고 물을 적당히 부은 후 센 불에서 팔팔 끓이다가 구기자와 호두알맹이를 넣고 약한 불로 줄여 뭉근히 끓인 다음 설탕으로 간을 한다.
[효능] 음기를 북돋고 신장을 보양하며, 장을 촉촉하게 하여 배변을 원활하게 하고, 눈을 밝게 한다.

**구기자 양 신장 죽**

[재료] 구기자 15그램, 양 신장 1개, 양고기 60그램, 멥쌀 100그램, 파 흰대 2개, 소금 적당량

[만드는 법]

1. 양 신장, 양고기, 파를 잘게 다진다.

2. 냄비에 멥쌀, 양 신장, 양고기를 넣어 죽을 끓이고, 구기자를 넣어 5분 정도 더 끓인 후 다진 파와 소금을 넣어 간을 한다.

[효능] 신장 기능을 북돋고 정기를 강화하는 효능이 있어 신장이 허해 생긴 이명이나 귀가 잘 들리지 않는 증상 등에 도움이 된다.

---

**유의할 점!**

1. 구기자는 효능이 뛰어나지만 지나치게 많이 섭취하면 안 된다. 보통 성인 기준 하루 20그램 정도만 섭취하는 것이 적당하고, 최대 30그램 이상 섭취하지 않도록 한다.

2. 구기자는 몸을 따뜻하게 보양하는 효능이 뛰어나지만 감기에 걸렸거나 몸에 염증이 생겼거나 설사를 할 때는 구기자를 섭취하지 않는 것이 좋다.

# 유정 증상에서 벗어날 수 있게 도와주는 연자

연자는 신장 기능을 북돋고 정
기를 단단하게 잡아 주며, 심장
을 보양하고 정신을 안정시키는
효능이 있어 신장이 허해 생긴
유정, 백대하, 생리불순, 불면증
등에 도움이 된다.

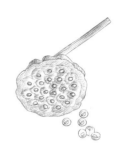

옛사람들은 '연꽃은 진흙 속에서 나왔으면서도 진흙에 물들지 않고, 맑고 깨끗한 꽃을 피우면서도 그 요염함을 자랑하지 않는다.', '멀리서 바라볼 수는 있어도 함부로 가지고 놀 수는 없다.'라는 말로 연꽃의 고결함을 흠모했다. 그러나 연꽃에 대해 이렇게 흠모하는 마음과 달리 연자의 이미지는 훨씬 '친근하게' 다가온다. 이미 식품과 약재로 항상 우리 생활 가까이에 있었기 때문이다.

연자는 성질이 어느 한쪽으로도 치우쳐 있지 않고, 맛이 달고 떫으며, 비경·신경·심경心經으로 들어가 작용하고, 비장을 보양하고 설사를 멎게 하며, 대하帶下를 그치게 하고, 신장 기능을 북돋고 정기를 단단하게 잡아 주며, 심장을 보양하고 정신을 안정시키는 효능이 있어 비장과 신장의 양기가 허해 생긴 설사, 부종, 식욕부진, 심양心陽과 신음의 관계가 조화롭지 못해 생긴 불면증, 신장이 허해 생긴 유정, 활정, 백대하, 생리불순 등 비장·신장·심장과 관련된 증상을 개선하는 데 도움이 된다.

연자의 가장 탁월한 효능은 바로 정기를 튼튼하게 하여 유정을 그치게 한다는 것이다. 《옥추약해玉楸藥解》에서는 '연자는…… 단단하게 잡아 주는 성질이 있어 정액이 저절로 새는 증상이 있는 사람에게 가장 좋으며, 유정이나 대변이 묽은 증상에 매우 효과적이다.'라고 했다. 연구에 따르면 연자에 함유된 넬룸빈은 성욕을 억제시키는 효능이 있어 몽정, 유정, 활정 증상이 있는 사람이 자주 섭취하면 정精이 저절로 밖으로 새는 증상을 멎게 하고, 정을 단단하게 잡아 주는 효과를 얻을 수 있다. 《태평혜민화제국방太平惠民和劑局方》에는 연자를 주재료로 하여 유정 증상을 치료한 처방인 청심연자음淸心蓮子飮이 기록되어 있다.

**청심연자음:** 심을 제거한 연자육 · 백복령 · 황기(꿀을 넣어 볶은 것) · 인삼 23그램씩, 황금黃芩 · 심을 제거한 맥문동 · 지골피 · 차전자 · 볶은 감초 · 자호 15그램씩을 잘게 부숴 가루로 만든다. 물 세 그릇에 맥문동 10개를 넣고 달인 후 걸러낸 맥문동 약즙에 약재 가루 9그램을 섞어 공복에 복용한다.

청심연자음은 심경의 열을 없애고 습한 기운을 소변으로 배출시키며, 기를 북돋고 음기를 보양하는 효능이 있어 신기가 부족하거나 마음의 울화로 인해 생긴 유정 또는 백대하, 폐와 신장이 허해 생긴 사지 무력감, 입이 마르고 건조함, 손발바닥과 가슴에 열이 나는 증상 등을 치료하는데 자주 활용된다.

청심연자음의 재료가 다소 복잡하다고 느껴지면 다른 재료로 대체할 수 있다. 연자 50그램, 얇게 썬 산약 15그램, 물에 불린 흰목이버섯 50그램을 냄비에 넣고 물을 적당히 부어 센 불에서 팔팔 끓인 후 약한 불로 줄여 2~3시간 정도 뭉근히 끓인 다음 설탕으로 간을 한다. 연자는 심장과 신장을 보양하고, 산약은 비장과 신장을 보양하며, 흰목이버섯은 음기를 북돋고 진액을 생성하므로 함께 섭취하면 신음을 북돋고 심장의 열을 다스리고 건조한 기운을 촉촉하게 하는 효과를 얻을 수 있다. 《본초비요本草備要》에서는 '대변이 딱딱한 사람은 연자를 섭취해서는 안 된다.'라고 했다. 그러므로 변비 증상이 있는 사람은 연자를 적게 섭취해야 한다.

연자를 주재료로 한 처방은 이밖에도 여러 가지가 있다.

**오랫동안 설사가 그치지 않는 증상**: 심을 제거한 연자 100그램을 가루를 낸 후 가루 5그램을 미음으로 복용한다.

**소변이 뿌옇거나 몽정, 유정 증상이 있는 경우**: 연자육, 익지인, 용골을 같은 양으로 준비한 후 곱게 갈아 가루를 낸다. 공복에 가루 10그램을 미음으로 복용한다.

연자 안에는 녹색 싹눈이 있는데 이것이 바로 연자심이다. 연자심은 쓴맛이 나기 때문에 대부분 연자심을 제거하고 먹는다. 사실 연자심을 제거하지 않고 그대로 섭취하면 신장 보양 효과가 더욱 높아진다. 연자심에는 진액을 수렴하고 땀을 멈추게 하며, 심장의 화火를 없애고 정신을 안정시키며, 출혈을 멎게 하고 정기를 단단히 잡아 주는 효능이 있기 때문이다.

연자심을 차로 끓여 자주 마시면 심장의 화를 없애고, 유정을 그치게 하며, 심양과 신음의 관계가 조화롭지 못하거나 음정 부족으로 허화가 왕성해져 생긴 유정 증상을 효과적으로 개선할 수 있다. 요즘 남성들은 심한 스트레스로 인해 불면증이나 정신적 쇠약 증상을 보편적으로 겪고 있는데, 연자심을 우린 차를 자주 마시면 마음이 편안해지고 정신이 안정되며 불면증도 완화시킬 수 있다. 그러나 연자심은 성질이 차갑고 쓴맛이 나기 때문에 비위 기능이 다소 약한 사람은 많이 섭취하지 않는 것이 좋다.

**호두 흑임자 연자죽**

[재료] 호두알맹이 30그램, 흑임자 30그램, 연자 15그램, 멥쌀 150그램, 설탕 적당량

[만드는 법]

1. 연자는 깨끗이 씻은 후 물에 담가 둔다.

2. 냄비에 멥쌀, 흑임자, 호두, 연자를 넣고 물을 적당히 부은 후 죽을 끓인다.

[효능] 정기를 북돋고 신장을 튼튼히 하며, 마음을 편안하게 하고 정신을 안정시키며, 뇌를 건강하게 하고 지능을 높인다.

 **흰목이 연자탕**

[재료] 불린 흰목이버섯 5그램, 연자 30그램, 맛술 · 소금 · 설탕 · 닭 육수 적당량씩

[만드는 법]

1. 불린 흰목이버섯을 그릇에 담고 닭 육수를 부은 후 찜기에 쪄낸다.

2. 연자는 초록 겉껍질을 벗겨내고 안쪽의 얇은 흰 껍질을 벗겨낸 후 반으로 갈라 심을 빼내고 끓는 물에 데친 다음 뜨거운 물에 담가 둔다.

3. 냄비에 닭 육수, 맛술, 소금, 설탕을 넣어 끓인 후 흰목이버섯과 연자를 그릇에 담고 끓여 놓은 닭 육수를 부어 준다.

[효능] 음기를 북돋고, 신장과 비위를 보양하며, 폐를 맑게 하고 기운을 북돋는다.

# 간과 신장을 보양하면서
# 머리카락을 검고 윤기 나게 하는 오디

오디는 간과 신장을 보양하고,
정기를 북돋고 혈액을 보양하
며, 흰머리를 검게 하는 효능이
있다.

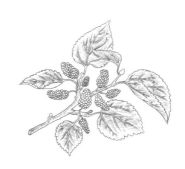

　새콤달콤한 맛이 일품인 오디는 침샘을 자극하여 식욕을 돋울 뿐 아니
라 간과 신장을 보양하고, 정기를 북돋고 혈액을 보양하며, 진액을 생성
시켜 건조한 기운을 촉촉하게 하고, 머리카락을 검게 하고, 장을 촉촉하
게 하여 배변을 원활히 하는 효능이 있다. 한의학에서는 간과 신장이 허
하고 혈액과 정기가 부족하여 생긴 어지럼증, 눈앞이 캄캄함, 허리가 시
큰거리고 이명이 들림, 이른 나이에 흰머리가 생김, 불면증이나 다몽증,
진액이 손상되어 목이 말라서 물이 자꾸 먹힘, 장이 건조하여 생긴 변비
증상 등을 치료할 때 오디를 자주 활용한다.

　한의학에서는 신장의 광채가 머리카락에 나타난다고 여긴다. 즉, 머리
카락은 인체의 신기가 충분한지 아닌지를 보여주는 지표이다. 만일 간
과 신장이 허해 신기가 부족하거나 간혈이 지나치게 소모되면 이른 나이
에 흰머리가 생기거나 탈모 증상이 생기기 쉽다. 《전남본초滇南本草》에서
는 '오디는 신장 기능을 북돋고 정精을 단단하게 잡아 주니 오래 섭취하
면 머리카락이 검어지고 눈이 밝아진다'라고 했다.

　간과 신장을 보양하는 효능을 지닌 오디를 자주 섭취하면 정기를 북돋
고 혈액을 보양하며 흰머리가 검어지는 효과를 얻을 수 있다. 현대의학

의 관점에서 보면 머리카락을 검게 하는 오디의 효능은 오디의 색과 관련이 있다. 검은색 식품인 오디는 안토시아닌 함량이 풍부한데 안토시아닌은 머리카락을 검고 윤기 나게 하는 효능이 있다.

오디를 섭취하는 가장 일반적인 방법은 생으로 섭취하는 것이지만 한의학에서는 보통 말린 오디를 활용한다. 그중 말린 오디로 차를 끓이는 방법은 매우 간단하다.

**오디차**: 말린 오디 5그램과 구기자 10개 정도를 컵에 넣고 끓인 물을 부어 뚜껑을 덮고 5~10분 정도 우린다.

오디와 구기자는 간과 신장을 보양하는 효능이 뛰어난 식품으로 차를 끓여 마시면 간혈이 부족하거나 신기가 허해 이른 나이에 흰머리가 생겼거나 머리카락이 자주 빠지는 증상, 허리와 무릎이 시큰거리는 증상, 얼굴이 창백하거나 누렇고 초췌한 증상을 개선할 수 있다.

생리양이 감소했거나 생리주기가 길어진 여성도 오디와 대추를 끓여 마시면 좋다. 오디는 정기를 북돋고 혈액을 보양하며, 대추는 기와 혈액을 보양하는 효능이 있어 증상이 효과적으로 개선된다.

집에서도 손쉽게 활용할 수 있는 처방들을 살펴보기로 하자.

**자한自汗, 도한盜汗**: 오디 10그램과 오미자 10그램을 달여서 매일 2회 복용한다.

**이른 나이에 흰머리가 생겼거나 눈이 침침하거나 유정 증상이 있는 경우**: 오디 30그램과 오미자 18그램을 달여서 매일 1회 복용한다. 또는 오디 30그램과 하수오 30그램을 달여서 매일 1회 복용한다.

**탈모 증상**: 오디 100그램, 복령 가루 20그램, 멥쌀 100그램으로 죽을 끓여 장기간 섭취한다.

**음허로 인해 생긴 조열潮熱이나 가래가 없는 마른기침을 하는 증상**: 오디 30그램, 지골피 15그램, 얼음사탕 15그램을 달여서 매일 아침저녁마다 복용한다.

**불면증이나 건망증**: 오디 30그램과 산조인 15그램을 달여서 매일 취침 전에 복용한다.

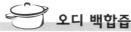

신장 보양식 레시피

 오디 멥쌀죽

[재료] 오디 60그램, 멥쌀 60그램, 얼음사탕 적당량
[만드는 법] 깨끗이 씻은 오디와 멥쌀을 냄비에 넣고 죽을 끓인 후 얼음사탕을 넣어 고루 섞는다.
[효능] 음기를 북돋고 신장을 보양하며, 간과 혈액을 보양하는 효능이 있어 신체가 허약하거나 가슴이 답답하고 열이 나는 증상, 현기증 또는 빈혈 증상을 완화시키는 데 도움이 된다.

오디 백합즙

[재료] 오디 100그램, 백합 50그램
[만드는 법] 깨끗이 씻은 오디와 백합을 달여서 하루에 한 번 마신다.
[효능] 음기를 북돋고 신장을 보양하며, 마음을 편안히 하고 정신을 안정시키는 효능이 있어 불면증이나 가슴이 답답하고 열이 나는 증상을 완화시키는 데 도움이 된다.

# 몸을 따뜻하게 해 주는 육계

육계는 신장의 양기를 보양하
는 효능이 있어 신장이 허해 생
기는 추위를 타는 증상, 허리와
무릎이 시리면서 아픈 증상, 발
기부전이나 유정 증상에 도움이
된다.

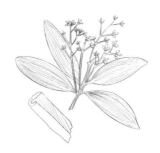

몸을 따뜻하게 하고 활력을 불어넣는 역할을 하는 신양은 인체의 체온
을 알맞게 유지시켜 주고, 오장육부의 흐름이 정상적으로 이루어져 추위
를 느끼지 않게끔 해 준다. 말하자면 신양은 우리 몸의 '태양'이라고 할
수 있다. 신양이 부족하면 인체는 충분한 '햇볕'을 받지 못해 추위를 타게
되고, 팔다리가 차가워지며, 허리가 아프고 무릎이 시리며, 묽은 대변이
나오고, 소변을 자주 길게 보고, 혀에 엷은 백태가 끼게 된다. 이러한 증
상을 개선하려면 신양을 따뜻하게 보양해야 하는데, 육계는 바로 이러한
효능을 지닌 대표적인 약재이다.

육계는 성질이 매우 뜨겁고 매운맛과 단맛이 나며, 신경·심경·비
경·간경으로 들어가 작용한다. 한의학에서는 육계는 온전한 양기를 지
닌 약재로 육계가 신경으로 들어가면 신장의 양기를 크게 보양하고, 비
경으로 들어가면 중초를 따뜻하게 하고 찬 기운을 없애며, 심경과 간경
으로 들어가면 혈액 속의 찬 기운을 없애 준다고 여겨 신양이 허하거나
부족한 경우, 비위가 허한 경우, 찬 기운이 뭉쳐서 어혈이 생긴 경우에

육계를 자주 활용한다. 발기부전, 생리통, 허리와 무릎이 시리고 아픈 증상, 신장이 허해 기침을 하면서 헐떡거리는 증상, 복부가 찬 증상, 수족냉증이 있거나 추위를 많이 타는 사람은 육계를 자주 섭취하면 증상을 효과적으로 개선할 수 있다.

육계를 활용하려면 한약방에서 육계를 구입할 때 가루로 만들어 달라고 요청하는 것이 좋다. 죽이나 탕을 끓일 때 육계 가루를 적당히 넣으면 비장과 신장을 따뜻하게 보양하는 효과가 있다. 아니면 직접 육계의 이물질을 제거하고 껍질을 벗겨 작은 크기로 자른 후 믹서에 넣고 가루를 내어 유리병에 밀봉 보관하는 것도 괜찮다. 매일 1티스푼 정도의 육계 가루를 끓인 물에 넣어 마시면 신양이 허해 생긴 각종 증상을 효과적으로 개선할 수 있다.

신장의 양기가 부족하면 기혈의 흐름이 느려질 수 있고, 시간이 오래 지나면 기혈의 흐름이 뭉치고 얽혀 정체되기 쉽다. 여성에게 이러한 증상이 나타나면 생리가 다가올 때 요통이나 복통이 생길 수 있다. 이때 육계와 황기, 대추, 흑설탕, 익모초 등의 재료를 잘 배합하여 섭취하면 기의 흐름을 원활히 하고 혈액을 보양하며, 혈액순환을 촉진하여 어혈을 제거하여 기혈의 흐름이 원활해지고 양기를 북돋을 수 있다.

신장 보양식 레시피

##  육계 양고기탕

**[재료]** 육계 10그램, 양고기 250그램, 생강 · 맛술 · 소금 적당량씩
**[만드는 법]**
1. 양고기는 적당한 크기로 잘라 찬물에 담가 핏물을 제거한 후 깨끗이 씻는다.
2. 냄비에 양고기, 육계, 생강, 맛술을 넣고 센 불에서 팔팔 끓인 후 약한 불로 줄여 3시간 정도 뭉근히 끓인 다음 소금으로 간을 한다.

**[효능]** 신장과 비위를 따뜻하게 하고 양기를 보양한다.

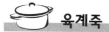 **육계죽**

**[재료]** 육계 가루 1스푼, 멥쌀 100그램

**[만드는 법]** 냄비에 멥쌀을 넣고 물을 적당히 부어 센 불에서 팔팔 끓인 후 육계 가루를 넣고 약한 불로 줄여 뭉근히 끓인다.

**[효능]** 신장의 양기를 북돋아 추위를 타지 않게 해 준다.

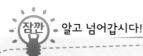 **알고 넘어갑시다!**

### 육계과 계피의 차이점

음식을 조리할 때 양념으로 쓰이는 계피를 육계로 착각하는 사람이 많은데 사실 육계와 계피는 전혀 다르다. 육계는 녹나뭇과 식물인 육계나무의 마른 껍질이고, 계피는 녹나뭇과 식물인 음향나무의 마른 껍질이다. 육계와 계피는 겉으로 보기에 매우 흡사하지만 각기 다른 효능을 지니고 있으며, 계피는 보통 약재로 사용되지 않는다.

**유의할 점!**

1. 육계는 매운맛과 뜨거운 성질을 가졌기 때문에 음기를 손상시키고 화기를 북돋기 쉽다. 따라서 본인의 체질에 따라 활용해야 하며, 한의사와 상담한 후 섭취하는 것이 가장 좋다. 또한 지나치게 많이 섭취하거나 장기간 섭취하지 않도록 주의하고, 하루 최대 섭취량을 4그램 미만으로 제한한다.

2. 몸에 열이 빠지지 않고 화火가 오르는 사람, 담열痰熱로 인한 기침이나 풍열로 인해 감기를 앓고 있는 사람, 출혈성 질환이 있는 사람, 임산부가 육계를 섭취하면 다른 질병이 생기거나 병세가 심해질 수 있으니 삼가도록 한다.

# 신기 부족으로 인해 생긴
# 허리 통증에 효과적인 두충

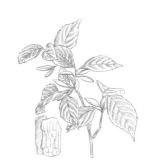

두충은 신장의 기운을 보양하
고, 근육과 뼈를 튼튼하게 하는
효능이 있어 허리 통증과 다리
가 무력해지는 증상을 개선하는
데 도움이 된다.

중국 명나라의 의술가였던 무희옹繆希雍은 '두충은 허리와 척추의 통증
을 다스리고, 정기를 북돋고, 근육과 뼈를 튼튼히 하며, 다리가 시큰거리
고 아픈 증상을 치료한다. 허리는 신장이 자리한 곳으로 허리를 움직일
수 없게 되면 신장에 병이 생겨 고통을 겪게 된다. 두충은 신장의 부족한
기운을 보양하므로 신장에 이롭다.'라고 했다.

우리는 여기서 두 가지 사실을 알 수 있다. 첫째, 신장과 골격 건강은
매우 밀접한 관계가 있으며, 신기가 부족한 사람은 허리가 아프거나 다
리가 시큰거리면서 힘이 없는 증상이 나타나기 쉽다. 둘째, 두충은 정기
를 북돋고 신장을 보양하며, 근육과 뼈를 튼튼하게 하는 효능이 있어 허
리 통증과 다리가 무력해지는 증상에 효과적이다.

따뜻한 성질과 단맛을 지닌 두충은 간경과 신경으로 들어가 작용한다.
《본초강목》에서는 '두충은 간경으로 들어가고 신장을 보양하며, 정기를
북돋아 중초를 보양하며, 근육과 뼈를 튼튼하게 하고, 의지를 굳건하게
하는 효능이 있어 신장이 허해 생긴 요통을 치료하고, 오래 섭취하면 몸
이 가벼워지고 늙지 않는다.'라고 했다. 나이가 들면 신기가 점점 쇠약해

져 허리에 통증이 느껴지고 다리에 힘이 빠지는 증상이 나타나기 쉽다. 이때 두충을 섭취하면 신장의 기운을 보양하고, 근육과 뼈를 튼튼히 할 수 있다. 그밖에 두충은 정신적 활기가 없는 증상, 쉽게 피로해지는 증상, 소변을 봐도 개운하지 않은 잔뇨감이 드는 증상 등을 개선하는 데에도 효과가 있다.

신장의 기능은 신양과 신음으로 나뉘는데 신양과 신음은 서로 의존하고 제약하면서 인체의 음양 기혈의 동적인 균형 상태를 유지시키는 역할을 한다. 음양의 균형이 깨지면 신장이 허한 증상이 바로 나타난다. 신양이 허하면 허리와 무릎이 시큰거리고, 추위를 많이 타며, 손발이 차갑고, 소변량이 늘고, 성욕이 저하되며, 남성은 발기부전이나 조루, 여성은 자궁이 찬 탓에 임신이 되지 않는 증상 등이 나타난다. 신음이 허하면 허리와 무릎이 쑤시고, 머리가 어지럽고 이명이 들리며, 불면증과 건망증이 생기고, 남성은 유정이나 조루, 여성은 생리양 감소나 폐경 증상 등이 나타난다.

그럼 두충은 신음을 보양하는 것일까 아니면 신양을 보양하는 것일까? 두충은 어느 한쪽으로도 치우쳐 있지 않으면서 따뜻한 성질을 가졌기 때문에 신양을 보양하든 신음을 보양하든 여러 가지 약재를 적절히 배합하여 활용하기만 하면 탁월한 효과를 얻을 수 있다.

가령 신양이 허한 사람은 두충과 돼지신장을 끓여 먹으면 신양을 보양할 수 있고, 신음이 허한 사람은 두충과 석곡, 구기자, 여정자 등 허한 음기를 보양하는 효능을 지닌 약재를 배합하여 복용하고, 신기가 허한 사람은 두충과 황기, 당삼, 산약 등 중초를 보양하고 기를 북돋는 효능을 지닌 약재를 배합하여 복용하면 좋다.

두충은 보통 두충 껍질을 탕으로 달여서 복용하거나 두충과 육류를 함께 넣고 푹 삶아 먹는 방법으로 섭취한다. 또는 두충을 차로 끓여 먹는 방법도 있다.

**두충 홍차**: 두충 12그램을 잘게 잘라 홍차 3그램과 함께 찻잔에 넣고 끓인 물을 부어 10분간 우린 후 마신다. 두충은 정기를 북돋고 신장

을 보양하며 근육과 뼈를 튼튼하게 하고, 홍차는 기를 북돋고 중초를 따뜻하게 한다. 두충과 홍차를 차로 우려 마시면 간과 신장을 보양해 주고, 근육과 뼈를 튼튼히 하는 효능이 있어 신장과 간의 양기가 허해 생긴 허리와 무릎이 시큰거림, 발기부전, 조루, 빈뇨증, 과민성 방광 증상 등을 개선할 수 있다.

두충을 술에 담가 마실 수도 있는데, 신양을 보양하고 근육과 뼈를 튼튼히 하는 효능이 탁월하다.

**두충주**: 두충 50그램, 단삼 10그램, 천궁 25그램을 면포에 담아 입구를 단단히 묶은 후 술병에 넣고 높은 도수의 백주 1리터를 부은 다음 밀봉하여 20일간 숙성시킨다. 20일이 지나면 면포를 건져내고 맑은 술만 걸러내어 마신다.

매일 20~25밀리리터씩 두충주를 마시면 간과 신장을 보양하고, 혈액의 흐름을 활발히 하여 경락이 잘 통하게 되므로 간과 신장이 허한 노년층에게 나타나는 허리와 등이 시큰거리고 아픈 증상, 다리에 힘이 빠지는 증상, 팔다리가 마비되는 증상 등이 효과적으로 완화된다.

**요통**: 천목향 5그램, 팔각회향 15그램, 볶은 두충 15그램을 달여서 복용한다.

**근육과 혈맥에 경련이 일어나면서 통증이 느껴지거나 허리와 무릎에 힘이 없는 증상**: 덖은 두충 75그램, 천궁 50그램, 볶은 후 껍질을 제거한 부자 25그램, 생강, 대추를 달여서 복용한다. 단, 부자는 독성이 있으므로 의사와 상담한 후 활용하도록 한다.

**돼지신장 두충찜**

[재료] 두충 25그램, 돼지신장 1개, 소금 적당량

[만드는 법] 돼지신장을 깨끗이 씻은 후 적당한 크기로 잘라 두충과 함께 그릇에 담고 소금을 적당히 뿌린 다음 찜기에 넣고 1시간 정도 찐다.

[효능] 양기를 북돋고 신장을 보양하는 효능이 있어 허리가 시큰거리고 등이 아픈 증상, 사지 무력감, 성욕 감퇴, 발기부전, 유정, 활정, 수족냉증 등에 도움이 된다.

 **산약 두충죽**

[재료] 산약 90그램, 두충 6그램, 저마근 15그램, 멥쌀 80그램

[만드는 법]

1. 산약은 껍질을 벗겨 네모지게 썰고, 멥쌀은 깨끗이 씻는다.

2. 두충과 저마근을 면포에 담고, 멥쌀, 면포, 산약을 냄비에 넣고 물을 적당히 부어 센 불에서 팔팔 끓인 후 약한 불로 줄여 뭉근히 끓인다.

[효능] 간과 신장을 보양하고, 혈액을 보양하여 마음을 안정시키는 효능이 있어 간과 신장이 허해 생긴 불면증, 다몽증, 초조하고 불안한 증상, 생리불순 등에 도움이 된다.

# 신기를 보충하고
# 흰머리를 검게 하는 하수오

하수오는 혈액을 보양하고 간을
이롭게 하며, 정기를 단단히 하
고 신장을 이롭게 하며, 근육과
뼈를 튼튼히 하고, 머리카락을
검게 하는 효능이 있다.

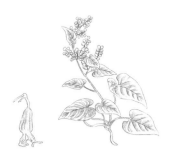

《황제내경》에서는 신장의 광채는 머리카락에 나타난다고 했다. 모발의
색은 신장 안에 저장된 정기가 풍부한지 아닌지와 매우 큰 관계가 있다.
신장의 정기가 풍부하면 머리카락이 검고 무성하며, 신장의 정기가 부족
하면 머리카락이 희어진다. 나이가 들어 신기가 부족해지면 흰머리가 생
기기 쉽다. 보다 젊어 보이기 위해 염색을 하는 사람이 많은데 이는 임시
방편에 불과하며, 염색약을 장기간 사용하면 상당한 유해성분이 신체에
축적될 수도 있다. 검은 머리카락을 갖기 위한 근본적인 방법은 바로 신
장을 보양하는 것이다.

신장을 보양하고 머리카락을 검게 하는 데 있어서 하수오를 언급하지
않을 수 없다. 하수오는 야교등夜交藤이라고도 불리는데, 매일 밤만 되면
하수오 줄기가 덩굴처럼 뒤엉켜 있다가 날이 밝으면 자연스럽게 떨어진
다고 하여 붙여진 이름이다. 성질이 따뜻하고, 쓴맛, 단맛, 떫은맛이 나
는 하수오는 간경·심경·신경으로 들어가 작용한다. 《본초강목》에 따
르면 하수오는 '혈액을 보양하고 간을 이롭게 하며, 정기를 단단히 하고
신장을 이롭게 하며, 근육과 뼈를 튼튼히 하는 보양 효능을 지닌 약재이

다.', '심장 부위의 통증을 멎게 하고, 혈기를 북돋고, 모발을 검게 하며, 얼굴을 윤택하게 하고 안색을 밝게 한다.'고 하였다.

하수오를 자주 섭취하면 간혈이 충분해지고, 신정이 풍성해지며, 얼굴에 홍조가 생기고, 얼굴이 환하게 빛나며, 머리카락이 검고 윤기가 흐른다. 이른 나이에 머리카락이 희어짐, 안색이 창백하거나 누렇고 초췌함, 눈이 침침함, 허리와 무릎이 시큰거림, 관절통, 정신적 활기가 없음, 유정, 활정 등 신장이 허한 사람은 하수오를 활용하여 보양하면 도움이 된다. 하수오, 흑임자, 꿀을 끓인 후 고약 형태로 만들어 매일 복용하면 정기를 북돋고 신장을 보양하며, 기혈을 보강하고, 모발을 검고 윤기 나게 하는 효과를 얻을 수 있다.

**하수오 꿀절임:** 깨끗이 씻은 제수오(하수오를 약으로 사용하기 위해 처리한 형태) 100그램을 30분 정도 쪄서 부드럽게 한 후 냄비에 넣고 물을 적당히 부어 1시간 정도 끓인 다음 제수오 즙을 물에 희석시킨다. 흑임자 50그램을 충분히 볶은 후 제수오 즙을 희석시킨 물에 넣어 10분간 끓이고 불을 끈 후 차게 식힌 다음 꿀 50그램을 넣어 고루 섞는다.

제수오 150그램과 흑임자 150그램을 볶은 후 곱게 갈아 꿀물에 타서 복용해도 좋다. 꿀물에 제수오와 흑임자 가루 15그램씩을 타서 하루에 한 잔씩 보름 동안 꾸준히 마시면 신장을 보양하고 머리카락을 검게 하는 효과를 얻을 수 있다.

죽을 끓일 때는 제수오 가루를 넣거나 제수오를 끓여 즙을 낸 후 멥쌀을 넣고 죽을 끓여 공복에 섭취하면 신장을 효과적으로 보양할 수 있다. 닭고기나 육류로 탕을 끓일 때도 제수오를 넣으면 좋다.

제수오는 단독으로 섭취할 수도 있고, 다른 식품이나 약재와 함께 섭취할 수도 있다. 가령 제수오와 산약을 가루로 만들어 매일 10그램 정도씩 꾸준히 섭취하면 신장을 보양하고 몸이 튼튼해지며, 신장이 허해 생긴 허리와 무릎 시큰거림, 수족냉증, 추위를 많이 타거나 안색이 누렇고 초췌한 증상 등을 완화시킬 수 있다.

**자한**自汗**, 도한**盜汗: 제수오 가루 적당량을 물에 되직하게 갠 후 배꼽에 바른다.

**허리와 무릎 통증**: 제수오 500그램과 회우슬 500그램을 술에 일주일 동안 담가 두었다가 꺼낸 후 햇볕에 바짝 말려 잘게 으깬 다음 대추 살을 섞어 콩알만한 크기로 빚는다. 매일 공복에 30~50개씩 온주溫 酒와 함께 복용한다.

## 신장 보양식 레시피

### 하수오 오골계탕

**[재료]** 오골계 1마리, 검은콩 200그램, 대추 5개, 율무 80그램, 제수오 20그램, 구 기자 15그램, 생강 20그램, 맛술 · 소금 적당량

**[만드는 법]**

1. 제수오는 하룻밤 정도 물에 불리고, 검은콩은 깨끗이 씻은 후 물기를 제거하 고, 생강은 편으로 썰고, 대추는 씨를 제거한다.
2. 오골계는 깨끗이 손질한 후 적당한 크기로 썰어 끓는 물에 데친 다음 찬물에 헹군다.
3. 냄비에 모든 재료를 넣고 물을 적당히 부은 후 맛술을 넣고 센 불에서 팔팔 끓인 다음 약한 불로 줄여 2시간 정도 뭉근히 끓인 후 소금으로 간을 한다.

**[효능]** 정기를 북돋고 신장을 보양하며, 머리카락을 검게 하고, 피부미용에 효과가 있다.

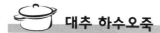 **대추 하수오죽**

[**재료**] 제수오 20그램, 대추 5~6개, 멥쌀 150그램, 검은콩 · 좁쌀 · 흑미 적당량씩, 얼음사탕 약간

[**만드는 법**]

1. 제수오를 달여서 즙을 내고, 대추는 깨끗이 씻어 씨를 제거한다.

2. 냄비에 대추, 멥쌀, 검은콩, 좁쌀, 흑미를 넣고 제수오 즙과 물을 적당히 부은 후 중불에 뭉근히 끓인 다음 얼음사탕으로 간을 한다.

[**효능**] 간혈과 신장을 보양하고 노화 방지에 효과가 있다. 간과 신장이 허한 증상, 음혈陰血이 부족한 증상, 머리가 어지럽고 이명이 들리는 증상, 이른 나이에 흰 머리가 생긴 증상, 빈혈, 신경쇠약 등에 도움이 된다.

# 신장을 따뜻하게 하고
# 뼈를 튼튼하게 하는 녹용

녹용은 신양을 북돋고 기혈을
보양하며, 근육과 뼈를 튼튼하
게 하는 효능이 있어 허리와 무
릎이 시리고 아픈 사람, 발기부
전이나 유정 증상이 있는 남성,
자궁이 찬 편이거나 생리통이
있는 여성에게 도움이 된다.

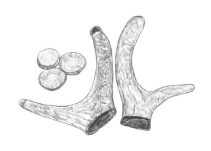

녹용은 부드러운 털로 덮여 있고 혈액이 들어 있는 상태에서 채취한 수
사슴의 어린 뿔이다. 한의학에서 녹용은 양기를 북돋고 정혈을 보충하는
효능이 탁월한 약재로 꼽힌다. 신경으로 바로 들어가 신양을 북돋고, 기
혈을 보양하며, 정수를 보충하고, 근육과 뼈를 튼튼하게 하는 녹용은 신
양이 허한 증상, 정혈 부족으로 생긴 수족냉증, 추위를 많이 타는 증상,
허리와 무릎이 시리고 아픈 증상, 근육과 뼈가 마비되는 증상, 남성의 발
기부전, 유정, 활정 증상, 여성의 자궁이 찬 증상, 생리통, 불임 등을 치
료하는 데 효과적이다.

녹용은 곱게 가루를 낸 후 복용하는 것이 가장 일반적인데, 육류로 탕
을 끓일 때 녹용 몇 조각을 넣거나 죽을 끓일 때 녹용 가루를 넣기도 한
다. 허리와 무릎이 시리거나 전신 무력감, 혈액 부족으로 어지럼증이 생
겼을 때 녹용으로 끓인 탕이나 죽을 먹으면 금방 원기를 회복할 수 있다.

도수가 50도 정도인 백주 1리터에 말린 녹용 100그램을 2주일 동안 담가 둔 후 매일 작은 컵으로 한 잔씩 마시면 신장을 따뜻하게 보양하는 효과를 얻을 수 있다.

이보다 간단한 방법은 녹용 1~2조각을 입안에 넣고 서서히 녹여 가면서 녹용과 섞인 침을 천천히 삼키고, 남은 녹용 조각을 잘게 씹어 삼키는 것이다. 이렇게 하면 가루로 만들어 섭취하는 것보다 훨씬 편하고 녹용의 유효성분 흡수율도 더욱 높아진다.

**머리가 어지럽거나 눈앞이 침침한 증상**: 녹용 25그램을 달여서 복용한다.

**발기부전**: 녹용 25그램과 회산약 50그램을 면포에 싼 후 도수가 50도 정도인 백주에 일주일 정도 담가 두었다가 매일 작은 컵으로 한 잔씩 마신다.

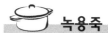

## 신장 보양식 레시피

### 녹용죽

[재료] 녹용 6그램, 멥쌀 80그램, 소금 약간

[만드는 법]

1. 녹용은 바짝 말린 후 곱게 가루를 내고, 멥쌀은 깨끗이 씻는다.
2. 냄비에 멥쌀과 물을 적당히 넣고 센 불에서 팔팔 끓인 후 약한 불로 줄여 뭉근히 끓인 다음 녹용 가루와 소금을 넣고 고루 섞는다.

[효능] 신장을 따뜻하게 하고 양기를 보양하는 효능이 있어 신양이 허한 증상, 허리와 무릎이 시리고 아픈 증상, 한성寒性 복통, 생리통, 자궁이 찬 탓에 임신이 되지 않는 증상, 백대하, 발기부전, 유정, 활정 등에 도움이 된다.

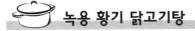 **녹용 황기 닭고기탕**

[재료] 녹용 10그램, 황기 · 선모 · 음양곽 12그램씩, 닭고기 150그램, 썬 생강 · 소
금 적당량씩

[만드는 법]

1. 닭고기는 껍질을 벗긴 후 끓는 물에 데쳐 기름기를 제거한다.
2. 냄비에 모든 재료를 넣고 물을 적당히 부은 후 2~3시간 정도 약한 불에 뭉근
   히 끓인 다음 소금으로 간을 한다.

[효능] 양기를 북돋고 신장을 따뜻하게 하며, 근육과 뼈를 튼튼하게 하고, 면역력
을 높여 준다.

녹용은 몸을 전반적으로 보양하는 약재이므로 조금씩 복용하다가 서
서히 양을 늘려가는 것이 좋으며, 음기를 크게 해칠 수 있으므로 한 번에
너무 많은 양을 복용하지 않도록 주의한다. 음기가 허해 체내에 열이 발
생하고 간양肝陽이 지나치게 왕성한 사람은 몸에 열이 더욱 많아져 입이
마르고, 목이 아프거나 초조하고 불안하거나, 대변이 딱딱한 조열燥熱 증
상이 나타날 수 있으므로 녹용을 복용하지 않는 것이 바람직하다.

녹용을 복용하기 전에는 의사와의 상담을 통해 본인의 체질에 맞는지
아닌지를 반드시 확인해야 한다. 녹용에 함유된 호르몬 물질이 위장 점
막을 쉽게 자극하여 위장 반응을 일으키면 상복부 통증, 구역질, 식은땀
이 나는 증상 등이 생기고, 심한 경우 상부 소화관 출혈을 유발할 수도
있기 때문이다.

녹용은 알레르기, 안색이 창백해짐, 가슴이 두근거림, 숨이 가빠짐, 가
슴이 답답함, 땀을 뻘뻘 흘리는 증상 등을 일으킬 수도 있다. 이러한 증
상이 나타나면 곧바로 의사와 상담하도록 한다.

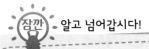 

## 녹각교와 녹각상

녹용은 정기를 북돋고 신장을 보양하는 효능이 탁월하지만 비싼 가격 때문에 녹용 대신 녹각교와 녹각상을 활용하는 경우가 많다.

녹각교는 사슴과에 속하는 매화록이나 마록의 뿔을 달여서 젤리처럼 만든 것으로 혈액을 보양하고 정기를 북돋는 효능이 있다. 녹각상은 녹각으로 녹각교를 만들고 남은 찌꺼기를 말린 것으로 짠맛이 나고 따뜻한 성질을 지녔으며, 허한 것을 보양하고 양기를 북돋는 효능이 있다. 한의학에서는 녹각교와 녹각상이 지닌 성질이나 맛, 효능이 녹용과 비슷하다고 여긴다.

일반적으로 정혈이 부족하여 동물성 약재로 보양하는 것이 잘 맞는 사람은 녹각교를 많이 복용하고, 신양이 허하나 동물성 약재로 보양하는 것이 잘 안 맞는 사람은 녹각상을 복용하는 것이 좋다.

# 신기 부족으로 인해 생긴 유정이나
# 도한 증상에 특효약인 금앵자

금앵자는 신장을 보양하고 정기
를 단단히 하며, 하초下焦의 기운
을 탄탄히 하여 설사를 멎게 하
는 효능이 있어 도한盜汗 증상,
소변이 저절로 나오는 증상, 생
리불순 등에 도움이 된다.

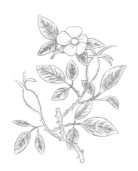

한의학에는 '겨울에 정기를 저장하지 않으면 이듬해 봄에 온병溫病이
생긴다.'라는 말이 있다. 즉, 기온이 낮은 겨울에는 찬 기운이 신양을 크
게 해칠 수 있으므로 찬 기운을 막아야 하는데, 미리 신장을 보양해 두지
않으면 이듬해 봄에 신장이 허하고 신체 면역력이 약해져 병이 생기기
쉽다는 뜻이다. 정精, 기氣, 신神은 인간에게 가장 중요한 생명의 동력이
며, 그중 정이 기본적인 토대가 되어야 한다. 따라서 겨울에는 정기가 외
부로 새어 나가지 않도록 정을 잘 저장해야 하는데 금앵자는 바로 이러
한 효능을 지닌 대표적인 약재이다.

금앵자는 동지冬至 전후로 논밭 가장자리에서 흔히 볼 수 있는 붉은색
열매이다. 산석류山石榴라고 부르는 사람도 적지 않은데 사실 이것이 바
로 금앵자이다. 금앵자는 평범해 보이지만 약용 가치가 매우 높다. 어느
한쪽으로도 치우쳐 있지 않으면서 따뜻한 성질을 지닌 금앵자는 신경과
대장경으로 들어가 작용하고, 정기를 단단히 하고 묽은 대변을 치료하
며, 하초의 기운을 탄탄히 하여 설사를 멎게 하는 효능이 있어 유정, 활

정, 조루, 유뇨, 빈뇨, 비장이 허해 설사를 하는 증상, 폐가 허해 기침을 하면서 헐떡거리는 증상, 자한, 도한, 생리불순, 백대하 증상 등에 도움이 된다.

금앵자는 보통 달여서 복용한다. 일반적으로 가정에서 활용할 수 있는 방법은 육류나 어류 등으로 탕이나 죽을 끓일 때 금앵자를 넣는 것이다. 또는 금앵자를 으깬 후 고약 형태로 만들면 신장을 보양하고 정기를 단단히 하는 효능이 있어 신장이 허해 생긴 유정, 유뇨, 백대하 증상 등을 완화시킬 수 있다. 그밖에 금앵자로 술을 담글 수도 있다.

**금앵자주**: 높은 도수의 백주 5리터에 금앵자 500그램, 당삼 50그램, 속단 50그램, 음양곽 50그램, 사상자 50그램을 2주일 동안 담가 두었다가 매일 15~20밀리리터씩 복용하면 신장을 따뜻하게 하고 정기를 단단히 하는 효과를 얻을 수 있다.

금앵자는 유정, 조루, 도한 증상을 치료하는 효과가 탁월한 편이므로 아래의 처방들을 참고하도록 하자.

**활정**: 금앵자 1.5킬로그램을 으깬 후 30분씩 세 번 달이고, 찌꺼기를 걸러낸 다음 꿀을 적당히 섞어 끓여 고약 형태로 만든다. 매일 취침 전에 1스푼씩 복용한다.

**조루**: 씨를 제거한 금앵자 50그램과 빙당 100그램을 그릇에 담고 물을 적당히 부은 다음 찜기에 50분 동안 찐 후 복용한다.

**도한**: 냄비에 금앵자 60그램과 돼지살코기 100그램을 넣고 물을 적당히 부어 푹 끓인 후 사나흘 동안 취침 전에 섭취한다.

**금앵자죽**

[재료] 금앵자 30그램, 멥쌀 100그램, 설탕 적당량

[만드는 법]

1. 금앵자를 20분 정도 달인 후 즙만 걸러낸다.
2. 냄비에 금앵자 약즙과 멥쌀을 넣고, 약즙이 부족할 경우 물을 보충한 후 센 불에서 팔팔 끓이다가 약한 불로 줄여 뭉근히 끓인 다음 설탕으로 간을 한다.

[효능] 정기를 단단히 하고 설사를 멎게 하며, 몸을 튼튼히 하고 골수를 보충하며, 기를 북돋고 혈액을 보양한다.

# 음허로 인해 생긴 발열 증상에
# 효과적인 여정자

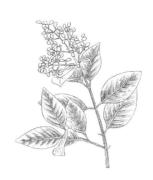

여정자는 간과 신장을 보양하는
효능이 있어 머리가 어지럽고
눈앞이 캄캄한 증상, 이른 나이
에 흰머리가 생기는 증상, 눈이
침침한 증상, 음기가 허해 열이
나는 증상을 개선한다.

《본초강목》에서는 여정자는 성질이 차갑고, 단맛과 쓴맛이 나며, 간경
과 신경으로 들어가 작용하므로 음기를 강화하고, 허리와 무릎을 튼튼히
하며, 눈을 밝게 하는 효능이 있다고 했다. 여정자를 적절히 섭취하면 간
과 신장을 보양하여 머리가 어지럽고 눈앞이 캄캄한 증상, 이른 나이에
흰머리가 생기는 증상, 눈이 침침한 증상, 음기가 허해 열이 나는 증상을
개선할 수 있다.

여정자의 가장 두드러지는 효능 중 하나는 바로 여성의 '무형지수無形之
水'를 조절한다는 것이다. 《경악전서景嶽全書》에서는 '원음은 곧 무형지수
이니 확고히 일어서고 나아가는 까닭에 천계라고 하는 것이 옳다.'라고
했다. '무형지수'는 '천계'와 같으며 신정에서 생겨나고, 여성의 성장, 생
리, 출산 기능의 건강과 노화를 결정하는 기본물질이다. 여정자는 간경
과 신경으로 들어가며, 특히 간과 신장의 음기인 원음을 보양하고, 신정
을 북돋는 효능이 있어 머리카락을 검게 하고 눈을 밝게 한다.

여정자를 활용하여 신음을 보양하고 신정을 북돋는 가장 간단한 방법은 다음과 같다. 여정자 적당량을 곱게 갈아 매일 7~8그램씩 따뜻한 물과 함께 복용한다. 매일 아침 식후, 취침 전에 한 번씩 복용한다.

여정자를 술로 담가 먹을 수도 있다. 미주米酒 1리터에 여정자 1킬로그램을 15일 동안 담가 둔 후 매일 취침 전에 10~15밀리리터씩 복용하면 간과 신장의 음기가 허해 생긴 불면증이나 신경쇠약 증상을 효과적으로 개선할 수 있다.

여정자는 보통 탕이나 죽으로 끓여 먹거나 다른 약재와 배합하여 복용하는 것이 일반적이다. 가령 한련초와 배합하여 복용하면 간과 신장의 음기가 허한 증상, 허리와 무릎이 시큰거리는 증상, 머리가 어지럽고 이명이 들리는 증상을 치료할 수 있고, 생지황, 귀갑, 지골피, 화분 등과 배합하여 복용하면 음기가 허해 열이 나는 증상, 머리가 어지럽고 가슴이 답답한 증상, 일정한 간격을 두고 열이 나는 조열 증상, 유정, 잠자는 동안 저절로 땀이 나는 도한 증상을 치료할 수 있다.

여정자는 약성이 비교적 온화하여 효과가 서서히 나타나는 편이므로 장기간 복용해야 효과를 볼 수 있다.

**난치성 불면증**: 여정자 30그램, 산조인 15그램, 오미자 5그램을 달여서 복용한다.

**머리가 어지럽고 눈이 침침한 증상**: 여정자 15그램, 흑임자·상심자·결명자 10그램씩을 달여서 아침저녁으로 공복에 따뜻할 때 복용한다.

**요통, 유정**: 여정자·금앵자·검실 15그램씩과 한련초 12그램을 달여서 복용한다.

**이른 나이에 흰머리가 생기는 증상**: 여정자 12그램, 제수오 12그램, 상심자 15그램, 한련초 10그램을 달여서 복용한다.

**여정자 삼대추죽**

[재료] 여정자 10그램, 서양삼(또는 태자삼) 5그램, 대추 5~6개, 좁쌀 150그램

[만드는 법]

1. 여정자와 서양삼은 이물질을 제거하고, 대추는 씨를 제거한다.

2. 여정자와 서양삼을 달여서 즙을 낸다.

3. 냄비에 좁쌀을 넣고 약즙을 넣은 후 대추를 넣어 약한 불에 뭉근히 끓인다.

[효능] 음기를 북돋고 간과 신장을 보양한다.

# 간과 신장을 보양하고
# 정기신을 길러 주는 숙지황

숙지황은 음기를 북돋고 혈액을
보양하며, 정기를 북돋고 골수
를 생성하며, 인체의 정精, 기氣,
신神을 개선하는 효능이 있다.

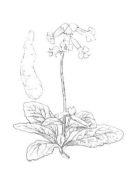

지황地黃은 한의학에서 자주 활용되는 약재로 가공 방법에 따라 주로
세 가지로 나뉜다. 우선 갓 캐낸 신선한 지황으로서, 갓 캐낸 지황을 습
한 흙 속에 보관해 둔 것은 '선지황鮮地黃'이라고 한다. 선지황은 쓴맛과
단맛이 나고, 차가운 성질을 지녔으며, 열기를 식히고 고갈된 진액을 생
성시키며, 혈분의 열을 제거하고 출혈을 멎게 하는 효능이 있어 체내에
열이 쌓여 가슴이 답답하고 목이 마른 증상, 혈분에 열기가 왕성하여 피
를 토하거나 코피가 나는 증상, 피부 출혈 증상 등에 도움이 된다. 다음
으로 선지황을 바짝 말린 것은 생지황生地黃이라고 하는데, 성질이 차갑
고 단맛과 쓴맛이 나며, 열기를 식히고 혈분의 열을 제거하며, 음기를 보
양하고 진액을 생성하는 효능이 있다. 마지막으로 숙지황은 생지황에 황
주黃酒를 넣고 쪄서 말린 것이다.

숙지熟地라고도 불리는 숙지황은 성질이 따뜻한 편이고, 단맛이 나며,
간경과 신경으로 들어가 작용하고, 음기를 북돋고 혈액을 보양하며, 정
기를 북돋고 골수를 생성하는 효능이 있다. 정혈은 인체의 가장 근본이
되는 기본물질로 정혈이 충분하면 간과 신장 기능이 정상적으로 작동하
고 신체기능도 튼튼해진다. 즉, 정精·기氣·신神이 매우 왕성한 사람은

간과 신장 기능이 좋은 사람이다. 반대로 인체의 정혈이 부족하면 머리가 어지럽고 눈앞이 캄캄하며, 허리와 무릎이 시큰거리고, 귀가 잘 들리지 않거나 이명이 들리고, 이른 나이에 흰머리가 생기며, 나이가 들기 전에 먼저 늙게 되고, 성기능이 감퇴하는 증상 등이 나타난다. 정혈이 부족한 사람은 숙지황을 활용하여 증상을 개선할 수 있다.

가장 흔한 활용법은 숙지황을 달여서 약즙을 낸 후 약즙과 멥쌀로 죽을 끓이거나 숙지황으로 차를 끓이는 것이다.

(1) 숙지황 20그램과 산수유 10그램을 달인 후 흑설탕을 약간 넣어 차 대용으로 마신다.

(2) 숙지황 5그램과 구기자 10개를 컵에 넣고 끓인 물을 부어 뚜껑을 덮고 10~15분 정도 우려내어 마신다.

(3) 숙지황 20그램, 제수오 15그램, 구기자 15그램을 두 번 달여서 약즙을 한데 섞은 후 아침저녁으로 복용한다.


숙지황과 어떤 약재를 배합하느냐에 따라 보양 효과도 달라진다. 가령 당삼, 산조인, 복령을 배합하면 불면증, 가슴이 두근거리는 증상, 건망증을 치료할 수 있고, 산수유, 단피 등을 배합하면 신음 부족으로 생긴 각종 질병을 치료하는 데 도움이 되며, 귀판, 지모, 황백 등을 배합하면 신음 부족으로 생긴 내열 증상을 개선할 수 있다.


**유정**: 숙지황 15그램을 30분 동안 달인 후 즙을 내어 매일 2~3회에 걸쳐 따뜻할 때 복용한다.

**안색이 창백하거나 머리가 어지럽고 눈앞이 캄캄한 증상**: 숙지황 15그램, 당귀 10그램, 백출 10그램, 복령 8그램, 백작약 8그램, 천궁 5그램, 덖은 감초 5그램, 인삼 3그램, 생강 6그램, 대추 5개를 30분 동안 달인 후 즙을 내어 매일 120밀리리터씩 2회에 걸쳐 나누어 복용한다.

**이른 나이에 흰머리가 생기는 증상**: 숙지황 10그램, 인삼 5그램, 복령

5그램을 달여서 즙을 낸 후 꿀을 약간 섞어 복용한다.

**생리불순**: 숙지황 20그램, 당귀 10그램, 백작약 10그램, 천궁 5그램을 달여서 복용한다.

신장 보양식 레시피

 ## 지황 오골계탕

[재료] 오골계 1마리, 돼지고기 100그램, 생강 20그램, 파 5그램, 숙지황 10그램, 대추 10개, 소금 · 맛술 적당량씩
[만드는 법]
1. 숙지황을 5시간 정도 불린 후 얇게 자르고, 대추는 깨끗이 씻어 물기를 제거하고, 돼지고기는 얇게 썬다.
2. 오골계는 깨끗이 손질하여 작은 크기로 썰고, 끓는 물에 데쳐 핏물을 제거한다.
3. 냄비에 물을 적당히 붓고 오골계, 돼지고기, 숙지황, 대추, 생강, 파, 맛술을 넣어 약한 불에서 1시간 정도 끓인 후 소금으로 간을 한다.
[효능] 신장의 음기와 정기를 북돋고 혈액을 보양한다.

 ## 홍삼 숙지황 보양탕

[재료] 홍삼 15그램, 숙지황 20그램, 황기 10그램, 산수유 10그램, 오골계 500그램, 돼지고기 살코기 150그램, 소금 약간
[만드는 법]
1. 돼지고기는 끓는 물에 데친 후 찬물에 헹군다.
2. 숙지황, 황기, 산수유는 깨끗이 씻은 후 10분 정도 물에 불려둔다.
3. 냄비에 모든 재료를 넣고 물 2.5리터를 부은 후 센 불에서 팔팔 끓인 다음 약한 불로 줄여 2시간 정도 뭉근히 끓이고 소금으로 간을 한다.
[효능] 기를 북돋고 혈액을 보양하며, 들이쉰 숨을 받아들이는 신장의 기능을 북돋고, 정기를 보양한다.

# 부족한 음기와 양기를 보충하고 요통과 이명의 고통에서 벗어나게 해 주는 산수유

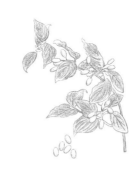

산수유는 신장의 음기와 양기를 전부 보양하는 효능이 있어 머리가 어지럽고 이명이 들리는 증상, 음양과 기혈 부족으로 열이 나는 증상, 허리와 무릎이 시큰거리는 증상, 소변이 잘 나오지 않는 증상에 도움이 된다.

유명한 한방 처방인 육미지황환에는 보양 효능을 지닌 세 가지 약재와 나쁜 기운을 내리거나 제거하는 세 가지 약재가 사용되는데, 보양 효능을 지닌 약재 중 하나가 바로 산수유이다. 층층나무과의 낙엽교목인 산수유나무의 열매인 산수유는 약재로 활용할 때 껍질을 제거하고 과육만 사용한다고 하여 조피棗皮 또는 산유육山萸肉이라고도 불린다.

신장을 보양하는 효능을 지닌 수많은 약재 가운데 산수유는 성질이 조화롭고, 신장의 음기와 양기를 전부 보양하는 특별한 효능을 지니고 있다. 간과 신장의 음기가 허해 허리와 무릎이 시큰거리는 증상, 머리가 어지럽고 이명이 들리는 증상, 손발바닥과 가슴에서 열이 나는 증상, 뼛속이 후끈후끈 달아오르거나 일정한 간격을 두고 열이 나는 조열 증상, 식은땀이 계속 나는 증상, 신장의 양기 부족으로 허리와 무릎이 시큰거리는 증상, 소변이 잘 나오지 않는 증상이나 부종이 생겼다면 산수유를 활용하여 증상을 개선할 수 있다.

생활 리듬이 지나치게 빨라지면서 우리는 날마다 바쁘게 살아가고 있고, 과도한 스트레스와 운동 부족 등 나쁜 생활습관에 길들어 있으며, 하루 종일 꼼짝 않고 앉아 있는 탓에 허리에 지속적인 압박을 가하고 있다. '허리는 신장이 자리한 곳'으로 신장 기능이 좋지 않으면 허리 건강에도 영향을 미쳐 허리가 쑤시거나 통증이 느껴질 수 있다.

신장의 양기가 허하거나 음기가 허하면 허리 부위가 시큰거리면서 통증이 느껴지는 증상이 나타난다. 지금 느껴지는 허리 통증이 신장의 음기 부족 때문인지 아니면 양기 부족 때문인지 확실히 가늠할 수 없다면 산수유를 활용하여 증상을 개선해 볼 수 있다.

신장이 허하면 대개 이명 증상이 나타난다. 신장의 기운은 귀와 통하고, 심장의 정기도 곧바로 귀와 통하며, 담경도 위로 귀와 통하는데, 간과 담낭은 서로 표리 관계이므로 간과 신장의 기능이 귀까지 영향을 미치는 것이다. 비장의 기운이 거세고 간화가 왕성하며, 신장의 음기 부족으로 간을 보호하지 못해 간의 양기가 지나치게 왕성해지면 머리와 얼굴 부위에 난 구멍들에 영향을 미쳐 이명이 들리는 증상이 나타난다. 이렇게 생긴 이명 증상은 간화를 다스리고 신장의 음기를 보양하는 효능을 지닌 산수유를 활용하면 도움이 된다.

일반적으로 가정에서 활용할 수 있는 방법은 다음과 같다.

**요통**: 산수유 50그램, 우슬 50그램, 육계 15그램을 가루를 낸 후 식전에 가루 10그램을 온주와 함께 복용한다.

**이명**: 산수유 20그램, 구기자 10그램, 여정자 12그램을 달여서 복용한다.

**몸이 허하고 땀이 많이 나는 증상**: 산수유 15그램, 당삼 15그램, 오미자 9그램을 달여서 매일 120밀리리터씩 복용한다.

**자한, 도한**: 산수유 9그램, 방풍 9그램, 황기 9그램을 달여서 복용한다.

**발기부전이나 유정 증상**: 산수유 · 보골지 · 토사자 · 금앵자 12그램씩, 당귀 9그램을 달여서 매일 120밀리리터씩 복용한다.

**유뇨증:** 산수유 · 복분자 · 복령 9그램씩, 부자 3그램, 숙지황 12그램을 달여서 복용한다.

**요실금:** 산수유 9그램, 오미자 6그램, 익지인 6그램을 달여서 복용한다.

**신장 보양식 레시피**

 **산수유죽**

[재료] 산수유 15그램, 멥쌀 60그램, 설탕 적당량

[만드는 법]

1. 산수유를 깨끗이 씻은 후 씨를 제거한다.
2. 냄비에 멥쌀과 산수유를 넣고 물을 적당히 부은 후 죽을 끓이고, 거의 다 끓여졌으면 설탕을 넣고 한소끔 더 끓인다.

[효능] 간과 신장을 보양하고, 정기를 단단히 하고 땀을 멈추게 한다. 간과 신장이 허해 머리가 어지럽고 눈앞이 캄캄한 증상, 이명이 들리고 허리가 시큰거리는 증상, 유정, 유뇨, 식은땀이 계속 나는 증상, 신장이 허해 생긴 백대하 과다 증상, 소변이 잦은 증상 등에 도움이 된다.

 **산수유 호두 오골계탕**

[재료] 산수유 15그램, 호두알맹이 50그램, 대추 4개, 오골계 1마리, 생강 · 소금 적당량씩

[만드는 법]

1. 오골계는 깨끗이 씻은 후 끓는 물에 데쳐 핏물을 제거하고, 생강은 편으로 썰고, 대추는 씨를 제거한다.
2. 냄비에 모든 재료를 넣고 물을 적당히 부은 후 센 불에서 팔팔 끓이다가 약한 불로 줄여 2시간 정도 뭉근히 끓인 다음 소금으로 간을 한다.

[효능] 기를 북돋고 신장과 간혈을 보양하며 장을 촉촉하게 한다.

# 도한이나 몸이 허해 땀이 나는 증상에 효과적인 오미자

오미자는 신장을 보양하고 정기를 단단히 하며, 심신을 안정시키는 효능이 있어 도한 증상, 빈뇨증, 요실금, 조루 증상 등을 개선하는 데 도움이 된다.

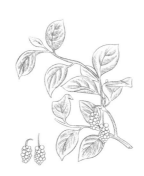

대부분의 한약재는 보통 한두 가지 맛밖에 지니고 있지 않지만 오미자五味子는 매운맛, 단맛, 신맛, 쓴맛, 짠맛 이렇게 다섯 가지 맛을 전부 지닌 약재이다. 다섯 가지 맛은 각기 상응하는 장기로 들어가 작용한다고 했다. 즉, 오미자는 심장, 간, 비장, 폐, 신장과 조화와 균형을 이루는 역할을 한다.

오미자는 신장을 보양하고 정기를 단단히 하며, 기혈과 진액이 과도하게 밖으로 배출되는 것을 막고, 심신을 안정시키는 효능이 있다. 《신농본초경神農本草經》에서는 오미자를 상품上品에 포함시켰다. 오미자는 따뜻하나 건조하지 않은 성질을 지녔고, 기혈과 진액이 과도하게 밖으로 배출되는 것을 막으며, 신장을 보양하고 음기를 북돋는 효능이 탁월하다. 그래서 한의학에서는 도한, 가슴이 답답하여 입이 마르고 갈증이 나는 증상, 빈뇨증, 요실금, 조루 증상 등 신장을 보양하고 진액을 생성해야 하는 치료에 오미자를 자주 활용한다.

가장 흔한 오미자 활용법은 차로 끓여 먹거나 술을 담가 먹는 것이다.

**오미자차**: 오미자 5그램을 컵에 담고 끓인 물을 부은 후 뚜껑을 덮고 15~20분 정도 우린 다음 차 대용으로 마신다. 오미자차는 정기를 북돋고 신장을 보양하며, 원기를 왕성하게 하며, 피로를 풀어 주고, 기혈의 흐름을 촉진하는 효능이 있다.

**오미자주**: 오미자 50그램을 깨끗이 씻은 후 유리병에 담고, 백주 500밀리리터를 부은 후 밀봉하여 15일간 숙성시킨다. 숙성하는 동안 매일 한 번씩 흔들어 주면 좋다. 매일 취침 전에 10~15밀리리터씩 마시면 정신을 안정시키고 수면에 도움이 되며, 오장을 보양하는 효능이 있다.

오미자와 조합이 맞는 약재를 함께 우려 즙을 낸 후 차 대용으로 마셔도 좋다. 신장의 양기가 허한 사람은 두충이나 한련초 등 신장을 따뜻하게 보호하고 양기를 북돋는 효능을 지닌 약재를 배합하고, 간혈이 허한 사람은 대추, 황기, 용안육 등 기혈을 보양하는 효능을 지닌 약재를 배합하고, 음기가 허해 몸에 열이 생긴 사람은 숙지황이나 서양삼 등 신장의 음기를 보양하는 효능을 지닌 약재를 배합하면 좋다.

죽을 끓일 때 곱게 간 오미자 가루를 조금 넣으면 간 기능을 북돋고 신장을 보양하며 오장을 윤택하게 해 주고, 노화를 방지하는 효능이 있어 유정, 활정, 도한, 불면증 등을 완화시킬 수 있다. 오미자 오골계탕이나 오미자 양고기탕 등 육류로 탕을 끓일 때에도 오미자를 넣으면 보양 효과가 훨씬 높아진다.

**기침하면서 헐떡거리는 증상**: 복령 12그램, 감초 9그램, 건생강 9그램, 세신 5그램, 오미자 5그램을 달여서 따뜻할 때 복용한다.

**자한, 도한**: 오미자 5그램, 서양삼 3그램, 씨를 제거한 대추 10개를 달여서 즙만 남긴 후 흑설탕을 넣어 복용한다.

**신장이 허해 설사가 오랫동안 멎지 않는 증상**: 오미자 60그램, 산수유 15그램을 곱게 간 후 하루 세 번 가루 6그램씩을 미음으로 복용한다.

**불면증, 신경쇠약**: 백주 1.5리터에 오미자 60그램, 여정자 60그램, 제수오 30그램을 넣고 일주일 동안 숙성시킨 후 매일 20밀리리터씩 복용한다.

 **오미자 병아리찜**

[재료] 병아리 1마리, 표고버섯 5개, 오미자 9그램, 맛술 · 파 · 생강 · 소금 적당량씩

[만드는 법]

1. 병아리는 깨끗이 손질한 후 토막 내고, 표고버섯은 물에 불린 후 반으로 자르고, 생강은 으깨고, 파는 적당한 길이로 자른다.
2. 달군 냄비에 기름을 두르고 파와 생강을 넣어 향을 낸 후 병아리를 넣어 볶고, 맛술, 소금, 물 또는 닭 육수, 오미자, 표고버섯을 넣고 중간 불에서 끓인 다음 약한 불로 줄여 30분 동안 뭉근히 끓인다.

[효능] 오장을 보양하고 기혈을 잘 돌게 하며, 근육과 뼈를 튼튼히 하고, 음기를 강하게 하고 정기를 북돋는다.

 **오미자 호두죽**

[재료] 오미자 10그램, 멥쌀 100그램, 호두알맹이 5개

[만드는 법]

1. 호두알맹이는 으깨고, 오미자는 깨끗이 씻는다.
2. 냄비에 멥쌀과 오미자를 넣고 물을 적당히 부은 후 센 불에서 팔팔 끓이다가 약한 불로 줄여 뭉근히 끓인 다음 으깬 호두를 넣는다.

[효능] 간과 신장을 보양하고 정기를 단단히 한다.

# 양기를 단단히 잡아 주어
# 겨울의 모진 추위를 견디게 해 주는 쇄양

쇄양은 정기를 북돋고 신장을
보양하며, 장을 촉촉하게 하여
배변을 원활히 하는 효능이 있
어 신장이 허하고 정기가 부족
한 증상, 허리와 무릎 통증, 발
기부전, 활정, 장이 건조하여 생
긴 변비 등에 도움이 된다.

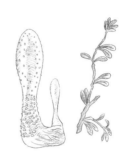

쇄양은 갈증을 해소하고 부족한 영양을 보충하며 질병을 치료하는 효
능을 지닌 야생식물로《본초강목》에서는 '양기를 단단히 가두고, 오래 먹
으면 노화를 예방한다.'라고 했다. 이에 '쇄양鎖陽'이라는 이름이 붙었고,
'노화를 방지한다'고 하여 '불로약不老藥'이라 불리기도 했다.

쇄양은 성질이 따뜻하고 단맛을 가졌으며, 간경·신경·대장경으로 들
어가 작용하고, 정혈을 북돋고, 신장의 양기를 보양하며, 장을 촉촉하게
하여 배변을 원활히 하는 효능이 있어 신양이 부족한 증상, 정혈이 허한
증상, 허리와 무릎 통증, 발기부전, 활정, 장이 건조하여 생긴 변비 등에
도움이 된다.

또한 쇄양은 신장의 양기를 보양하고 정기를 단단히 하며 혈액을 보양
하는 효능이 있어 고대 의술가들에게 자주 활용되었으며, 민간에서도 아
주 이른 시기부터 쇄양을 채굴하는 풍습이 있었다. 쇄양은 생으로 먹거
나 껍질을 벗겨 얇게 썬 후 바짝 말려 차로 끓여 먹거나 술을 담가 먹거

나 탕으로 끓여 먹는 등 활용법이 매우 다양하다. 쇄양의 보양 효능이 기이하고 신비롭다고 하여 중국에는 '동지로부터 21일째 되는 날 먹는 쇄양은 인삼보다 낫다.'라는 말이 있을 정도이다.

날씨가 추운 겨울이 되면 인체도 대자연과 마찬가지로 '감추고 저장하는' 상태에 들어간다. 이때 쇄양을 적절히 섭취하면 양기가 밖으로 흐르지 않도록 '단단히 가둘 수' 있다. 여성의 체질은 천성적으로 음陰에 속하기 때문에 수족냉증이 나타나기 쉽다. 사실 이는 신장의 양기가 부족하다는 뜻으로, 쇄양과 육류를 넣고 끓인 탕을 섭취하면 양기를 보양하고 몸을 따뜻하게 하는 효과를 얻을 수 있다.

신장의 양기가 허한 사람은 증상에 따라 아래의 처방을 참고하여 보양할 수 있다.

**발기부전, 유정**: 쇄양 5그램과 홍차 3그램을 달여서 복용한다. 또는 쇄양 10그램, 구기자 10그램, 감초 5그램을 달여서 복용한다.

**허리와 무릎이 약한 사람**: 쇄양 20그램, 상표초 10그램, 백복령 10그램, 용골 5그램을 달여서 복용한다.

**정신적으로 피로하고 기력이 없거나 성욕이 감퇴한 사람**: 쇄양·육종용·구기자·호두알맹이 15그램씩, 토사자 10그램, 음양곽 5그램을 달여서 복용한다.

신장 보양식 레시피

 **쇄양 양고기탕**

[재료] 쇄양 20그램, 양고기 500그램, 생강·표고버섯·소금 적당량씩
[만드는 법]
1. 양고기는 깨끗이 손질하여 적당한 크기로 썰어 끓는 물에 데쳐 핏물을 제거하고, 표고버섯과 생강은 가늘게 채를 썬다.

2. 냄비에 양고기, 쇄양, 생강, 표고버섯을 넣고 물을 적당히 부은 후 센 불에서 팔팔 끓이다가 약한 불로 줄여 양고기가 익을 때까지 뭉근히 끓인 다음 소금으로 간을 한다.

[효능] 신장을 보양하고 몸을 따뜻하게 하는 효능이 있어 양기가 허한 증상에 도움이 된다.

**유의할 점!**

쇄양은 성질이 따뜻하므로 장기간 섭취할 경우 음기와 진액이 손상될 수 있다. 이렇게 되면 음정 부족으로 허화가 지나치게 왕성해져 변비 증상이 나타날 수 있으므로 음기가 허해 화가 왕성한 사람, 비장이 허해 설사를 하는 사람, 실열實熱로 인해 변비 증상이 생긴 사람은 쇄양을 섭취하지 않는 것이 좋다.

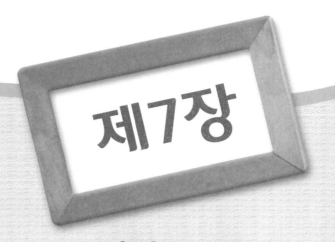

# 제7장

# 신장 보양에
# 효과적인 경혈

경락은 우리 몸의 기혈이 흐르는 통로로 오장육부와 직접적으로 연결되면서 인체의 상하 및 내외를 소통시키는 역할을 한다. 《황제내경》에서는 '경락은 생사를 결정하고 온갖 병을 치료할 수 있다'라고 했다. 이처럼 경락은 인체 자체에 장착된 특효약과 같다.

지압, 쑥뜸, 부첩敷貼 요법 등을 활용하여 경락과 경혈을 자극하면 돈 한 푼 들이지 않고도 효과적으로 신장을 보양할 수 있다.

# 신경을 자주 지압하면 신기를 북돋아 병에 걸리지 않게 도와준다

족소음신경足少陰腎經은 새끼발가락 아래에서 시작하여 족심足心을 지나 연곡혈然谷血 아래로 나와 안쪽 복사뼈 뒤를 따라 발꿈치 안으로 들어가고…… 척추를 통과하여 신장에 속하게 되고 방광과 서로 연결된다.

——《황제내경 · 영추 · 경맥黃帝內經 · 靈樞 · 經脈》

경락을 자극하는 것은 양생을 위한 중요한 방법이다. 경락은 마치 신체 건강을 조절하는 리모컨처럼 인체의 안팎을 연결해 주는 역할을 하므로 몸의 표면에 있는 경락을 자극하면 오장육부의 기능을 조절할 수 있다.

신경腎經은 인체에 분포되어 있는 십이경락十二經絡 가운데 하나로 '족소음신경'의 준말이다. 발가락 아래에서 시작하여 혀뿌리까지 이어지고, 안으로는 신장에 속하기 때문에 신경은 신장 기능이 튼튼한지 아닌지와 매우 밀접한 관련이 있다. 따라서 신경과 해당 경혈을 적당히 자극하기만 하면 신장 기능을 강화하고 신장을 보양하는 효과를 얻을 수 있다. 말하자면 신경은 언제든 활용 가능한 우리 몸 자체에 장착된 신장 보양 처방이다.

경혈 위치를 제대로 외우지 못하거나 정확한 위치를 찾지 못하는 사람이 많겠지만 그래도 괜찮다. 여기에서는 경혈 부위를 문지르는 간단한 방법을 권하고자 한다. 경락의 대략적인 방향을 따라 문질러 주기만 해도 경혈을 자극하는 효과가 있기 때문이다. 이런 방법은 환경이나 장소의 제약을 받지 않고, 간단하고 배우기 쉬워 시간을 절약할 수 있으며, 효과도 뛰어나 질병을 치료 예방하는 데 도움이 된다.

신경을 문지르는 것은 신장 보양에 도움이 되는 간단한 방법이며, 신경은 다리 안쪽과 흉복부에 위치해 있어 문지르기도 비교적 편하다. 신경은 흉복부와 다리 부분으로 나누어 문질러 주는 것이 좋다.

우선 흉복부는 검지, 중지, 약지를 한데 모아 위에서 아래로 문질러 준다. 쇄골 아래쪽에 있는 수부혈에서 앞가슴 부위에 있는 보랑혈까지 문질러 주면 심장을 안정시켜 마음이 편안해지는 효과가 있으므로 우울증, 가슴이 답답함, 기침 등의 증상을 완화시킬 수 있다. 윗배에 있는 유문혈에서 배꼽 중심 부위에 있는 황수혈까지 문질러 주면 복부의 탁한 기운을 배출하고 위장 기능을 조절할 수 있다. 황수혈에서 아랫배 부위에 있는 횡골혈까지 문질러 주면 생식계통 관련 질환을 치료 예방할 수 있다.

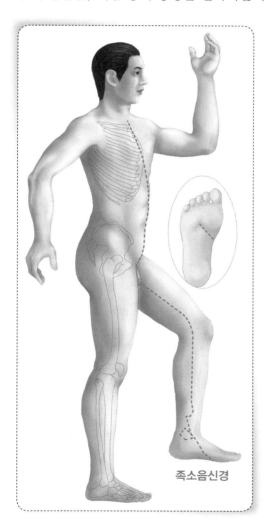

족소음신경

다음으로 다리 안쪽 부분은 주먹을 쥐고 경락을 따라 위에서 아래로 문질러 준다. 주요 경혈은 엄지를 이용해 경혈 부위가 시큰하면서 땡땡한 느낌이 들 정도로 힘껏 문질러 주는 것이 좋다.

경락 문지르기 효과를 최대한 높이려면 언제 문질러야 하는지도 중요하다. 한의학에서는 인체에 분포된 십이경락의 흐름이 가장 왕성해지는 시간대가 각기 다르다고 여긴다. 신경을 흐르는 기는 오후 다섯 시부터 일곱 시까지인 유시酉時에 가장 왕성하므로 이때 신경을 문지르면 효과가 가장 좋다.

직장인들에게 이때는 교통이 몹시 혼잡한 퇴근시간대이므로 신경을 문지르는 것이 현실적으로 불가능하다. 그러나 걸어서 퇴근하든 차를 타고 퇴근하든 발가락을 움츠렸다 폈다를 반복하여 용천혈을 자극하면 건강에 도움이 된다.

# 용천혈을 자주 자극하면
# 신장의 기운이 원활해진다

신경은 용천혈에서 시작되고, 용천혈은 족심에 있으며, 족소음신경의 정
목혈井木血이다.

——《황제내경 · 영추 · 본수黃帝內經 · 靈樞 · 本輸》

족소음신경은 발바닥에서 시작하는데 그 첫 번째 경혈이 바로 용천혈
이다. 《황제내경》에서는 '신경은 용천혈에서 시작되고, 용천혈은 족심에
있으며, 족소음신경의 정목혈이다.'라고 했다. 신경을 흐르는 기가 끊임
없이 흘러나오는 샘물처럼 발바닥에서 솟아나와 우리 몸 곳곳으로 흘러
들어간다는 뜻이다. 그래서 용천혈은 신장을 보양하는 데 매우 중요한
의미를 지닌다. 용천혈을 자주 자극하면 신장을 보양하고, 간의 기운을
소통시키며, 눈을 밝게 하고, 오장육부를 보양하는 효과를 얻을 수 있다.

용천혈은 찾기가 아주 쉽다. 발바닥의 움푹 들어간 곳에 있으며, 둘째
발가락과 셋째 발가락 사이의 가장자리와 발뒤꿈치를 연결한 선의 앞쪽
3분의 1 지점의 중심에 있다.

발을 구부리면 발바닥에 오목한 곳이 생기는데 이 지점에서 가장 깊게
들어간 곳이 바로 용천혈이다.

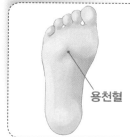

용천혈

**용천혈**

발바닥의 움푹 들어간 곳에 있으며, 둘째 발가락
과 셋째 발가락 사이의 가장자리와 발뒤꿈치를
연결한 선의 앞쪽 3분의 1 지점의 중심에 있다.

## ⊙ 용천혈을 자극하면 신경의 흐름이 원활해진다

용천혈을 자극할 때에는 우선 엄지손톱을 가지런하게 다듬은 후 힘을 주어 누르도록 한다. 또는 양손 엄지로 발뒤꿈치부터 발끝 부분에 있는 용천혈 부위까지 앞뒤로 반복해서 문질러 주어도 좋다. 용천혈 부위에 통증이 느껴진다면 매일 지압해 주도록 한다. 신장 보양은 평생에 걸쳐 실천해야 하는 과제이며, 신장의 기운이 튼튼해야 늙지 않기 때문에 용천혈을 꾸준히 지압해 주는 것이 좋다. 보통 매일 3분씩 한 달간 지압하면 발바닥에 탄력이 생겨 계속 힘을 주어 눌러도 용천혈 부위가 움푹 들어가지 않게 된다.

일정 기간 꾸준히 용천혈을 자극했는데도 여전히 통증이 느껴진다면 신경을 흐르는 기혈이 다른 경혈 부위에서 막혔음을 의미하므로 우선 신경의 다른 경혈들을 눌러 보면서 아픈 지점을 찾은 후 순서대로 막힌 곳들을 눌러 가며 흐름을 소통시켜야 한다. 그런 후에 다시 용천혈을 눌러 보면 통증이 점차 사라지게 된다.

발바닥에서 오목하게 들어간 가운데 부분인 족심에서 항상 열이 나는 사람도 있는데, 이는 간화가 지나치게 왕성하나 통제되지 못한 탓에 화기가 발산되지 못했기 때문이며, 신장의 음기도 부족하기 때문이다. 이럴 때는 체내의 화火를 제거할 수 있도록 신장에 수분을 공급해 주어야 한다. 가장 간단한 방법은 바로 용천혈을 며칠 동안 꾸준히 문질러 주어 족심의 발열 증상을 완화시키는 것이다.


## ⊙ 용천혈에 쑥뜸을 하면 한증寒症을 없앨 수 있다

용천혈을 자극하면 발이 찬 증상을 치료할 수 있다. 추위를 많이 타고 발이 항상 찬 편이거나 용천혈을 눌렀을 때 계속 그 부위가 움푹 들어가 있다면 쑥뜸을 활용하는 것이 가장 좋다. 쑥뜸 막대에 불을 붙인 후 용천혈 부위에 쑥뜸 막대를 띄워 15분 정도 연기를 쐬어 준다. 매일 한 번씩 용천혈 부위에 열감이 느껴질 정도로 쑥뜸을 한다.

신장 보양 외에도 용천혈을 자극하면 딸꾹질이나 트림, 기가 약하고 속이 찬 탓에 생기는 구토, 이명, 귀가 잘 들리지 않는 증상도 치료할 수 있다. 이러한 증상들도 결국은 신경의 흐름이 원활하지 않거나 신기가 부족하면 나타나는 것이기 때문이다.

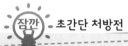

### 고혈압

오수유 100그램을 곱게 간다. 오수유 가루 적당량을 쌀로 만든 식초에 되직하게 개어 두고, 따뜻한 물로 족욕을 한 후 양발의 용천혈에 붙인 다음 거즈로 감싸 반창고로 고정시키고, 이틀에 한 번씩 새것으로 교체하면서 한 달 동안 꾸준히 붙인다. 단, 족심 부위의 피부에 상처가 났거나 국소 피부 병변이 있는 사람은 붙이지 않도록 한다.

# 선천지본을 자극하여
# 신장에 활력을 불어넣는 태계혈

음중지태陰中之太陰은 신장을 일컬으며 그것은 태계혈에서 비롯된다.

──《황제내경 · 영추 · 구침십이원黃帝內經 · 靈樞 · 九針十二原》

　신장은 인간의 선천지본이며 인체의 원음과 원양은 전부 신장에서 비롯되므로 신장은 인체의 원기元氣의 근원이라고 할 수 있다. 태계혈은 신경의 원혈原穴이다. 원혈은 신체의 원동력을 자극하고 촉진하는 역할을 하는 중요한 곳이므로 태계혈은 신경의 원기가 모이는 '거대한 강'이라고 여겨진다. 한의학에서는 태계혈을 '회양구혈回陽九穴' 가운데 하나라고 부르며, 고대 의술가들은 태계혈을 활용하여 신장의 기운을 보양하고 생사를 결정하곤 했다. 이처럼 태계혈은 신장 보양에서 매우 중요한 의미를 지니므로, 태계혈을 자주 자극하면 신장의 기능을 북돋고 음기를 보양하며, 양기를 강화하고 허리를 튼튼히 할 수 있다.

　태계혈은 다리 안쪽 복사뼈와 아킬레스건 사이의 움푹 들어간 곳에 있다. 엄지로 태계혈 부위가 시큰하면서 땡땡한 느낌이 들 정도로 눌러 준다.

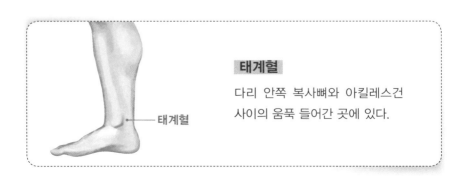

태계혈 ───

**태계혈**

다리 안쪽 복사뼈와 아킬레스건
사이의 움푹 들어간 곳에 있다.

## ⊙ 태계혈을 자주 눌러 주면 신장에 활력을 불어넣을 수 있다

《회원침구학會元針灸學》에서는 태계혈에 대해 '산속의 골짜기는 시내와 통하고 시내는 하천과 통한다. 신장은 뜻을 감추고 있으나 고요한 것을 좋아하고 아주 깊은 시냇물에서 흘러나와 큰 뜻을 기르니 태계太溪라 부른다.'라고 했다. 신경을 흐르는 수액이 태계혈에서 비교적 큰 시냇물을 형성하여 인체에 끊임없이 영양분을 공급한다는 뜻이다. 즉, 음기를 북돋고 신장을 보양하며, 선천지본을 재생시키고, 신장에 더욱 강한 활력을 불어넣으려면 반드시 신경을 활성화시켜야 하는데 태계혈이 바로 '돌파구' 역할을 한다는 것이다.

태계혈을 지압하는 방법은 매우 간단하다. 매일 아침저녁마다 책상다리를 하고 앉은 자세에서 온몸의 긴장을 풀고 왼손 엄지의 지문이 있는 부분으로 오른쪽 다리의 태계혈을 힘껏 눌러 준다. 처음에는 살짝 누르다가 서서히 힘을 가해 세게 누르고, 경혈 부위가 시큰거리면서 땡땡한 느낌이 들면 시계 방향으로 20회 문질러 주고, 다시 시계 반대 방향으로 20회 문질러 준다. 같은 방법으로 왼쪽 다리의 태계혈도 지압해 준다.

태계혈을 지압해도 아무런 반응이 없고, 통증도 전혀 느껴지지 않으며, 지압한 경혈 부위가 계속 움푹 들어가 있을 수도 있다. 이런 경우 경혈 부위가 시큰거리면서 통증이 느껴질 정도로 강도를 조금 더 높여 눌러 주어야만 효과를 얻을 수 있다. 경혈을 누르자마자 통증이 느껴진다면 경혈 부위에 어혈이 있다는 신호이다. 그 부위에 혈액이 뭉치고 얽혀 '흐름이 막힌 탓'에 통증이 느껴지는 것이다. 이럴 때는 매일 꾸준히 경혈을 지압하여 신경의 기혈 흐름이 다시 원활해지도록 '물길'을 터주는 것이 중요하다. 어혈이 풀어지면 통증은 저절로 사라진다.

태계혈을 지압하는 것은 시간에 전혀 구애받지 않는다. 신장 질환이 있는 사람이 태계혈을 자주 지압하면 신체 건강에 도움이 되며, 건강한 사람이 태계혈을 자주 지압하면 신장 보양 효과를 얻을 수 있다.

태계혈을 지압하면서 용천혈도 함께 지압해 주는 것이 좋다. 같은 경락에 해당하는 경혈들을 지압해 주면 도미노 현상처럼 연쇄적으로 각 경혈에 영향을 미쳐 결국에는 경락 전체가 원활하게 소통되는 효과를 불러오기 때문이다. 태계혈을 지압하여 충분한 기혈을 마련한 다음 용천혈을 자극하면 신경을 흐르는 정기가 끊임없이 활성화될 수 있다.

추위를 많이 타거나 수족냉증인 사람은 쑥뜸으로 태계혈을 자극하여 '몸을 따뜻하게' 하자.

태계혈은 신경의 원혈이자 인체의 '회양구혈' 가운데 하나이다. '회양回陽'이란 인체의 양기를 회복시킨다는 뜻이다. 태계혈은 인체의 양기가 모이는 중요한 곳이므로 태계혈을 자극하면 신장의 양기가 허해 생긴 각종 질병을 치료할 수 있다. 체내에 신양이 부족하면 몸에 훈훈하고 따뜻한 기운을 불어넣을 수 없게 되어 추위를 많이 타거나 수족냉증이 생길 수 있다. 이러한 증상을 해결하는 가장 좋은 방법은 바로 태계혈에 매일 쑥뜸을 뜨는 것이다.

쑥은 중초를 따뜻하게 하여 찬 기운을 없애는 효능이 있다. 쑥뜸 막대에 불을 붙인 후 경혈 부위에서 2~3센티미터 떨어진 곳에 쑥뜸 막대를 띄워 연기를 쐬어 주면 발 부위의 기혈 흐름이 촉진되고 인체의 양기가 활성화되며 몸을 따뜻하게 할 수 있다. 단, 태계혈에 쑥뜸을 뜰 때는 15분을 넘기지 않도록 주의한다. 맹목적인 쑥뜸은 삼가고, 틈날 때마다 경혈 부위에 쑥뜸을 뜨는 것은 더더욱 피해야 한다.

# 허화가 생기면 신음을 보충하는 조해혈을 자주 지압하자

조해혈照海穴은《침구갑을경針灸甲乙經》에서 최초로 기록된 경혈이다. '조照'는 밝게 비춘다는 뜻이고, '해海'는 큰물이라는 뜻이다. 즉, '조해照海'란 신경을 흐르는 경수經水가 이곳에서 대량 증발함을 의미한다. 손사막은《천금요방》에서 조해혈을 일컬어 '누음漏陰'이라고 했다. 조해혈에 문제가 생기면 신수腎水가 줄어들어 신장의 음기가 부족해지고 허화가 상승하기 때문이다. 따라서 조해혈을 자주 자극하면 신수를 북돋고 열을 없애며, 삼초를 통하게 하는 효과를 얻을 수 있어 한의학에서는 가슴이 답답함, 목이 건조하고 아픈 증상, 목소리가 쉬는 증상, 만성 비염, 오십견, 허리와 무릎이 시큰거림, 불면증 등을 치료할 때 조해혈을 자주 활용한다. 음정이 허해 허화가 왕성해진 사람은 조해혈을 자극하면 신장의 음기를 북돋고 열증을 완화시킬 수 있다.

신경의 주요 경혈인 조해혈은 발 안쪽에 있고, 안쪽 복사뼈에서 아래로 3센티미터 내려간 곳이며, 안쪽 복사뼈 바로 아래의 오목하게 들어간 곳이다. 바닥에 앉은 자세에서 발 안쪽 복사뼈의 튀어나온 부분 바로 아래의 움푹 들어간 부분을 시큰하면서 땡땡한 느낌이 들 정도로 눌러 준다.

## ◉ 조해혈을 눌러 주면 목이 아픈 증상을 완화시킬 수 있다

가슴이 답답한 증상, 목이 건조하면서 아픈 증상, 목소리가 쉬어 말을 할 수 없는 증상이 있거나 만성 비염이 생겼다면 조해혈을 눌러 보자. 족소음신경에 속하는 조해혈은 팔맥교회혈八脈交會穴(기경팔맥과 서로 만나는 경

혈) 가운데 하나로 음교맥陰蹻脈과 서로 통한다. 기경팔맥奇經八脈의 하나
인 음교맥은 체내의 수액을 주관하고, 조해혈이 위치한 곳을 흐르면서
신수를 북돋고 열을 없애며, 삼초를 통하게 한다.

  따라서 조해혈을 눌러 주면 신장에 저장된 정기를 활성화시키고, 체내
의 수액이 위로 흐르도록 이끌어 목구멍을 촉촉하게 할 수 있다. 이렇게
되면 왕성해진 허화가 신수로부터 수분을 공급받아 아래로 내려가기 때
문에 가슴이 답답하거나 목이 아픈 증상이 자연히 사라진다.

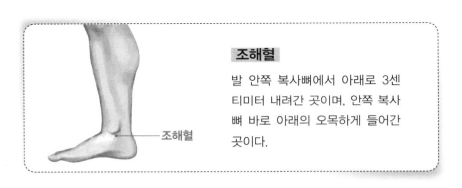

**조해혈**

발 안쪽 복사뼈에서 아래로 3센
티미터 내려간 곳이며, 안쪽 복사
뼈 바로 아래의 오목하게 들어간
곳이다.

조해혈 ㅡㅡ 조해혈

  조해혈을 누르는 방법은 매우 간단하다. 우선 왼손 검지의 지문이 있는
부분으로 오른발의 조해혈을 3분 정도 눌러 준다. 처음에는 약하게 누르
다가 서서히 힘을 주어 누른다. 그런 후에 시계 방향으로 경혈을 3분 정
도 문질러 주고, 시계 반대 방향으로 경혈을 2분 정도 문질러 준다. 같은
방법으로 왼발의 조해혈도 눌러 준다.

  조해혈을 지압할 때에는 아무 말도 하지 않는 것이 좋고, 입안에 침이
고였다고 느껴지면 바로 삼키도록 한다. 한의학에서는 타액을 연마하여
정精으로 바꾸는 것을 강조하는데, 타액 분비가 증가하면 인체의 신정이
저절로 충분해지기 때문이다.

  주의할 점은 조해혈을 누를 때 경혈 부위가 시큰하고 저릿하면서 땅땅
한 느낌이 들 정도로 눌러 주어야 한다는 것이다. 효과를 빨리 얻기 위해
지나치게 힘을 주어 눌러서도 안 되고, 아플까봐 너무 살짝 눌러서도 안

된다. 이렇게 하면 지압 효과가 전혀 없다. 조해혈은 매일 한 번씩 10분 미만으로 지압해 주는 것이 좋다. 목에 이미 궤양이 생겼거나 염증이 다소 심한 상태라면 지체 없이 바로 치료를 받도록 한다.

신경을 흐르는 경수는 조해혈에 모이고, 이곳에서 대량 증발된다. 수水는 음陰에 속하므로 조해혈에 쑥뜸을 떠 주면 체내의 음기를 보양할 수 있다. 쑥뜸 막대에 불을 붙인 후 경혈 부위에서 2~3센티미터 떨어진 곳에 쑥뜸 막대를 띄워 연기를 쐬어 준다. 매일 한 번씩 10분 정도 해 주면 좋다.

## ⊙ 생리불순이라면 신수혈, 관원혈, 삼음교혈도 함께 지압하자

조해혈은 인후통 치료에도 효과적이지만 신수혈(52쪽 참조), 관원혈(115쪽 참조), 삼음교혈(57쪽 참조)을 함께 지압해 주면 생리불순 증상을 개선할 수 있다. 《황제내경 · 소문 · 상고천진론》에서는 '14세가 되면 천계가 이르러 임맥이 통하고 태충맥이 왕성해져 주기적으로 월경을 하게 되므로 자식을 가질 수 있게 된다.'라고 했다. 천계는 일종의 호르몬처럼 신장에서 분비되는 미세한 물질이다. 신기가 부족하고 천계가 생성되지 않으면 생리도 하지 않게 되고 정상적으로 임신을 할 수 없게 된다.

신장은 정을 간직한 곳이며 정精과 혈血은 그 근원이 같다고 했다. 생리도 정과 혈을 근본으로 하므로 신장의 음기가 부족한 여성은 생리양이 감소하고 색이 어두운 생리혈이 나올 수 있다. 이때 조해혈과 신수혈, 관원혈, 삼음교혈을 함께 눌러 주면 신장의 음기를 북돋고 생리주기를 규칙적으로 조절할 수 있다. 매일 각 경혈을 3~5분 정도씩 오랜 기간 꾸준히 지압해 주면 놀라운 효과를 얻을 수 있다.

# 신기가 부족하면 통증이 느껴지는 대종혈

족소음지별足少陰之別은 대종大鐘이라고 하며, 안쪽 복사뼈 뒤쪽에서 발뒤꿈치를 돌고 갈라져 나와 족태양방광경足太陽膀胱經으로 들어간다.

──《황제내경 · 영추 · 경맥黃帝內經 · 靈樞 · 經脈》

대종혈의 '대大'는 거대하다는 뜻이고, '종鐘'은 우렁찬 소리를 내는 고대 타악기인 편종編鐘을 의미한다. 신경의 경수가 마치 힘차게 낙하하는 폭포와 같이 경혈을 흐른다고 하여 '대종혈大鐘穴'이라는 이름을 얻게 되었다.

대종혈은 신경의 낙혈絡穴(각 경맥에서 갈라져 나와 다른 경맥과의 연계 작용을 하는 특정혈)이다. 한의학에는 '일락통양경一絡通兩經'이라는 견해가 있는데, 낙혈은 해당 경맥에 생긴 병뿐만 아니라 서로 표리 관계에 있는 경맥에 발생한 병까지 치료할 수 있다는 뜻이다. 따라서 대종혈은 신장이 허해 생긴 생리불순, 허리와 등이 시큰거리면서 아픈 증상, 발뒤꿈치가 아픈 증상, 천식, 각혈 등을 치료할 수 있고, 족태양방광경이 허해 생긴 유뇨증이나 요실금 등도 치료할 수 있다. 또한 신경은 목구멍을 지나기 때문에 대종혈을 자극하면 목소리가 쉬는 증상, 인후염, 만성 비염 등 인후 관련 질환도 효과적으로 치료할 수 있다.

대종혈은 발 안쪽 복사뼈 뒤쪽과 발꿈치뼈 위쪽에 있으며, 아킬레스건 앞쪽에 움푹 들어간 곳이다. 우선 태계혈을 찾은 후 아래로 1.5센티미터 내려간 곳에서 뒤쪽으로 아킬레스건 앞쪽을 만지다 보면 오목한 곳이 있는데 그곳을 시큰하면서 땡땡한 느낌이 들 정도로 눌러 준다.

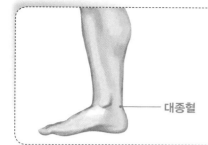

**대종혈**

발 안쪽 복사뼈 뒤쪽과 발꿈치뼈 위쪽에 있으며, 아킬레스건 앞쪽에 움푹 들어간 곳이다.

## ⊙ 신기가 부족하다면 대종혈을 지압해 보자

신장의 기운이 넘치는 사람은 생기발랄하고 활기가 넘치며 몸이 튼튼하다. 반면에 신장의 기운이 부족한 사람은 항상 축 처져 있고 정신적 활기도 없다. 그러므로 맑은 정신을 유지하고 활기가 가득하려면 우선 신장을 보양해야 한다.

한의학에서는 병이 오래되면 자연히 낙혈에도 그 신호가 나타난다고 여긴다. 그래서 신기가 부족한 사람은 대종혈을 지압하면 심한 통증을 느끼게 된다. 이때 견딜 수 있을 정도의 강도로 매일 10분씩 통증이 느껴지지 않을 때까지 꾸준히 경혈을 지압해 주어야 한다. 엄지나 검지의 지문이 있는 부분이나 검지 관절을 이용해 대종혈을 지압하고, 통증에 민감하지 않은 사람은 지압봉으로 눌러 주도록 한다.

족욕을 할 때 대종혈을 마사지하면 신장을 따뜻하게 하는 효과가 더욱 높아진다. 따뜻한 물로 족욕을 하면 발 부위의 혈액순환을 촉진할 수 있고, 이때 경혈을 자극하면 일석이조의 보양 효과를 얻을 수 있다. 족욕을 하면서 경혈을 마사지하는 방법은 간단하다. 왼발 뒤꿈치를 오른발 복사뼈 부위에 대고 상하좌우로 문질러 준 후 같은 방법으로 오른발 뒤꿈치로 왼발 복사뼈 부위를 문질러 준다.

# ⊙ 대종혈에 쑥뜸을 뜨면 유뇨증을 치료할 수 있다.

《제병원후론諸病源候論》에서는 '유뇨遺尿는 방광에 찬 기운이 있어 소변의 배출을 통제할 수 없기 때문이다.'라고 했다. 신기가 부족하면 방광에 냉기가 돌고, 배꼽 아래 부위인 하초가 허하고 차가워지며, 방광의 출구를 조절하는 기능이 저하되므로 유뇨증이 나타난다. 유뇨증은 방광경에 문제가 생겨 나타나는 증상 같지만 사실 근본적인 원인은 신기가 부족하기 때문이다. 방광과 하초에 온기가 돌 만큼 신기가 충분하지 않은 탓이므로 신경을 다스려 치료해야 한다. 대종혈은 신경의 낙혈로 표리 관계에 있는 두 경맥을 서로 연결시키는 역할을 하므로 요로감염이나 유뇨증 등 방광경 관련 증상은 대종혈을 자극해 치료할 수 있다.

양기를 북돋고 찬 기운을 없애는 효능을 지닌 쑥을 활용하여 대종혈에 뜸을 뜨면 신장을 따뜻하게 하고 신기를 보양할 수 있다. 유뇨증이 있는 노년층의 경우, 매일 10분씩 꾸준히 대종혈에 쑥뜸을 뜨면 증상을 효과적으로 개선할 수 있다. 쑥뜸을 뜨기가 다소 번거롭다면 양손을 비벼 열을 낸 후 대종혈 부위에 올려놓고, 열기가 식으면 다시 손을 비벼 열을 낸 후 경혈 부위에 올려놓는다. 이렇게 경혈 부위에 따뜻한 기운이 느껴질 때까지 계속 반복한다.

# 초조함, 불면증, 식욕부진을 완화시키는 연곡혈

신경腎經은 용천혈에서 시작되고…… 연곡혈로 흘러 들어간다. 연곡혈은 연골然骨 아래에 있고 형혈滎穴에 해당한다.

—— 《황제내경 · 영추 · 본수黃帝內經 · 靈樞 · 本輸》

용원혈龍源穴 또는 용천혈龍泉穴이라고도 하는 연곡혈然谷穴은 신경의 형혈이다. 그러할 '연然'은 본래 태울 '연燃'의 뜻으로 쓰였기 때문에 불에 탄다는 뜻이고, '곡谷'은 움푹 내려앉은 곳을 의미한다. 즉, 연곡혈은 발 안쪽 복사뼈 앞의 큰 뼈 사이에 있는데 신장의 정기가 이 '깊은 골'에 숨겨져 있음을 뜻한다. 연곡혈이라는 경혈 이름은 인체의 아주 깊은 골짜기에서 불이 타오르고 있다는 의미이다. 형혈滎穴은 화火에 속하고, 신경은 수水에 속하므로 연곡혈은 맑은 것은 위로 올려보내고, 탁한 것은 아래로 내려보내며, 수기水氣와 화기의 균형을 유지시키는 역할을 한다.

한의학에서는 음기가 허해 허화가 왕성해진 증상이나 신음이 허해 생긴 생리불순, 백대하, 유정, 발기부전, 발 부위가 부어오르고 아픈 증상, 갈증이 나고 목이 건조한 증상, 초조하고 불안한 증상, 목구멍이 붓고 아픈 증상 등을 치료할 때 연곡혈을 자주 활용한다.

연곡혈은 발 안쪽에 있고, 납작한 배 모양의 발배뼈(주상골) 아래쪽의 적백육제赤白肉際 부분이다. 바닥에 앉은 자세에서 우선 안쪽 복사뼈 앞쪽 아래의 튀어나온 뼈 근처에 있는 주상골을 찾은 후 주상골 앞쪽 아래로 내려가다 보면 움푹 들어간 곳이 만져질 것이다. 이곳을 시큰하면서 땅땅한 느낌이 들 정도로 눌러 준다.

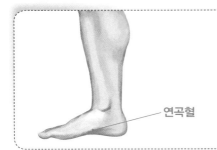

**연곡혈**

발 안쪽에 있고, 납작한 배 모양의 발배뼈(주상골) 아래쪽의 적백육제 부분이다.

### ⊙ 마음이 초조하고 잠을 이루지 못한다면 연곡혈을 눌러 보자

심장은 화火에 속하고 신神을 간직하고 있으며, 신장은 수水에 속하고 정精을 간직하고 있다. 인체의 수기와 화기가 서로 조화를 이루고 음양이 균형을 이뤄야만 신체 건강을 유지할 수 있다. 그러나 신수가 부족하여 심화心火를 제약하지 못하면 심화가 지나치게 왕성해져 위로 치솟아 항상 갈증을 느끼게 되고, 마음이 불안하고 초조해지며, 밤에 잠을 이루지 못할 정도로 가슴이 답답해진다. 이때 연곡혈을 지압해 주면 이러한 고민이 해결된다.

취침 전에 왼손 엄지의 지문이 있는 부분이나 검지 관절을 이용해 오른발의 연곡혈을 시큰하면서 땅땅한 느낌이 들 정도로 지압해 준 후 시계 방향과 시계 반대 방향으로 각각 3~5분 정도 문질러 준다. 그런 다음 다시 엄지의 지문이 있는 부분으로 위에서 아래로 연곡혈을 가볍게 2~3분 정도 문질러 준다. 같은 방법으로 왼발의 연곡혈도 지압한다.

또 다른 방법으로 지압할 수도 있다. 엄지로 힘껏 연곡혈을 눌러 준 후 바로 힘을 뺀다. 엄지로 힘껏 누르면 경혈 주위와 발 전체에 찌릿찌릿하고 강렬한 느낌이 들지만 힘을 빼면 그 느낌이 곧 사라진다. 시큰하면서 땅땅한 느낌이 사라지면 같은 방법으로 다시 경혈을 10~20회 정도 반복해서 눌러 준다. 양발의 연곡혈을 동시에 눌러 주는 것도 괜찮다.

연곡혈은 음기를 북돋고 화火를 없애는 효과가 매우 탁월하므로 연곡혈 지압으로 신체를 보양하려면 화를 가라앉히는 약을 더 이상 복용하지 않는 것이 좋다. 특히 노년층은 본래 신장의 양기가 부족한 편이므로 연곡혈을 지압하면서 화를 가라앉히는 약의 약효까지 더해지면 신장의 양기가 손상될 가능성이 크다.


## ◉ 연곡혈에 쑥뜸을 뜨면 입맛이 좋아진다

연곡혈을 자극하면 타액 분비량이 증가한다. 타액 분비가 늘어나면 식욕이 촉진된다. 매일 연곡혈에 10분 정도씩 쑥뜸을 뜨면 비장과 신장을 따뜻하게 보양하고, 소화를 촉진시키며, 식욕을 증진시킬 수 있다.

연곡혈에 쑥뜸을 뜨면 입안에 비교적 많은 양의 타액이 분비되지만 그렇다 하더라도 쑥뜸이 끝나면 미지근한 물을 한잔 마시는 것이 좋다. 양기를 상승시키는 쑥뜸의 효과로 인해 쑥뜸을 뜨는 도중에 땀이 나거나 기혈의 흐름이 빨라져 갈증을 느낄 수 있는데 수분을 보충해 주면 소모된 진액과 신장의 음기를 보충할 수 있기 때문이다.

# 부종, 배뇨장애, 생리통에 효과적인 수천혈

수천혈水泉穴의 '수水'는 수액을 의미하고, '천泉'은 늪이나 연못을 일컫는다. 수천혈이라는 경혈 이름은 신경을 흐르는 수액이 한데 모여 깊은 연못을 이루었다는 뜻에서 비롯되었다. 수천혈이라는 이름을 통해 알 수 있듯이 이 경혈의 기능은 '수'와 관련이 있다. 인체의 수액에는 타액, 혈액, 소변, 수분 등이 포함되며, 수천혈은 인체의 수액을 전달하는 역할을 하므로 수천혈을 자극하면 소변을 잘 나오게 하여 부종을 없애고, 생리 주기를 조화롭게 하며, 생리통을 멎게 할 수 있다.

신기가 부족하면 발꿈치가 아픈 증상, 부종, 배뇨장애, 생리불순, 생리통이 나타나기 쉬운데 이때 수천혈을 자극하면 이러한 증상들을 효과적으로 개선할 수 있다. 수천혈은 신경의 극혈郄穴이기도 하다. 극혈은 급성질환을 치료하는 경혈로 급성요로감염이나 급성방광염 등은 극혈을 활용하여 증상을 완화시킬 수 있다.

수천혈은 발뒤꿈치 부위에 있고, 태계혈에서 바로 아래로 3센티미터 내려간 곳에 있으며, 발꿈치뼈 결절 안쪽의 움푹 들어간 곳이다.

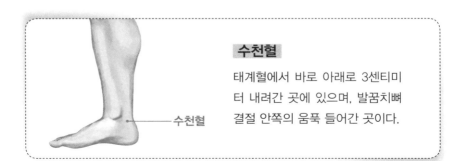

**수천혈**

태계혈에서 바로 아래로 3센티미
터 내려간 곳에 있으며, 발꿈치뼈
결절 안쪽의 움푹 들어간 곳이다.

수천혈

## ◉ 수천혈을 지압하면 체내의 '수액'이 원활하게 흐른다

엄지를 수천혈에 놓고, 검지로 발꿈치 바깥쪽을 잡은 후 둥글게 원을 그리며 경혈을 5분 정도 문질러 준다. 양발의 수천혈을 동시에 지압해 주어도 좋다. 경혈 부위가 시큰하면서 땡땡한 느낌이 들고 살짝 아플 정도로 눌러 준다. 신장의 음기가 허해 소변량이 적고 잘 나오지 않는 사람은 장기간 꾸준히 수천혈을 지압해 주면 신음이 강해지고 허화가 사라져 소변이 원활하게 잘 나오게 된다.

여성의 경우, 생리양이 눈에 띄게 줄거나 생리를 할 때 고통스러울 정도로 배가 더부룩하고 아픈 증상이 나타난다면 이는 생리혈이 제대로 배출되지 않았기 때문이다. 이때 수천혈을 지압하면 수액을 전달하는 수천혈의 기능을 활성화시켜 생리혈을 원활하게 배출시킬 수 있다. 왼손 엄지의 지문이 있는 부분으로 오른발의 수천혈을 아래에서 위로 3~5분 정도 눌러 준 후 시계 방향으로 경혈을 3~5분 정도 문질러 준다. 경혈 부위가 시큰하면서 땡땡한 느낌이 들고 저릿하면서 살짝 아플 정도로 눌러주는 것이 좋다. 같은 방법으로 왼발의 수천혈도 눌러 준다.


## ◉ 수천혈에 쑥뜸을 뜨면 생리통이 사라진다

경락의 흐름이 원활하지 않으면 생리통을 유발할 수 있는데 수천혈에 쑥뜸을 뜨면 생리통을 완화시킬 수 있다. 뜸쑥을 엄지손톱 크기의 원뿔형으로 빚어 준비한다. 얇게 썬 생강을 수천혈 위에 올리고 원뿔 모양으로 빚은 뜸쑥을 올린 후 뜸쑥에 불을 붙여 서서히 타들어 가게 한다. 경혈 부위에 뜨거운 느낌이 들면 뜸쑥을 새것으로 교체하고, 한 번에 3~5개의 뜸쑥을 사용하여 뜸을 뜬다. 쑥뜸 막대에 불을 붙여 경혈 부위 위에 띄운 후 연기를 쐬어 주어도 좋다.

생강 조각을 경혈 위에 놓고 뜸을 뜨는 간접구間接灸 방식은 연기를 쐬어 주는 것보다 경혈 부위에 열이 더욱 쉽게 전달되며, 훈훈한 열기가 서서히 피부에 전해져 화상의 우려도 적은 편이다.

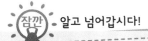

알고 넘어갑시다!

### 수천혈을 자극했을 때 통증이 심하다면 신장에 문제가 생긴 것이다

수천혈은 신경의 극혈이다. '극郄'은 틈이라는 뜻이며, 극혈은 각 경락을 흐르는 기氣가 집중적으로 모여 있는 곳이다. 즉, 수천혈은 신경을 흐르는 기가 많이 모여 있는 곳이라고 할 수 있다.

수천혈을 자극하면 신경 관련 질병을 치료할 수 있고 신장 기능도 강화할 수 있다. 마찬가지로 신장에 문제가 생겼거나 신경의 흐름이 원활하지 않으면 수천혈을 통해 신호가 나타난다. 수천혈 부위를 만졌을 때 알갱이처럼 오돌토돌한 느낌이 들거나 수천혈을 눌렀을 때 심한 통증이 느껴진다면 신장에 문제가 생겼거나 신경의 기혈 흐름이 원활하지 않다는 뜻이다.

# 약을 자주 복용한다면 신장의 독소를 없애 주는 축빈혈을 눌러 보자

최근 독소 배출은 건강을 지키는 중요한 생활습관 중 하나가 되었고, 인터넷에서도 다양한 독소 배출 관련 정보가 넘쳐나고 있다. 그중 가장 안전하면서 확실한 독소 배출 방법은 바로 경혈 요법이다. 축빈혈築賓穴은 독소 배출에 활용되는 주요 경혈이다.

쌓을 '축築'은 본래 '축祝'의 뜻으로 쓰였기 때문에 경축한다는 뜻이고, '빈賓'은 손님을 뜻한다. 즉, 축빈혈은 이 경혈에 손님이 찾아온다는 뜻인데 여기서 '손님'이란 바로 족삼음경足三陰經(다리 안쪽에 분포되어 있는 족태음비경·족소음신경·족궐음간경을 통틀어 이르는 말)의 기혈이 혼합되어 생성된 습하고 차가운 음기를 말한다. 따라서 축빈혈을 자극하면 간과 신장을 보양하고, 열을 없애고 습한 기운을 제거하며, 독소를 풀어줄 수 있고, 피부병 개선에도 탁월한 효과가 있다.

이외에도 피로, 불면증, 부종, 차멀미, 숙취, 구역질, 구토, 무릎 통증, 요통, 두통, 종아리 통증이나 경련, 이질, 백대하 증상 등도 축빈혈을 활용하여 완화시킬 수 있다.

축빈혈은 종아리 안쪽에 있고, 태계혈에서 곧바로 위로 15센티미터 올라간 곳에 있다. 의자에 앉은 자세에서 오른발을 왼쪽 허벅지 위에 올리고, 태계혈에서 위로 15센티미터 올라간 곳의 움푹 들어간 곳을 시큰하면서 땡땡한 느낌이 들 정도로 눌러 준다.

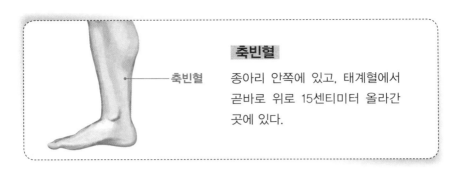

**축빈혈**

종아리 안쪽에 있고, 태계혈에서 곧바로 위로 15센티미터 올라간 곳에 있다.

'모든 약은 그에 상응하는 질병을 치료할 수는 있지만 부작용이 있기 마련이다.'라는 말이 있다. 약을 자주 복용하는 사람은 많게 혹은 적게 체내에 독소가 쌓이게 된다. 축빈혈은 독소를 배출하는 효과가 있으므로 축빈혈을 자주 지압하면 체내에 쌓인 독소를 효과적으로 배출시킬 수 있다. 축빈혈 외에 간경肝經을 흐르는 태충혈도 해독 효과가 있는 경혈이다. 간과 신장은 인체에서 매우 중요한 해독기관이므로 독소의 공격을 받아 손상되기 쉽다. 따라서 독소를 배출하려면 축빈혈과 태충혈을 함께 눌러 주는 것이 좋다. 태충혈은 발등에 있고, 제1척골蹠骨(발목뼈와 발가락뼈 사이에 있는 5개의 긴 뼈)과 제2척골 사이에 있으며, 발등에서 척골들이 맞닿는 접합 부분 앞에 움푹 들어간 곳이다.

태계혈에서 곧바로 위로 6센티미터 올라간 곳에 있는 부류혈을 눌렀을 때 통증이 느껴진다면 독소가 신장이나 신경에 뭉쳐 정체되어 있다는 신호로 독소 배출이 시급함을 의미한다. 신경의 흐름이 가장 왕성한 매일 오후 다섯 시에서 일곱 시 사이에 축빈혈을 눌러 주면 신장을 보양하고 독소를 효과적으로 배출시킬 수 있다.

축빈혈을 통해 배출되는 '독소'는 신체 대사에서 생성된 습한 기운과 담痰 등의 노폐물이다. 식중독이나 약물 오용, 약물 중독에 해당할 경우 축빈혈을 지압해도 전혀 효과가 없으니 즉시 의사와 상담하도록 한다.

## ⊙ 축빈혈에 쑥뜸을 뜨면 허리와 무릎이 튼튼해진다

허리와 무릎이 시큰거리고 힘이 없는 것은 직장인들에게 흔히 나타나는 증상으로, 이는 오랜 시간 앉아 있는 탓에 하체의 기혈 흐름이 느려진 데다 정신노동으로 인해 신정까지 소모되었기 때문이다. 그래서 직장인들에게는 신장이 허한 증상이 자주 나타난다. 이때 매일 축빈혈에 10분 정도 쑥뜸을 떠 주면 하체의 혈액순환을 촉진시키고, 신장의 기운을 북돋고, 신장의 음기를 보양하게 되어 허리와 무릎이 시큰거리고 힘이 없는 증상에서 해방될 수 있다.

# 신경의 기혈을 자극하는 신수혈

수병水病[수독(水毒)으로 인해 부종이 생기는 병]을 다스리는 수혈俞穴은 57개인데 신수혈은 정체된 음기가 모여 있는 곳이자 수액이 드나드는 곳이다.

—— 《황제내경 · 소문 · 수열혈론黃帝內經 · 素問 · 水熱穴論》

신수혈은 신장의 배수혈이다. 배수혈은 오장육부의 정기가 등 부위에 모이는 곳으로, 오장육부의 기능을 조절하고 인체의 정기를 북돋는 요혈이다. 신수혈은 신장의 기운이 드나드는 곳으로 신수혈을 자주 자극하면 신경을 흐르는 기혈을 조절하고, 신장의 기운을 활성화시키며, 신장 기능을 강화할 수 있다. 귀가 잘 들리지 않는 증상, 이명, 오랜 기침, 천식, 남성의 발기부전, 조루, 유정, 불임, 여성의 생리불순, 불임, 자궁탈출증 등 기본적으로 신장이 허한 것과 관련이 있는 질병은 신수혈을 통해 치료할 수 있다.

신수혈은 허리 부위에 있고, 요추 2번의 뾰족한 돌기 아래에서 옆으로 4.5센티미터 나간 곳이다. 명문혈에서 좌우 양쪽으로 손가락 두 마디 정도 떨어진 지점이기도 하다. 흉추 12번에서 아래로 두 번째 뾰족한 돌기가 요추 2번이며, 요추 2번의 뾰족한 돌기 아래에서 검지와 중지를 모았을 때 가로의 길이만큼 옆으로 나간 곳이 바로 신수혈이다.

## ⊙ 신수혈을 자주 눌러 주면 신장을 보양하고 허리를 튼튼히 할 수 있다

신수혈을 지압하려면 우선 양손을 비벼 열을 낸 후 신수혈 위에 놓고 위아래로 경혈 부위를 문질러 준다. 열감이 있는 손으로 경혈을 반복해

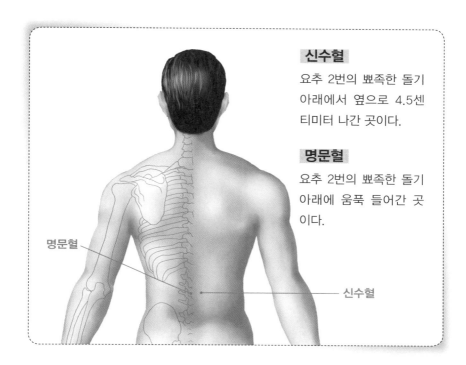

**신수혈**

요추 2번의 뾰족한 돌기 아래에서 옆으로 4.5센티미터 나간 곳이다.

**명문혈**

요추 2번의 뾰족한 돌기 아래에 움푹 들어간 곳이다.

명문혈

신수혈

서 문질러 주면 신수혈 부위도 따뜻해지는데, 이렇게 하면 신경의 기혈 흐름을 충분히 조절할 수 있게 되어 신장의 기운이 매우 왕성해진다. 매일 1~2회 정도 3~5분 동안 신수혈을 마사지한다. 단, 장기간 꾸준히 마사지해야만 효과를 얻을 수 있다는 사실을 명심하자.

오랜 시간 컴퓨터 앞에 앉아서 일하는 사람은 업무에 지쳤을 때 양손에 주먹을 쥐고 손가락 관절들이 튀어나와 있는 주먹의 손등 쪽으로 신수혈을 반복해서 꾹꾹 눌러 주면 신장을 보양할 수 있을 뿐 아니라 허리가 시큰거리고 등이 아픈 증상, 정신적 활기가 없는 증상, 전신무력감 등 신장이 허한 증상을 완화시킬 수 있다.

매일 취침 전에 책상다리를 하고 앉은 자세에서 혀를 입천장에 대고 시선은 위로 향하게 한 후 양손 엄지로 신수혈을 10분씩 눌러 주면 신장을 보양하고 정기를 강화시킬 뿐만 아니라 심신을 편안하게 하고, 피로를 완화시켜 주며, 수면을 촉진할 수 있다.

평소에 자주 주먹으로 등을 가볍게 두드리는 사람도 있는데 신수혈은 함부로 두드려서는 안 된다. 신장이나 마찬가지인 신수혈은 매우 연약해서 함부로 두드리면 신장 기능에 영향을 미칠 수 있기 때문이다. 특히 신장염이나 수신증 환자는 신수혈을 잘못 두드리면 증상이 더욱 악화될 수 있다.

## ⊙ 신수혈에 쑥뜸을 뜨면 신장이 튼튼해지고 추위를 타지 않을 정도로 양기가 강화된다

여성은 음陰에 속하므로 대다수 여성이 양기가 약한 편이다. 특히 겨울이 되면 신장이 허해 양기가 쉽게 부족해지고, 피부와 자궁을 따뜻하게 할 수 없게 되어 팔다리가 차가워지고, 생리불순이나 생리가 멎는 증상 등이 나타나기도 한다. 이때 신수혈에 쑥뜸을 떠 주면 이러한 증상을 효과적으로 개선할 수 있다. 우선 엎드린 자세에서 가족에게 쑥뜸 막대에 불을 붙인 후 신수혈에서 2~3센티미터 떨어진 곳에 쑥뜸 막대를 띄워 연기를 쐬어 달라고 한다. 쑥뜸을 뜰 때는 타는 듯한 느낌이 아니라 경혈 부위에 훈훈한 열기가 전해질 정도로 연기를 쐬어 주는 것이 좋다. 보통 경혈 부위의 피부가 살짝 붉어질 정도로 10~15분 정도 쑥뜸을 뜨고 매일 또는 이틀에 한 번씩 쑥뜸을 뜬다.

여성은 평소에 허리와 무릎 부위가 따뜻해야 한다. 겨울철 찬 기운의 영향으로 양기가 허한 증상이 심해지지 않도록 온습포나 핫팩을 활용하여 보온에 유의하도록 하자.

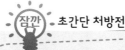

**초간단 처방전**

### 찬바람과 냉기로 인해 생긴 감기

꽃소금과 소회향을 볶은 후 천으로 된 주머니에 넣고 입구를 잘 묶은 다음 따뜻한 기운이 남아 있을 때 신수혈에 찜질을 한다. 매일 1~2회, 15분 정도씩 하는 것이 좋다.

# '생명의 문'을 통제하는 명문혈

명문혈은 인체의 독맥을 흐르는 요혈로, 신경에 속하지는 않지만 허리를 튼튼히 하고 신장을 보양하며 양기를 북돋는 효과를 지닌 장수와 양생의 특효혈이다. '명命'은 생명을 뜻하고, '문門'은 드나드는 통로를 뜻한다. 즉, 명문혈은 생명의 통로이자 선천지기先天之氣가 잠재해 있는 곳이라고 할 수 있다.

명문혈은 남성의 생식지정生殖之精과 여성 자궁의 생식 기능에 매우 큰 영향을 미치고, 각 오장육부의 생리적 활동을 북돋고 활성화시키며 촉진하는 역할을 한다. 신체의 정기나 기혈이 손상되어 생긴 요통, 유뇨, 설사, 유정, 발기부전, 조루, 적백대하, 생리불순, 습관성 유산, 자궁이 찬 탓에 임신이 되지 않는 증상 등은 명문혈을 통해 효과적으로 개선할 수 있다.

명문혈은 허리 부위에 있고, 척추를 지나는 수직선상에 있으며, 요추 2번의 뾰족한 돌기 아래에 움푹 들어간 곳이다. 끈으로 배꼽 위로 지나면서 복부를 한 바퀴 돌렸을 때 척추의 수직선과 서로 만나는 지점이 바로 명문혈이다.

## ⊙ 명문혈을 자주 지압하면 허리와 무릎이 튼튼해지고 신장의 기운이 단단해진다

명문혈을 지압하려면 우선 양손을 비벼 열을 낸 후 명문혈과 양쪽의 신장이 있는 부위가 따뜻해질 때까지 문질러 준다. 그런 다음 다시 양손을 비벼 열을 낸 후 허리 부위의 신장이 있는 위치에 대고, 10분 동안 정신을 집중하여 명문혈을 단단히 지킨다고 생각한다. 이는 한의학에서 말하는 '의수법意守法'이다. 또는 직접 엄지의 지문이 있는 부분이나 손가락 관절을 이용하여 경혈 부위가 시큰하면서 땡땡한 느낌이 들 정도로 명문혈을 누른 후 문질러 주어도 괜찮다. 어떤 방법이든 명문혈을 자극하면 신장의 양기를 북돋고 허리와 무릎을 튼튼히 할 수 있다.

매일 명문혈을 가볍게 두드려 주면 인체의 양기를 자극하고 신장의 양기를 북돋을 수 있다. 양손으로 주먹을 쥔 상태에서 3~5분간 명문혈을 가볍게 두드려 준다. 명문혈을 두드릴 때는 일어서서 두드리든 앉아서 두드리든 또는 걸어가면서 두드리든 전부 상관없다. 경혈을 두드리는 횟수도 그다지 중요하지 않다. 시간적 여유가 있거나 허리 부위가 뻐근하거나 피로하다고 느껴지면 그때그때 두드려 주면 된다.

명문혈은 주로 신장 질환을 치료하는 역할을 하므로 신장이 많이 약하면 명문혈에 사법瀉法(나쁜 기운을 제거하는 치료법)보다는 보법補法(부족한 부분을 채워 주는 치료법)을 적용하는 것이 낫다. 다시 말해 명문혈은 힘을 너무 세게 주지 말고 가볍게 지압해야 한다는 뜻이다.


## ⊙ 명문혈에 쑥뜸을 뜨면 신장을 따뜻하게 보양하고 양기를 북돋을 수 있다

명문혈에 쑥뜸을 뜨면 남성의 발기부전이나 조루, 여성의 적백대하나 자궁이 찬 탓에 임신이 되지 않는 증상 등 신장의 양기가 허해 생긴 비뇨생식계 질환을 치료할 수 있다. 우선 자연스럽게 앉은 자세에서 몸의 긴장을 풀고, 가족에게 쑥뜸 막대에 불을 붙인 후 명문혈에서 2~3센티미터 떨어진 곳에 쑥뜸 막대를 띄워 연기를 쐬어 달라고 한다. 쑥뜸을 뜰 때는 타는 듯한 느낌이 아니라 경혈 부위에 훈훈한 열기가 전해질 정도로 연기를 쐬어 주는 것이 좋다. 매주 한 번씩 경혈 부위의 피부가 살짝 붉어질 정도로 20분 정도 쑥뜸을 뜬다.

명문혈을 자극하는 또 다른 방법이 있다. 한의학에서는 채양소음법采陽

消陰法이라고 하는데, 우선 햇볕이 드는 곳에 엎드린 후 15분 동안 정신을 집중하여 태양의 빛, 에너지, 열기가 끊임없이 명문혈을 통해 몸속으로 들어온다고 생각한다. 간단히 말하면 등으로 햇볕을 쬐는 동안 명문혈에 온전히 정신을 집중해 보는 방법이다.

# 매일 요안혈을 지압하면 장수할 수 있다

경외기혈經外奇穴(임상을 통해 새롭게 발견된 경혈)에 속하는 요안혈은 신경과 아무런 관계가 없지만 신장을 보양하는 효과가 탁월한 경혈이다. 한의학에서는 요안혈이 '대맥' 안에 있고, 신장이 위치한 부위라고 여긴다. 신장은 따뜻한 것을 좋아하고 찬 것을 싫어하므로 요안혈을 자주 마사지하면 신장의 양기가 왕성해지고 기혈의 흐름이 원활해지는 효과가 있다. 그래서 요통, 빈뇨증, 유뇨증, 신장염, 생리불순, 백대하 등 신양이 허한 증상에 자주 활용된다.

요안혈은 매우 특수한 위치에 있다. 해부학적으로 볼 때 허리 부위에 있는 요안혈은 요추 4번의 뾰족한 돌기 아래에서 옆으로 10.6센티미터 나간 자리의 움푹 들어간 곳이다. 이 지점은 바로 신장이 있는 곳이다. 바닥에 앉은 자세에서 상체를 곧게 펴고 요추의 극돌기와 척추의 수직선이 교차하는 지점, 즉 요추 4번의 뾰족한 돌기 아래에서 옆으로 10.6센티미터 나간 곳을 눌러 준다.

《황제내경》에서는 여성은 35세, 남성은 40세가 되면 신체 상태가 나빠지고 신장의 기운이 허하고 쇠약해지기 시작한다고 했다. 이때 보양에 신경을 쓰지 않으면 신장의 양기가 허해지는 증상이 나타나기 쉽다. '허리는 신장이 자리한 곳'으로 요안혈의 위치가 바로 신장이 있는 곳이다. 따라서 요안혈을 자주 지압해 주면 신장의 양기를 왕성하게 하고 신체를 튼튼하게 하는 데 도움이 된다.

요안혈을 지압하는 방법은 매우 다양하다.

(1) 일어서거나 앉은 자세에서 양손으로 허리를 짚고 엄지의 지문이 있는 부분으로 요안혈을 눌러 준다. 처음에는 살살 누르다가 경혈 부위가 시큰하면서 땅땅한 느낌이 들거나 살짝 아플 정도로 점차 강도를

높여 눌러 준 후 시계 방향으로 3~5분간 문질러 준다. 지압이 끝나면 양 손바닥으로 요안혈 부위를 10회 정도 가볍게 문지르거나 두드려 경혈 부위를 이완시킨다.

(2) 양손을 비벼 열을 낸 후 손목 관절에서 손바닥이 연결되는 부위를 요안혈에 바짝 붙인 다음 위아래로 힘껏 문질러 준다. 경혈 부위에 열감이 느껴질 때까지 빠르고 힘있게 문질러 주는 것이 좋다.

(3) 양손의 엄지는 앞에 두고 나머지 네 손가락으로 허리를 짚은 후 중지로 정확히 요안혈을 눌러 준다. 그런 다음 시계 방향과 시계 반대 방향으로 경혈 부위를 3~5분간 문질러 준다.

(4) 매일 취침 전에 침대에 누운 자세에서 양손에 주먹을 쥔 후 허리 밑에 넣고 주먹의 손가락 관절로 요안혈 부위를 받친다. 허리를 살짝 들어 올렸다가 다시 내려놓는 동작을 5~10분간 반복한다.

(5) 주먹을 쥐었을 때 엄지가 접힌 부분으로 허리 아랫부분을 리듬감 있게 두드려 준다. 손목 부분에 힘을 주어 가볍게 위에서 아래로 15~30회 정도 반복해서 두드려 준다.

(6) 양손의 엄지와 검지로 양쪽의 척추뼈를 따라 길게 세로로 뻗어 있는 근육을 잡고 허리 부위의 근육부터 아래로 엉덩이 부위까지 가볍게 잡아 뜯듯이 마사지한다. 이렇게 위에서 아래로 4회 반복한다.

(7) 양손의 손목 관절에서 손바닥이 연결되는 부위를 허리에 대고 15~20회 정도 빠르게 위아래로 문질러 준다.

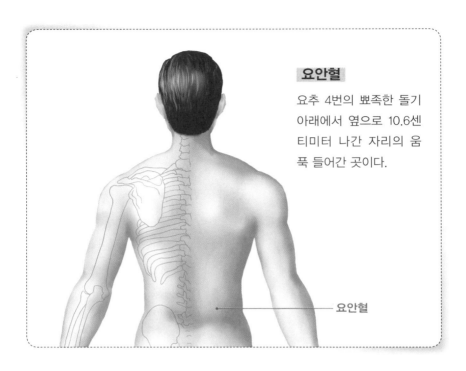

**요안혈**

요추 4번의 뾰족한 돌기 아래에서 옆으로 10.6센티미터 나간 자리의 움푹 들어간 곳이다.

요안혈

　요안혈은 우리의 눈처럼 한 쌍으로 존재하므로 반드시 양쪽의 요안혈을 똑같이 지압해 주어야 한다. 또한 요안혈은 장기간 꾸준히 지압해 주어야 하며, 지압할 때에는 시간이나 장소, 방법에 구애받을 필요가 없다. 경혈 부위를 두드리거나 가볍게 잡아 뜯듯이 마사지만 하더라도 신장을 보양하고 양기가 왕성해지며 허리 부위가 튼튼해지는 효과를 얻을 수 있다.

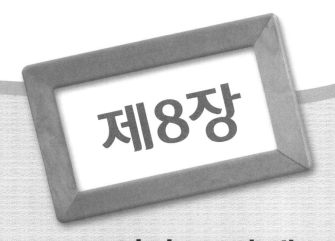

# 제8장

## 신장 보양에
## 도움이 되는 생활습관

우리가 평소에 무심코 하는 작은 행동들은 신장을 손상시킬 수 있다. 마찬가지로 사소한 습관들이 우리의 건강을 좌우할 수도 있다. 신장 보양에 유익한 여러 가지 생활습관들에 대해 알아보고, 언제 어디서나 이를 실천할 수 있다면 신장의 기운이 왕성해지고 신장 기능도 강해질 것이다.

# 귀를 자주 문질러 주면
# 놀라운 신장 보양 효과가 나타난다

한의학에서는 귀가 '신장의 건강' 상태를 나타내는 지표이며, '귀가 튼튼하면 신장도 튼튼하고, 귀가 얇고 튼튼하지 않으면 신장도 약하다.'라고 여긴다. 귀 조직이 탄탄한지 아닌지는 신장의 기운이 풍성한지 아닌지를 어느 정도 반영한다고 할 수 있다. 또한 귀는 신장과 매우 밀접한 관계가 있고, 귀에는 신장과 연결되는 반사구와 경혈이 분포되어 있기 때문에 귀를 자주 움직여 주고 귀에 있는 반사구와 경혈을 자극해 주면 경락의 흐름이 원활해지고, 신장 기능이 강화되며, 신체 면역력이 향상된다.

귀를 움직여 주는 방법은 다음과 같다.

### 1. 귓불 잡아당기기

양손의 엄지와 검지로 각각 양 귓불을 잡고 아래로 잡아당긴 후 손을 놓아 귓불이 위로 튕겨 오르는 느낌이 들도록 한다. 이렇게 3~5분 정도 귓불을 반복해서 잡아당긴다. 처음에는 살살 잡아당기다가 아프지 않을 만큼 서서히 힘을 주어 잡아당긴다.

### 2. 귓바퀴의 맨 윗부분 잡아당기기

양손의 엄지와 검지로 각각 귓바퀴의 가장 윗부분을 잡고 위로 잡아당긴다. 이렇게 3~5분간 귓바퀴의 윗부분을 아프지 않을 정도로 반복해서 잡아당긴다.

### 3. 귀 문지르기

두 손바닥으로 양 볼부터 뒤로 귀까지 문질러 준 후 다시 뒤에서 양 볼을 향해 문질러 준다. 이렇게 앞뒤로 방향을 바꾸어가며 30회 정도 귀를 문질러 준다. 그런 다음 손바닥으로 위아래로 30회 정도 귀를 문질러 준다. 같은 방법으로 귓바퀴의 바깥쪽 부분을 문질러 준다.

## 4. 이주耳珠 눌러주기

양손의 엄지와 검지로 각각 귓바퀴를 앞뒤로 잡고, 중지로 이주耳珠(귀구슬 ; 얼굴 부분에서 귀 중심 쪽으로 돌출되어 있는 부분)를 안으로 눌러준 후 다시 이주를 밖으로 접어 눌러 준다. 이렇게 3~5분간 이주에 통증이 느껴지지 않을 정도로 반복해서 눌러 준다.

## 5. 명천고鳴天鼓

두 손바닥을 각각 귀에 바짝 붙이고 손바닥의 한가운데로 귓구멍을 막는다. 엄지와 새끼손가락을 고정시키고, 나머지 세 손가락으로 동시에 또는 손가락을 교차시킨 후 누우며 베개에 닿는 후두골後頭骨 부위를 두드린다. 즉, 북을 치듯이 귀에서 '쿵쿵'하는 소리가 울리게끔 뇌호혈, 풍부혈, 아문혈을 두드려 준다.

## 6. 귓바퀴 문지르기

양손의 엄지와 검지로 귓바퀴를 따라 위아래로 반복하여 문질러 준다. 귓바퀴가 살짝 발개지고 열감이 느껴질 정도로 문질러 주는 것이 좋다. 그러나 귀가 찢어지는 듯한 느낌이 들 정도로 세게 문지르지 않도록 주의한다.

## 7. 귀를 전체적으로 문지르기

양손의 손가락을 한데 모아 가볍게 귀를 문질러 준다. 귀의 앞면부터 뒷면까지 5~6회 반복해서 고루 문질러 준다.

# 소동파의 신장 보양 비법이었던 머리 빗기

매일 머리를 빗는 것은 매우 중요하다. 그러나 머리 빗기에 대해 그다지 중요하게 여기지 않는 사람이 많고, 아침마다 머리를 빗어야 하는 수고를 덜기 위해 파마를 한 후 아침에 일어나면 빗질은 생략하고 그냥 대충 손으로 머리를 쓱쓱 빗어 넘기는 사람도 있다. 안타깝게도 그들은 이렇게 양생과 건강을 위한 기회를 놓쳐 버리고 있다.

한의학에서는 '몸 안에 병이 생기면 반드시 겉으로 드러난다.'라고 여긴다. 머리 부위는 인체 내외를 소통시키는 통로이자 다섯 개의 감각기관과 중추신경이 있는 곳이다. 머리를 자주 빗으면 혈맥의 흐름이 원활해지고 혈액순환이 촉진된다. 바꾸어 말하면 간과 신장에 직접적인 영향을 미친다. '신장의 광채는 머리카락에 나타난다.'라고 했듯이 머리카락은 신장의 상태를 보여주는 지표이다. 이를테면 머리숱이 빽빽하고 머리카락이 풍성하면 체내의 기혈이 점점 충분한 상태이며 신장 기능도 강해졌다는 뜻이다.

### ⊙ 봄에 매일 머리를 빗으면 춘곤증을 효과적으로 예방할 수 있다

《양생론》에서는 '춘삼월에 매일 아침 100~200번 정도 머리를 빗어야 한다.'라고 했다. 봄이 되면 양기가 자연에 순응하여 상승하고 외부로 발산하는 특징이 있다. 그리고 머리는 모든 양기가 모이는 곳이므로 매일 머리를 빗으면 기혈이 막힘없이 통하고 기혈의 흐름이 원활해지는 데 도움이 된다.

머리를 빗을 때 반드시 빗을 사용할 필요는 없다. 손가락으로 이마의 머리카락이 난 언저리부터 목덜미의 머리카락이 난 부분까지 앞에서 뒤로 천천히 빗어 주어도 된다. 머리를 빗으면서 적당히 힘을 주어 두피를 마사지하거나 문질러 주는 것도 좋다. 이는 바쁜 직장인들에게 권하는 방법으로, 업무가 고될 때 잠시 몸의 긴장을 풀고 조용한 곳으로 가서 천천히 머리를 빗어 주면 스트레스가 풀리고, 양기의 생성이 촉진되며, 기혈의 흐름이 원활해지고, 머리와 눈에 오른 열을 식혀 주며, 정신이 한층 맑아지고, 춘곤증도 물리칠 수 있다.

## ⊙ 모발에 영양분을 충분히 공급할 수 있는 머리 빗기 방법

평소에 파마나 염색을 자주 하는 여성이 적지 않은데 이렇게 하면 모발이 각종 화학물질에 찌들어 점점 나빠지게 된다. 다양한 모발 보호제가 시중에 나와 있지만 머리 빗기를 통해서도 모발에 영양분을 공급할 수 있다. 소뿔이나 옥 또는 나무로 만든 빗으로 이마의 머리카락이 난 언저리부터 목덜미의 모근이 있는 부분까지 50회 이상 빗어 준다.

머리를 빗을 때에는 반드시 머리 전체를 빗도록 한다. 머리의 중간 부분과 양옆 등 모든 부분을 빠짐없이 골고루 빗는 것이 중요하다. 이렇게 장기간 꾸준히 머리를 빗으면 두피의 말초신경을 자극할 수 있고, 머리 부위의 혈액순환을 개선하고 향상시킬 수 있으며, 탈모, 원형 탈모, 두피가 저리고 아픈 증상, 비듬, 모발에 기름기가 지나치게 많은 증상 등을 치료 예방할 수 있다.

단, 모발이 건조한 편이라면 모발에 영양분 보충과 두피의 혈액순환 촉진을 위해 힘을 주어 머리를 빗고, 지성 모발이라면 피지의 과다 분비를 자극하지 않기 위해 될 수 있으면 살살 빗는 것이 좋다.

## ⊙ 하루 세 번 머리를 빗으면 뇌가 건강해지고 마음이 안정되며 수면에 도움이 된다

중국 송나라의 대문호 소동파蘇東坡는 '머리를 백여 번 빗고 자면 날이 밝을 때까지 깊이 잠들 수 있다.'라고 했다. 현대인들은 업무 스트레스가 많은 탓에 적지 않게 불면증에 시달리고 있다. 그러나 머리를 빗으면 뇌가 건강해지고 마음이 안정되며 수면을 촉진할 수 있다. 물론 아무렇게나 머리를 빗는다고 해서 수면 촉진 효과를 얻을 수 있는 것은 아니다.

우선 머리끝의 엉킨 부분을 빗질하여 풀고 머리카락의 중간 부분부터 머리끝까지 빗어 준 후 두피를 가볍게 자극할 수 있도록 모근에서부터 머리끝까지 빗는다. 머리를 빗을 때에는 이마의 머리카락이 난 언저리에서 뒤로 빗어 주고, 다시 뒤에서 앞으로 빗은 후 왼쪽과 오른쪽 귀의 윗부분에서 각각 반대 방향으로 빗은 다음, 머리카락을 사방으로 풀어헤치고 빗어 준다. 불면증이 있는 사람은 취침 전에 5~6번 정도 머리를 빗어 주면 좋다.

## ⊙ 머리를 빗으면 빗을수록 생기발랄해지고 활기가 넘치게 된다

방광과 신장은 서로 표리 관계이다. 머리의 앞면은 족태양방광경이 흐르는 부위로, 머리를 빗을 때 이 부분을 많이 빗어 주면 방광경과 신경의 기혈 흐름을 원활하게 소통시킬 수 있다.

현대인의 생활과 업무에서 컴퓨터의 비중이 커진 지 오래다. 하루 종일 컴퓨터 앞에 앉아 있는데다 정신노동까지 더해지면서 머리가 어지럽고 뇌에 혈액 공급이 부족함을 느끼는 사람도 적지 않다. 이는 독맥의 흐름이 정체되었다는 신호이다. 독맥은 정수리의 백회혈을 지나 아래로 꼬리뼈까지 흐르면서 신경과 서로 통한다.

머리를 빗을 때 빗살로 약간 힘을 주어 백회혈을 누르면 독맥의 흐름을 원활하게 소통시키고, 신경을 흐르는 기혈의 움직임을 촉진할 수 있다. 백회혈은 머리 부위에 있고, 이마의 머리카락이 난 언저리의 정중앙에서 곧바로 위로 15센티미터 떨어진 곳이다. 두 귀의 끝부분을 연결한 선의 중간 지점이기도 하다. 평소에 머리가 어지럽거나 정신적 활기가 없다고 느껴질 때 검지의 지문이 있는 부분으로 백회혈을 눌러 주면 머리와 눈에 오른 열을 식혀 주는 효과가 있다.

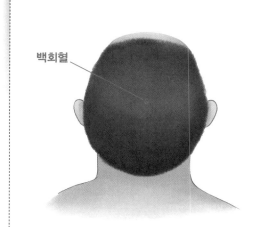

백회혈

### 백회혈

이마의 머리카락이 난 언저리의 정중앙에서 곧바로 위로 15센티미터 떨어진 곳으로, 두 귀의 끝부분을 연결한 선의 중간 지점이기도 하다.

# 잠을 잘 자는 것이 보약 중의 보약이다

　요즘 젊은이들은 밤늦게 자는 것을 좋아하고 종종 기꺼이 밤을 새우기도 한다. 이렇게 자기 자신을 괴롭히면 신장만 갈수록 힘들어지고, 결국 체질이 점점 약해져 보양을 하려고 해도 제대로 할 수 없게 된다. 설령 잠을 자기 싫더라도 신장만큼은 반드시 잠들도록 해야 한다는 사실을 명심하자. 신장에게 휴식 시간을 주지 않으면 당신의 신장은 조만간 파업에 들어갈 것이고, 그렇게 되면 신체에 여러 문제가 나타날 것이다.

## ⊙ 장기간에 걸친 수면 부족은 신장의 정기를 손상시킨다

　전날 밤을 새운 탓에 수면이 부족하면 이튿날 견디지 못할 정도로 피곤하고, 기운이 없고 정신이 흐릿하며 업무 효율도 현저히 저하되지만, 잠을 충분히 자고 나면 이러한 상황이 말끔히 사라지는 경험을 해 본 사람이 많을 것이다.

　수면은 신체에 '에너지를 비축해 주는' 배터리와 같다. 수면을 충분히 취하면 신체 에너지를 다시 축적하여 하루에 소모된 에너지를 보충하고 이튿날 활동을 위한 새로운 에너지를 저장해 둘 수 있다. 설사 몹시 피곤한 상태라도 잠깐 한숨 자고 나면 활력이 생길 수 있다.

　수면 부족 상태가 오래 지속되면 신체와 대뇌가 지나치게 피로하고 지친 상태에 놓여 체내의 기혈이 크게 소모되고 오장이 손상될 수 있다. 한의학에서는 간이 피로하면 신神이 손상되고, 비장이 피로하면 음식을 잘 먹지 못해 몸이 점점 쇠약해지며, 폐가 피로하면 기氣가 손상되고, 신장이 피로하면 정精이 손상된다고 여긴다. 장기간에 걸친 수면 부족은 간혈을 소모시키고, 신정을 허하게 만든다.

정은 곧 신장에 저장된 정기로 인체의 생명활동을 유지해 주는 기본물질이다. 신장의 정기가 충분하면 신체가 튼튼해지고 원기가 왕성해지며 병에 잘 걸리지 않게 되나 그렇지 않으면 인체의 생명력이 약해져서 병에 잘 걸리는 체질로 바뀌게 된다. 설사 병이 아직 발생하지 않았더라도 정신적 활기가 없고, 두통이나 현기증, 근육이 쑤시고 아픈 증상 등이 곧 나타날 수 있다.

## ⊙ 나만의 수면시간을 설정해 보자

옛사람들은 '아무리 약을 많이 먹어도 홀로 자는 것만 못하다.'라고 했다. 인간은 노동, 업무, 학업 과정에서 많은 양의 에너지를 소모하고 있다. 그래서 음식 섭취를 통해 에너지를 보충하는데 그 밖에 수면을 통한 체력 회복도 반드시 필요하다. 말하자면 수면이야말로 신장 보양을 위한 최고의 보약이다.

따라서 휴식 시간을 낭비하지 않으면서 건강도 방치하지 않기 위해서는 휴식을 취해야 할 때 휴식을 취해 주고, 온몸의 긴장을 풀어야 할 때 긴장을 풀어 주어야 한다. 그럼 잠을 잘 자려면 수면시간을 어떻게 설정해야 할까?

《황제내경》에서는 '때에 따른 양생'을 강조한다. 수면도 마찬가지이다. '야행성'인 사람이든 '아침형' 인간이든 대자연의 이치에 순응하여 자신만의 생체시계를 찾고 수면의 질을 높여야 한다. 밤 열한 시부터 새벽 한 시에 해당하는 자시子時와 오전 열한 시부터 오후 한 시까지인 오시午時는 하루 중 온도 변화가 가장 큰 시간대이자 인체의 음양이 교체되는 시간대이므로 이때 적당히 휴식을 취해 주어야 한다. 밤 열한 시에 잠자리에 들어야만 혈액이 간으로 흘러가 저장되고 새로운 혈액이 만들어지는 데 유리하다. 즉, 밤 열 시 반부터는 취침 준비를 해야 한다는 뜻이다.

보통 정상인의 수면시간은 매일 여덟 시간 정도인데, 신체가 허약한 사람이라면 수면시간을 적절히 늘려도 괜찮다. 물론 매일 꼬박꼬박 여덟 시간씩 잠을 자야 할 필요는 없다. 잠에서 깨어난 후 정신이 맑고 활력이 넘치고 피로감이 느껴지지 않는다면 수면시간이 충분함을 의미한다.

## ⊙ 편안한 수면 환경을 조성하자

수면의 질은 시간뿐만 아니라 수면의 깊이와도 관련이 있다. 그중 수면 환경은 수면의 깊이에 매우 중요한 영향을 미치므로 최대한 조용하고 마음이 편안해지는 수면 환경을 마련해야 한다.

평소 거실의 온도를 일정하게 유지하고 쾌적한 실내 공기를 유지해야 한다. 실내가 지나치게 건조하면 비도鼻道가 수축되어 불편해질 수 있고, 지나치게 폐쇄된 수면 환경은 실내 공기를 혼탁하게 만들어 수면에 지장을 줄 수 있기 때문이다. 침실 온도는 너무 높거나 낮지 않아야 하며 섭씨 23~25도를 유지하는 것이 가장 좋다.

## ⊙ 쉽게 잠들게 하는 취침 전 마사지

취침 전에 마사지를 하면 심신이 편안해지고, 경맥의 흐름을 원활하게 소통시키며, 마음을 안정시키고 수면을 돕는 효과가 있다. 잠들기 전에 아래의 방법에 따라 마사지를 하면 수면의 질을 개선할 수 있다.

⑴ 양손의 검지, 중지, 약지를 굽힌 후 손톱 끝으로 두피를 2분 정도 빠르게 마사지한다.

⑵ 양손의 엄지를 각각 귀밑에 바짝 붙이고, 나머지 네 손가락을 상하 좌우로 움직여 가며 2분 정도 귀를 힘껏 문질러 준다.

⑶ 풍지혈을 눌러 준다. 풍지혈은 귀 뒷부분에 튀어나온 뼈를 지나면 만져지는 움푹 들어간 곳으로 후두골이 끝나는 지점이다. 취침 전에 엄지로 풍지혈을 시계 방향으로 문지른 후 뒤통수 주변을 주무르듯

눌러 주면 대뇌의 피로를 완화시키고 수면을 촉진할 수 있다.

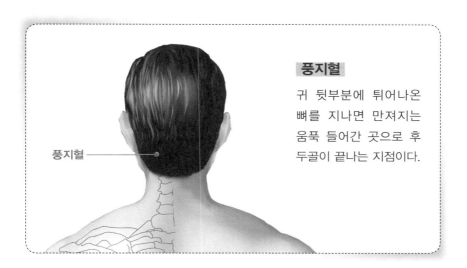

**풍지혈**

귀 뒷부분에 튀어나온 뼈를 지나면 만져지는 움푹 들어간 곳으로 후 두골이 끝나는 지점이다.

풍지혈

# 신장의 기운을 잘 보존시켜 주는 올바른 족욕법

　겨울만 되면 유독 손발이 차가워지고 밤에도 발이 시려 잠을 이루지 못하는 여성이 적지 않다. 잠들기 전에 따뜻한 물로 족욕을 하면 몸이 따뜻해지면서 수면에 도움이 된다고 하는 사람도 있는데, 사실 족욕의 장점은 비단 여기에 그치지 않는다.

　사람의 발에는 여섯 개의 중요한 경락이 있다. 방광경 · 위경 · 담경 이세 양경이 끝나는 지점과 비경 · 간경 · 신경 이 세 음경이 시작되는 지점이 전부 발에 위치해 있다. 그리고 발에는 60여 개의 경혈과 인체 내장, 기관과 상응하는 반사구도 분포되어 있다. 따뜻한 물로 족욕을 자주 하면 근육을 이완시키고 경락을 소통시키며 기혈의 흐름을 개선하고, 오장육부를 보양할 수 있다. 물론 여기에는 신장도 포함된다.

## ⊙ 올바르고 효과적인 족욕 방법

　봄에 족욕을 하면 양기를 상승시켜 내장이 아래로 처지는 것을 방지하고, 여름에 족욕을 하면 습한 기운이 바로 제거되고, 가을에 족욕을 하면 폐가 촉촉하게 보양되고, 겨울에 족욕을 하면 단전이 따뜻해진다.

　이렇듯 사계절 내내 따뜻한 물로 족욕을 하면 인체에 매우 이롭다. 그러나 올바른 방법으로 족욕을 해야 효과를 얻을 수 있다. 가령 물이 너무뜨거우면 피부에 화상을 입을 수 있으므로 물 온도는 섭씨 40도 정도가적당하고, 족욕 시간은 15~20분이 적당하며, 최대 30분 이상 하지 않도록 한다. 족욕은 나무로 된 대야에서 하는 것이 가장 좋다.

한약재를 활용하여 족욕을 할 경우, 체질에 맞는 재료 선택이 중요하므로 한약재를 활용하기 전에 의사와 상담하는 것이 바람직하다. 어떤 한약재를 넣느냐에 따라 족욕 효과가 달라진다.

예를 들어 쑥잎이나 익모초를 끓인 물로 족욕을 하면 경락을 따뜻하게 하고, 경락의 흐름이 원활하게 소통되며, 양기가 상승하고 찬 기운이 사라지며, 찬 기운으로 인한 복통, 생리통, 생리불순 증상 등이 효과적으로 개선된다. 족욕을 할 때 식초를 조금 넣으면 살균 효과가 있고, 다리가 붓는 증상을 예방하고 완화시키며, 인체의 면역력을 강화시킬 수 있다. 그 밖에 개나리, 금은화, 판람근, 국화를 넣으면 음기를 북돋고 화火를 내려주는 효과가 있어 간화가 왕성하거나 신장의 음기가 허해 갈증이 나고 목이 건조한 증상, 입안이 허는 증상, 목구멍이 붓는 증상, 가슴이 답답하고 초조한 증상 등이 개선된다.

신장의 양기가 허한 사람은 겨울이 되면 손발이 차가워지고 유독 추위를 탄다. 이때 생강을 끓인 물로 족욕을 하면 중초가 따뜻해지고 찬 기운이 사라져 수족냉증을 완화시킬 수 있다. 신양이 허하고 쇠약한 사람은 요통이나 다리에 힘이 없는 증상 등이 나타나는데, 아래의 방법대로 족욕을 하면 신장을 보양하고 양기를 북돋을 수 있다.

육계 50그램, 오수유 100그램, 생강 150그램, 양파 50그램, 산초 80그램을 끓인 물을 섭씨 40도가 될 때까지 식힌 후 20분 정도 족욕을 한다.

이 족욕법에 활용된 약재는 전부 신장을 따뜻하게 하고 찬 기운을 없애는 효능을 지닌 약재들이다. 이렇게 족욕을 하면 체내의 양기가 왕성해지고 신장의 양기가 충분해져 요통이나 다리에 힘이 없는 증상이 저절로 완화된다.

신장의 양기가 허해 생리통이 생긴 여성은 소회향 40그램을 달여 즙을 낸 후 족욕을 하면 좋다. 소회향은 양기를 북돋고 신장을 보양하는 효능이 있으므로 소회향을 달인 물로 족욕을 자주 하면 생리통이 완화되고, 생리혈 배출이 원활해지며, 신양이 허해 생긴 수족냉증, 추위를 타는 증상, 허리와 무릎이 시큰거리고 아픈 증상, 정신적 활기가 없는 증상 등도 완화시킬 수 있다.

요즘 남성들은 직장과 가정에서 비롯되는 스트레스와 압박감에 시달리는 경우가 많다. 여기에 회식이나 접대, 나쁜 생활습관까지 더해지면서 그들의 신장은 점점 허해지고 발기부전 증상까지 나타나기도 한다. 이때 올바른 방법에 따라 족욕을 하면 신장을 보양하고 양기를 상승시킬 수 있을 뿐 아니라 발기부전 증상도 효과적으로 개선할 수 있다.

양기석 25그램을 30분 동안 달인 후 즙을 내고, 파극천 · 음양곽 · 금앵자 · 호로파 20그램씩과 자호 15그램을 넣어 30분 동안 달인 후 즙을 낸 다음 따뜻한 물을 섞어 30분간 족욕을 한다. 매일 한 번씩 하는 것이 좋다.

이 족욕법에 활용된 파극천, 음양곽, 금앵자, 호로파, 양기석은 전부 신장의 양기를 따뜻하게 보양하고, 정기를 북돋고 골수를 충분하게 하는 효능이 있고, 자호는 정체된 간기를 고르게 하고, 신경의 흐름을 원활하게 소통시키는 효능이 있다.

족욕을 하면 따뜻한 물이 기혈의 흐름을 더욱 빠르게 자극하기 때문에 땀이 나고 갈증이 나거나 목이 건조해지기 쉽다. 그러므로 족욕을 한 후에는 반드시 미지근한 물을 한잔 마셔 목을 촉촉하게 해야 하며, 수분을 보충해 줌으로써 음액이 소모되어 '체내에 화火가 쌓이는' 증상을 예방해야 한다.

매일 저녁 꾸준히 족욕을 하면 몸이 훈훈하고 따뜻해지므로 수면을 촉진할 수 있다. 직장인들은 아침에 잠시 시간을 내어 족욕해 보기를 권한다. 밤에 잠자는 동안에는 거의 한 자세를 유지했기 때문에 체내의 기혈 순환이 원활하지 않을 수 있는데, 아침에 족욕을 하면 기혈의 흐름을 촉진하게 되어 밤새 휴식을 취했던 신장을 활성화시킬 수 있을 뿐 아니라 활력 넘치는 하루를 보내고 신장의 해독 작용을 촉진하는 데에도 큰 도움이 된다.

## ⊙ 족욕을 하면서 용천혈을 눌러 주면 신장을 따뜻하게 보양하는 효과가 더욱 높아진다

인체의 발바닥 한가운데에는 용천혈이라는 특수한 경혈이 있다. 용천혈은 신경이 시작되는 경혈로 신경의 기혈은 전부 용천혈에서 비롯된다. 용천혈을 자주 자극하면 신경의 흐름이 원활해져 신경을 흐르는 기혈이 왕성해지고 신장 기능이 강화된다. 따라서 족욕을 할 때 용천혈을 중점적으로 자극하면 신장 보양 효과가 더욱 높아진다.

용천혈을 자극하는 방법은 다양하다. 족욕 대야에 작은 돌멩이들을 넣고 돌멩이들이 용천혈에 닿게 한다. 족욕을 하면서 참을 수 있을 만큼 힘을 주어 돌멩이들을 밟거나 발바닥 한가운데를 왔다 갔다 움직이면서 돌멩이들을 문지르면 용천혈을 자극할 수 있다. 족욕을 한 후 엄지의 지문이 있는 부분으로 용천혈을 문지르듯 눌러 주어도 괜찮다. 신장이 허해 생긴 두통, 현기증, 목이 붓고 아픈 증상, 소변량이 적고 잘 나오지 않는 증상, 변비, 발기부전, 조루, 유정 증상 등은 이러한 족욕 방법을 통해 효과적으로 개선할 수 있다.

# 독소 배출의 특효약인 물,
# 제대로 알고 마시자


　인간의 생명활동은 물 없이는 유지될 수 없으며, 신장 기능은 특히 물과 밀접한 관련이 있다. 신장의 기본적인 기능은 소변을 만드는 것으로 이를 통해 날마다 신진대사 과정에서 생성된 노폐물을 제거하여 체내의 수분, 전해질, 산·알칼리 균형을 조절하고 생명활동을 유지시킨다.

　《황제내경·소문·역조론》에서는 '신장은 수장이니 진액을 주관한다.' 라고 했다. 신장은 수水를 주관하고 습하고 축축한 성질을 가졌기 때문에 건조하면 음陰의 성질을 지닌 진액이 손상되면서 신정이 허해질 정도로 건조한 것을 싫어한다. 때문에 신장을 촉촉하고 건강하게 유지하려면 절대로 물이 부족해서는 안 된다.


## ⊙ 물을 마시면 독소가 효과적으로 배출된다

　특별히 갈증이 느껴지면 그제야 물을 마시고 싶다는 생각이 들 정도로 물 마시기를 좋아하지 않는 사람이 많다. 목이 마르면 물 대신 음료수나 맥주를 마시는 사람도 있다. 이렇게 하면 신체를 크게 손상시킬 수 있다. 특히 신장이 손상된다. 신장은 인체의 신진대사 과정에서 생성된 노폐물을 배설하는 주요 기관으로 신장의 배설 기능이 원활하게 작용하려면 물이 없어서는 안 된다. 신장에 수분이 충분해야만 소변이 생성되고 체내의 노폐물이 몸 밖으로 배출될 수 있기 때문이다. 말하자면 물을 마시는 것은 매우 효과적인 독소 배출 방법이라고 할 수 있다.

　임상 결과, 신장 질환이 생기는 원인은 대부분 수분 부족과 관련이 있는 것으로 나타났다. 예를 들어, 신장결석은 음식물에 함유된 칼슘을 분해, 전달, 배출시킬 만큼의 수분이 충분치 않아 신장에 칼슘이 쌓여 생긴 결석을 말한다. 수분을 충분히 보충해 주지 않으면 배뇨 횟수가 줄어들고, 요산 수치가 지나치게 높아지며, 칼슘 침전을 유발하고, 시간이 오래 지나면 결석이 생긴다. 그리고 신장염은 칼슘이 제때에 배출되지 않은 상태에서 오랜 시간이 지나 결석이 생긴 증상을 말한다. 따라서 신장결석을 예방하기 위해서는 물을 많이 마시는 것이 가장 중요하다.

## ◉ 양생을 위한 하루 세 잔 물 마시기

독소 배출 효과를 최대한 높이려면 어떻게 수분을 보충해야 할까? 우선 '양생을 위한 하루 세 잔 물 마시기' 방법에 대해 살펴보자. 여기서 하루 세 잔 물 마시기란 아침에는 꿀물, 오후에는 엷은 차, 취침 전에는 끓인 맹물을 마신다는 말이다.

아침에 일어난 우리의 몸은 아직 '멍한' 상태이다. 이때 꿀물을 한잔 마시면 장을 촉촉하게 하고 배변을 촉진시킬 수 있다. 특히 노년층과 변비 증상이 자주 나타나는 사람은 아침에 꿀물을 한잔 마시는 것이 좋다. 또한 오전 내내 업무와 학업에 집중하고 나서 오후가 되면 피곤해지는데 이때 엷은 차를 한잔 마시면 머리가 맑아지면서 기운이 나고 활기가 넘치게 된다. 그리고 수면 상태에 빠지면 혈액의 흐름이 느려지고 혈액의 농도도 진해지므로 취침 전에 물을 한잔 마시면 혈액을 희석시키는 효과가 있어 수면 중에도 혈액의 흐름을 정상적으로 유지할 수 있다.

물론 매일 이렇게 물을 딱 세 잔만 마실 수는 없다. 아침, 점심, 저녁으로 이렇게 물을 한 잔씩 마시면서 수시로 수분을 보충해 주어야 한다. 우선 목이 마를 때까지 기다려서는 안 된다. 갈증이 느껴지는 것은 이미 체내에 수분이 부족하다는 신호이기 때문이다. 오장육부가 촉촉해지고 진액이 생성되어 갈증이 생기지 않도록 물을 자주 마시는 것이 좋다. 운동할 때에는 더더욱 수분 보충에 유의하도록 한다. 운동하기 30분 전에 먼저 300~500밀리리터의 물을 마시고, 20분마다 한 번씩 100~200밀리리터의 물을 더 마시고, 운동이 끝나면 물이나 전해질을 보충해 주는 이온음료를 마신다.

오후 세 시부터 다섯 시까지인 신시申時는 기혈이 방광으로 흐르는 시간대이다. 우리 몸의 중요한 비뇨기관인 방광은 소변을 저장하고 배설하며 불필요한 수액을 몸 밖으로 배출시키는 역할을 한다. 신장과 방광은 서로 표리 관계이므로 신시에 물을 많이 마시면 배뇨가 원활해지고 신장과 방광의 독소 배출이 촉진된다.

## ⊙ 지나친 수분 보충은 오히려 독이 된다

보통 성인의 경우 하루 권장 수분 섭취량은 2~3리터 정도이며, 날씨가 덥거나 운동을 한다면 상황에 따라 수분 섭취량을 늘려야 한다.

그러나 무엇이든 지나치면 안 하느니만 못한 것처럼 물도 너무 많이 마시면 부작용이 나타나기 쉽다. 물을 많이 마시면 체내 혈액이 희석되고, 혈액량이 증가하며, 가슴이 답답하거나 숨이 가쁜 증상 등이 나타나기 때문이다.

물을 너무 빨리 마셔도 안 된다. 물 마시기를 좋아하지 않는데도 불구하고 물을 많이 마셔야 한다는 강박감에 갈증이 느껴지면 벌컥벌컥 단숨에 많은 물을 들이켜는 사람이 있다. 이렇게 물을 마시면 소변 희석과 독소 배출 촉진에 도움이 되지 않고, 전해질 유실을 초래하며, 신장이나 심혈관 등에 지나친 압박을 가할 수도 있다. 그러므로 물은 평소에 조금씩 천천히 마시는 것이 좋다.

신장 질환을 앓고 있는 환자는 물을 너무 많이 마시지 않도록 한다. 신장 기능이 손상된 상태에서 물을 많이 마시면 체내에 수분이 쌓여 부종이 생길 수 있다. 따라서 증상이 완치되기 전까지는 갈증이 느껴지지 않을 정도로만 물을 마시는 것이 좋다.

# 전립선 질환 치료에 도움이 되는
# 까치발 걷기

공원에서 한가롭게 산책을 하다 보면 발끝을 세우고 걸으면서 체력을 단련하는 노인들을 흔히 볼 수 있다. 이렇게 까치발로 걷는 동작은 매우 간단해 보이지만 자주 하다 보면 놀라운 신장 보양 효과를 얻을 수 있다.

## ⊙ 까치발 걷기가 어떻게 신장을 보양하는 것일까?

고대에 양생을 중시했던 사람들은 하체 혈액순환의 중요성을 강조했다. 그래서 '팔단금八段錦'이라는 전통 건강 체조에는 온갖 병을 없애는 데 도움이 된다는 까치발 걷기 동작이 포함되어 있다.

인체의 허벅지 안쪽에는 족태음비경足太陰脾經, 족궐음간경足厥陰肝經, 족소음신경足少陰腎經이라는 세 개의 음경이 흐르고 있다. 까치발 걷기를 자주 하면 발끝에 힘을 줌으로써 다리 근육을 잡아당기게 되므로 세 음경을 자극하게 되고, 세 경맥을 흐르는 기혈의 흐름을 촉진할 수 있다. 이렇게 하면 체내의 기운이 활성화되거나 상승하고, 신장을 보양하고 원기를 단단히 하며, 골수를 보충하고 정기를 북돋는 데 도움이 된다.

그밖에도 까치발 걷기를 자주 하면 하체의 혈액순환이 촉진되고, 기혈 순환이 원활해지며, 신장이 충분한 영양분을 공급받게 되므로 골반 아래 근육이 강화되고, 성기능이 향상된다.

## ⊙ 평소에 쉽게 따라 할 수 있는 까치발 운동

까치발 운동법은 매우 간단하다. 두 발을 바닥에 나란히 붙인 상태에서 발꿈치를 힘껏 들어 올렸다가 다시 천천히 발꿈치를 내리는 동작을 20~30회 반복한다. 바둑이나 컴퓨터를 하거나 오래 앉아 있는 경우, 한 시간마다 한 번씩 이렇게 까치발 들기 동작을 하면 하체의 혈액순환을 촉진하고 신장의 기혈을 왕성하게 할 수 있다.

평소에 길을 걸을 때도 의식적으로 까치발을 들고 걷는다. 등을 곧게 세우고 가슴을 활짝 펴고, 엉덩이를 위로 올린 상태에서 발꿈치를 들어 앞발바닥으로 걷는다. 매일 까치발을 들고 백 보 정도 걸으면 몸이 튼튼해지고 신장을 효과적으로 보양할 수 있다.

남성의 경우, 까치발을 들고 소변을 보면 생식 기능이 강화되고, 신장 기능이 튼튼해지는 데 도움이 된다. 소변을 볼 때 까치발로 선 후 발가락에 힘을 주어 바닥을 딛고, 두 발을 나란히 한 자세에서 항문을 조이고 배를 납작하게 하고 어깨는 살짝 아래로 내린다. 이 동작을 꾸준히 하면 전립선염이나 전립선비대증 등을 효과적으로 개선할 수 있다.

### 유의할 점 !

1. 까치발 걷기는 어느 정도 난이도가 있는 동작이다. 특히 노년층이라면 순차적으로 동작을 진행해야 한다. 처음에 연습할 때에는 주변에 기대거나 받쳐줄 만한 물건을 놓아 두는 것이 좋다. 장기간 꾸준히 연습했다면 처음부터 무리하지 말고, 중간에 걷다가 쉬다가를 반복하고, 힘들면 휴식을 취하도록 한다.
2. 심한 골다공증을 앓고 있는 노인은 까치발 걷기 운동을 삼가는 것이 좋다. 까치발 걷기를 한 후 앞발바닥에 통증이 느껴진다면 운동량이 지나치게 많다는 뜻이므로 상황에 따라 운동량을 줄여야 한다. 까치발 걷기 후에는 발과 다리 부위의 긴장을 이완시키고 피로가 풀릴 수 있도록 따뜻한 물로 족욕을 하고 앞발바닥을 마사지해 주는 것이 좋다.

# 항문 조이기 운동으로 '성 건강'을 유지하자

사람은 저마다 늙는 것을 두려워하지만 세월의 흐름에 따른 노화는 누구도 피할 수 없다. 《황제내경·소문·상고천진론》에서는 '남자는······ 40세가 되면 신기가 쇠약해져 머리카락이 빠지고 치아가 메마른다.'라고 했다. 남성은 중년의 나이에 접어들면 신체 상태가 나빠지고 체내의 기운이 약해지기 시작한다. 여기에 업무와 생활에서 오는 스트레스, 회식이나 접대, 휴식 부족 등의 요인이 더해지면 변비, 치질, 성교 불능, 성기능 장애 등이 잇달아 생길 수 있다. 이는 비단 생활과 업무에 영향을 미칠 뿐 아니라 남성의 자존심과 자신감에도 엄청난 타격을 줄 수 있다. '성 건강'을 유지하면서 오랫동안 젊음을 간직하고 싶은 남성은 항문 조이기 운동을 자주 하는 것이 좋다.

## ⦿ 고대의 '회춘술'이었던 항문 조이기 운동

항문을 조이면 신장 기능이 강화된다는 말은 결코 새로운 이야기가 아니다. 중국 명나라에는 항문을 자주 수축시켜 주면 체내의 기운을 상승시키는 데 이롭다는 '곡도의상촬谷道宜常撮'이라는 양생법을 제기한 사람도 있었다. 여기서 '곡도谷道'란 항문을 뜻한다. 옛사람들도 항문 조이기 운동을 '회춘술'이라고 여겼다. 항문 근처에는 독맥, 임맥, 충맥衝脈이 한데 모여 있고, 항문 근처에 있는 회음혈은 이 세 개의 경맥이 시작되는 지점이다. 그중 독맥은 온몸의 양기를 주관하고, 임맥은 인체의 혈액을 주관하며, 충맥은 성性을 주관한다. 항문 조이기 운동을 자주 하면 이 세 개의 경맥을 자극하게 되어 신체의 음양 균형을 유지할 수 있고, 이로써 신기와 신정이 충분해진다.

## ⊙ 항문 조이기 운동법

항문 조이기 운동은 항문을 규칙적으로 위로 추켜올려 주는 것이다. 이렇게 하면 골반 근육이 충분히 단련되어 전립선의 부드러운 조직 부위를 움직일 수 있게 된다. 항문 조이기 운동법은 다음과 같다.

(1) 두 다리를 자연스럽게 어깨너비로 벌린 상태에서 양손은 허벅지 바깥쪽에 붙이고, 시선은 앞을 바라보고, 두 팔에 힘을 빼고 코로 숨을 들이마시면서 천천히 호흡을 고른다.

(2) 정신을 집중하고 복부를 납작하게 만든 후 천천히 숨을 내쉬면서 항문을 위로 추켜올린다. 항문을 바짝 조인 상태에서 아랫배 부위를 힘껏 위로 올리며 납작하게 만들어 호흡을 참고 3~5초 동안 항문을 조인 상태를 유지한다.

(3) 온몸에 힘을 빼고 편안한 상태에서 호흡을 조절하고 복부와 항문을 천천히 이완시킨다. 같은 방법으로 5~10분 동안 동작을 반복한다.

(4) 항문 조이기는 앉아서 할 수도 있고 서서 할 수도 있으며, 한가한 상태이든 일이 힘들 때이든 언제나 할 수 있는 운동이다. 그러나 무엇이든 꾸준히 하는 것이 중요하다. 항문 조이기 운동을 통해 신장을 보양하는 효과도 하루아침에 얻어지는 것이 아니다. 끈기를 가지고 차근차근 꾸준히 해나가야만 효과를 얻을 수 있으며, 하루에 두 번 10분씩 하는 것이 가장 좋다. 항문 조이기 운동을 자주 하면 빈뇨증, 요실금, 하복부 부종이나 통증, 전립선 충혈이나 전립선염 등을 효과적으로 개선할 수 있다.

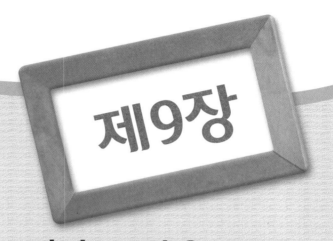

# 제9장

# 신장 보양을 통해
# 해결 가능한 12가지 증상

　옛사람들은 '인간에게 신장이 있는 것은 나무에 뿌리가 있는 것과 같다. 뿌리가 튼튼하면 잎이 무성하고, 뿌리가 약하면 잎이 시들며, 뿌리가 상하면 잎이 진다.'라고 했다. 신장의 기운이 허하면 여러 가지 질병이 동시에 나타난다. 신장이 허해 생기는 빈뇨증, 유뇨증, 발기부전, 유정, 생리불순 등을 치료하기 위한 근본적인 방법은 바로 신장을 확실하게 보양하는 것이다.

　이 장에서는 신장이 허하면 나타나는 흔한 증상들과 그에 맞는 보양법에 대해 알아볼 것이다. 이를 통해 본인의 증상에 맞는 방법을 찾아 신장을 보양하고 건강한 신체를 갖게 되기를 바란다.

# 양기를 북돋는 식품 섭취로
# 빈뇨증을 해결하자


누구에게나 건강이 가장 큰 자산이다. 건강이 뒷받침되어야만 무언가를 이루거나 창작할 수 있는 의지와 정력이 생긴다. 그러나 바쁜 생활 탓에 신체적 건강이 갈수록 나빠지고 여러 가지 질환에 시달리고 있는 사람이 적지 않다. 빈뇨증이 바로 그중 하나이다.

빈뇨증이란 무엇일까? 정상인의 배뇨 횟수는 보통 낮에 4~6회, 밤에 0~2회인데, 배뇨 횟수가 현저히 증가하고 정상인의 범위를 훨씬 뛰어넘는다면 빈뇨증에 해당한다.


## ◉ 빈뇨증의 원인이 꼭 방광 때문만은 아니다

표면적으로 보면 소변 배출은 방광에서 담당한다. 방광의 출구가 정상적으로 열렸다 닫히면 소변이 정상적으로 배출된다. 사실 신장에는 방광의 출구를 조절하는 기능이 있다. 즉, 신장의 통제하에 신장의 양기와 기화 기능에 따라 방광의 출구가 작동하는 것이다. 신장은 수水를 주관하고, 신장의 기능은 음陰과 양陽으로 구분된다. 그중 신장의 양기는 인체의 수액대사를 조절하는 능력이 있다. 만일 신장의 양기가 허하고 약해 훈훈한 기운을 제공하지 못하거나 기화 기능이 저하되면 방광의 출구가 정상적으로 작동하지 못하게 되어 빈뇨증이 나타날 수 있다. 그러므로 빈뇨증이 있는 사람은 방광의 기능 조절뿐만 아니라 신장의 양기도 훈훈하게 북돋아 주어야 한다.

## ⊙ 밤에 소변을 자주 보는 노년층은 용천혈을 눌러 관리하자

나이가 들면 신장의 양기도 점차 소모되어 허해진다. 그래서 노년이 되면 소변을 보는 횟수가 늘어나는데, 특히 밤에는 3~5회 정도 소변을 보러 가기도 한다. 밤에 소변을 보러 가는 횟수가 지나치게 많아지면 수면의 질에 영향을 미치고, 잠을 잘 자지 못하면 오장육부의 정상적인 기능에도 영향을 미치는 악순환이 반복된다.

이렇게 밤에 소변을 자주 보는 노년층이라면 용천혈을 눌러 증상을 개선할 수 있다. 용천혈은 신장의 정혈井穴 즉 원천이 되는 경혈로, 신경을 흐르는 기혈은 용천혈에서 나와 온몸으로 흘러간다. 노년층의 야간 빈뇨 증상은 신장의 양기가 허한 것과 관련이 있다. 이때 용천혈을 자극해 주면 신장의 양기를 북돋고 원기를 보양하는 효과가 있다.

노년층은 매일 저녁 따뜻한 물에 족욕을 한 후 검지 관절을 이용해 발바닥 중심 부위에 있는 용천혈을 3~5분간 눌러 준다. 또는 중국 송나라의 대문호 소동파가 한 것처럼 매일 취침 전에 손바닥을 비벼 열을 낸 후 용천혈 부위가 훈훈해질 때까지 문질러 주면 신장을 보양하고 양기를 북돋는 효과를 얻을 수 있다.

경혈 지압을 통해 불편한 증상이나 질병을 치료하려면 장기간 꾸준히 해야만 그 효과를 얻을 수 있다. 생각이 나면 그제야 하게 되는 경혈 지압이라면 양생과 보양 효과를 기대할 수 없다.

## ⊙ 따뜻한 성질을 지닌 식품 섭취로 빈뇨증을 없애 보자

신양이 허해 빈뇨증이 생겼다면 평소에 호두, 연자, 파극천, 두충, 익지인, 부추, 양고기, 해삼 등 양기를 북돋고 신장을 따뜻하게 하면서 정기를 단단하게 잡아 주는 효능을 지닌 식품을 많이 섭취하는 것이 좋다. 신장의 양기를 북돋는 효과가 있는 아래의 처방은 신장과 방광 기능을 조절하는 데 도움이 되므로 빈뇨증이 있는 사람은 식이요법으로 활용해 보는 것도 괜찮다.

양고기 150그램을 깨끗이 손질한 후 얇게 썬다. 말려서 껍질과 머리를 제거한 새우 30그램을 끓는 물에 넣고, 마늘 40그램과 파 적당량과 소금을 약간 넣어 계속 끓인다. 새우가 익으면 얇게 썬 양고기를 넣어 익힌다.

예로부터 양고기는 신장의 양기를 따뜻하게 보양하는 최고의 식품이었다. 겨울에 신양이 허한 사람이 양고기를 자주 활용하여 보양하면 신양이 허해 생긴 수족냉증, 추위를 잘 타는 증상, 안색이 창백한 증상, 빈뇨증, 급뇨증, 생리불순, 생리통 증상 등을 개선할 수 있다. 마찬가지로 새우도 신장을 보양하고 정기를 단단하게 잡아 주는 효능을 지닌 식품이므로 양고기와 함께 섭취하면 신양을 보양하는 효과가 더욱 높아진다.

신양이 허해 빈뇨증이 생긴 사람은 날음식과 찬 음식을 먹지 않는 것이 좋다. 이러한 음식은 찬 성질에 속하므로 찬 기운이 왕성해지면 양기가 허해지기 때문이다. 날음식이나 찬 음식을 많이 섭취하면 신양이 허한 증상이 심해져 방광이 신장으로부터 훈훈한 기운과 추동력을 얻지 못하게 되고, 방광의 정상적인 기능에도 영향을 미쳐 빈뇨증을 더욱 악화시킬 수 있다.

연구에 따르면 노년이 되면 신장의 소변 농축 기능이 저하되기 때문에 소량의 수분만 섭취해도 곧바로 일정한 양의 소변이 생성된다. 또한 골반 아래 부위의 근육이 느슨해지고, 방광의 괄약근이 위축되며, 방광의 탄력이 약해지고, 소변의 저장량도 줄어들게 되어 소변량이 다소 적은 편임에도 불구하고 비교적 심한 요의를 느끼게 된다. 그러므로 노년층은 취침 전에 물을 너무 많이 마시지 않는 것이 좋다. 특히 진한 차나 커피, 술을 마시지 않도록 한다. 이러한 음료가 이뇨작용을 일으켜 빈뇨증이 더욱 심해질 수 있기 때문이다.

1. 급성방광염, 방광결석, 요도염, 신우신염, 전립선염, 외음염 등의 비뇨생
   식계 질환도 빈뇨증을 유발할 수 있다. 빈뇨증을 앓고 있으면서 급뇨증,
   배뇨통, 외음부 냄새, 외음부 통증 등이 동반된다면 즉시 의사와 상담해
   야 한다.

2. 긴장하면 화장실에 가고 싶어지는 사람도 있는데 막상 화장실에 가면
   소변량이 매우 적거나 소변이 아예 나오지 않는 경우가 종종 있다. 이는
   정신적인 긴장으로 인한 빈뇨 증상으로 이러한 빈뇨증은 아동이나 청소
   년에게서 비교적 많이 나타난다. 이런 경우 아이의 긴장된 심리 상태가
   완화될 수 있도록 제때 배뇨를 하도록 하는 것이 중요하다.

# 유뇨증과 요실금을 없애 주는 경혈 3곳

유뇨증이란 잠자는 동안 자기도 모르게 소변이 저절로 나오는 증상을 말한다. 자면서 이불에 오줌을 싸는 것을 유뇨증으로 알고 있는 사람도 있는데 사실 유뇨증은 이것과 조금 다르다. 3세 이전의 영유아는 오장육부의 기능과 대뇌 발육이 완전하지 않고 배뇨 습관도 형성되지 않았기 때문에 한밤중에 배뇨를 통제하지 못해 종종 이불에 오줌을 싸고는 한다. 이 시기에 이불에 오줌을 싸는 것은 지극히 정상적인 현상에 속한다. 그러나 3세 이후에 아이의 배뇨 통제 능력이 점차 갖춰지고 있는데도 밤에 스스로 배뇨를 통제하지 못해 여전히 이불에 오줌을 싼다면 이는 유뇨증에 해당한다.

유뇨증은 결코 아이들에게만 나타나는 '특유의' 증상이 아니다. 성인에게도 종종 유뇨증이 나타나곤 한다. 한밤중뿐만이 아니라 간혹 기침이나 재채기를 하거나, 계단을 오르거나 크게 웃을 때면 자기도 모르게 소변이 저절로 나오는 경우가 있는데 실로 난감하기 짝이 없다.

여기에서는 성인 유뇨증을 중심으로 유뇨증의 원인과 관리방법에 대해 살펴보도록 하겠다.

소변은 인체의 수액에 해당하며, 인체의 수액대사가 원활하게 진행되려면 오장육부의 협조와 조화가 없어서는 안 된다. 신장은 폐에서 들이쉰 숨을 받아들이는 역할을 하고, 이음을 주관하는 기능이 있다. 방광은 소변을 저장하는 기관이다. 신장은 수도꼭지처럼 방광의 출구를 조절하고 통제하는 역할을 한다. 만일 신기가 부족하고 정기를 단단하게 저장하는 신장 기능이 저하되어 본래 '닫혀 있어야' 하는 방광의 출구를 '통제'하지 못하게 되면 소변을 제어하지 못해 유뇨증이나 요실금 증상을 일으킬 수 있다.

유뇨증이나 요실금을 치료하려면 신장의 기운을 보양하고 방광 기능을 제대로 조절하는 것이 중요하다. 정상적인 상황이라면 우리가 마신 물은 위胃에서 운반 과정을 거쳐 순조롭게 체외로 배출된다. 그러나 신장의 기운이 부족하고 정기를 단단하게 저장하는 신장 기능이 저하되면 방광이 소변을 통제하지 못해 유뇨증이나 요실금 증상이 나타난다. 아이가 이불에 오줌을 싸는 증상이나 노인의 요실금 원인은 사실 신기가 부족한 탓이므로 이러한 증상을 치료하려면 신장 기능을 조절하는 것이 가장 중요하다.

　신수혈은 신장의 배수혈로 신장의 기운과 서로 통하기 때문에 신수혈을 자극하면 신기를 북돋고 정기를 단단하게 저장할 수 있다. 그래서 한의학에서도 유뇨증과 요실금 증상을 치료할 때 항상 신수혈을 활용한다.

　하복부에 있는 중극혈中極穴은 배꼽에서 바로 아래로 12센티미터 내려간 곳이다. 중극혈은 방광의 모혈募穴(흉복부에서 오장육부의 기가 모여드는 특정혈)로 유뇨증과 요실금 등 비뇨계질환을 치료하는 요혈이다. 방광의 배수혈인 방광수혈膀胱俞穴은 골반 부위에 있고, 제2천골(엉치뼈)의 뾰족한 돌기에서 옆으로 4.5센티미터 나간 곳이다. 중극혈과 방광수혈은 '수모배혈俞募配穴(병을 치료할 때 오장육부의 배수혈과 모혈을 서로 배합시킴)'에 속하므로 두 경혈을 자극하면 방광을 흐르는 기혈의 흐름을 조절하고, 방광의 소변 제어 능력을 강화할 수 있다.

　하루에 한 번 신수혈, 중극혈, 방광수혈에 각각 10분씩 쑥뜸을 떠 주면 유뇨증과 요실금 증상이 효과적으로 개선된다. 쑥뜸을 뜨기가 번거롭다면 경혈을 마사지하거나 문질러 주거나 문지르듯 눌러 주어도 괜찮고, 횟수에 상관없이 틈날 때마다 수시로 눌러 주는 것이 좋다.

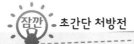 

**유뇨증**

정향·육계·오배자·오미자·보골지 30그램씩을 곱게 갈아 가루를 낸 후 백주白酒에 가루 적당량을 되직하게 개어 배꼽 부위에 붙인 다음 소독용 거즈로 덮은 후 반창고를 붙여 고정시킨다. 매일 저녁 새것으로 교체해 준다.

**요실금**

산수유 15그램, 정향 20그램, 보골지 15그램, 토사자 8그램을 곱게 갈아 가루를 낸 후 황주에 가루 적당량을 되직하게 갠다. 찜기에 쌀로 만든 식초를 넣고 되직하게 갠 반죽을 10분 정도 쪄낸 후 그늘에 말린 다음 배꼽 위에 붙인다. 매일 저녁 새것으로 교체해 준다.

# 이른 나이에 흰머리가 생겼다면
# 검은색 식품을 섭취하자

흰머리에 대한 고민은 이제 중노년층만의 전유물이 아니다. 요즘은 젊은 사람들도 흰머리가 많이 난다. 외모에 신경 쓰는 사람들은 흰머리를 뽑아보기도 하지만 어느새 또 흰머리가 야금야금 올라온다. 흰머리를 검게 염색하는 사람도 있는데, 시간이 어느 정도 흘러 머리가 계속 자라면 모근은 희끗희끗하고 머리끝은 까만 상태가 된다. 지나치게 이른 나이에 흰머리가 나는 증상은 한의학에서 말하는 '수발조백鬚髮早白'에 해당한다.

## ◉ 신정이 부족한 사람은 이른 나이에 흰머리가 난다

이른 나이에 흰머리가 생기는 원인이 생활이나 업무에서 오는 스트레스 때문이라고 생각하는 사람이 많다. 평소에 머리를 지나치게 많이 써서 모발에 영양분이 공급되지 못하기 때문에 머리카락이 희어진다는 것이다. 한의학에서는 '몸 안에 병이 생기면 반드시 겉으로 드러난다.'라고 여긴다. 우리 몸에 나타나는 모든 병리적 현상은 내적 원인이 존재하기 마련이다. 이른 나이에 흰머리가 생기는 내적 원인은 바로 신정이 부족하기 때문이다.

《제병원후론》에서는 '족소음신경을 흐르는 기가 왕성하면 머리카락이 윤기가 나면서 새카맣지만 기가 허하면 머리카락이 희어진다.'라고 했다. 신장은 정精을 저장하며 정精은 혈액을 생성할 수 있다. '머리카락은 혈액의 여분으로 만들어진다.'라고 했다. 체내의 정혈이 충분하면 머리카락이 충분한 영양과 생기를 얻게 되어 아주 새까맣고 윤기가 흐른다. 그러나 신장의 정기가 부족하면 혈액을 생성하지 못해 음혈이 허해지고, 머리카락이 충분한 영양분을 공급받지 못해 흰머리가 저절로 생기게 된다.

### ◉ 검은색 식품을 많이 섭취하면 신장을 보양하고 머리카락을 검게 할 수 있다

《황제내경》에서 검은색은 신장으로 들어간다고 했듯이, 검은색 식품을 많이 섭취하면 신장을 보양하고 정기를 북돋을 수 있다. 검은색 식품에 함유된 멜라닌, 타이로신 등의 성분은 머리카락을 검고 윤기 나게 하며 흰머리가 나는 증상을 개선시킨다는 연구결과도 있다. 그러므로 젊은 나이에 머리가 센 사람은 평소에 흑임자, 검은콩, 고욤, 흑미, 두시, 목이버섯 등 검은색 식품을 많이 섭취해야 한다.

신장을 보양하고 머리카락을 검게 하는 효과가 있는 음식 처방을 추천하고자 한다. 아래의 음식을 장기간 꾸준히 섭취하면 머리카락이 검어질 뿐 아니라 신장을 보양하고, 근육과 뼈를 튼튼히 할 수 있다.

**신장 보양식 레시피**

 **검은콩죽**

[재료] 검은콩 150그램, 구기자 30그램, 호두알맹이 5개, 멥쌀 200그램

[만드는 법] 냄비에 검은콩, 구기자, 호두알맹이, 멥쌀을 넣고 물을 적당히 부은 후 센 불에서 팔팔 끓이다가 약한 불로 줄여 뭉근히 끓인다. 기호에 따라 조미료를 넣어 간을 하는 것도 괜찮다.

**흑임자 산약 스프**

[재료] 흑임자 120그램, 산약 15그램, 우유 200그램, 멥쌀 60그램, 빙당 적당량
[만드는 법]

1. 멥쌀을 1시간 정도 불린 후 물기를 제거한다.
2. 믹서에 잘게 썬 산약, 고소하게 볶은 흑임자, 우유, 멥쌀, 물을 넣어 걸쭉하게 갈아 즙을 걸러 낸다.
3. 냄비에 얼음사탕을 끓여 녹이고, 걸러 낸 즙을 넣어 고루 섞은 후 되직하게 끓인다.


### ⊙ 손으로 머리를 자주 빗어도 머리카락이 검어진다

고대에는 '날마다 머리를 천 번씩 빗으면 머리카락이 희어지지 않는다.'라는 말이 있었다. 머리를 자주 빗으면 혈액순환이 촉진되고 모근에 영양분 공급이 증가해 머리카락이 희어지는 것을 방지하는 효과가 있다.

머리를 빗는 방법은 다음과 같다. 심신의 긴장을 풀고 편안한 상태에서 열 손가락을 벌려 살짝 구부린다. 손목 관절에 힘을 빼고 손가락의 지문이 있는 부분으로 앞에서 뒤로, 왼쪽에서 오른쪽으로 왔다 갔다 하면서 머리 부위를 30회 두드린다. 그런 다음 열 손가락으로 이마의 머리카락이 난 언저리부터 뒤통수까지 10~15분 정도 머리를 빗어 준다.


### ⊙ 제대로 알고 머리를 감아야 검고 윤기 나는 모발을 가질 수 있다

머리를 알맞게 감으면 두피와 모발을 보호하고 흰머리가 나는 증상을 개선할 수 있다. 머리는 일주일에 두 번 정도 감는 것이 적당하다. 머리를 감을 때 두피를 문지르면서 마사지해 주면 두피를 청결한 상태로 유지할 수 있고, 두피의 기혈 흐름이 촉진되어 탈모나 흰머리가 나는 증상

을 예방 완화할 수 있다. 머리를 지나치게 자주 감으면 두피에 자극을 주어 모근 부위의 영양이 유실되므로 흰머리가 생기거나 탈모 증상 등이 나타날 수 있다.

머리를 감을 때에는 유분 제거 성분이 강한 샴푸나 알칼리성 샴푸를 사용하지 않도록 주의한다. 이러한 샴푸는 유분과 수분 제거 성분이 매우 강하기 때문에 머리카락이 건조해지고 두피가 손상되기 쉽다. 따라서 본인의 모발 상태에 따라 두피와 모발에 자극적이지 않은 약산성 천연샴푸를 선택하는 것이 좋다.

# 신기 부족으로 이명이나 난청이 생겼다면 귀 옆의 경혈 3곳을 자주 눌러 보자

> 신장의 기운은 귀와 통하니 신장의 기능이 조화로우면 오음을 들을 수 있다.
>
> ──《황제내경 · 영추 · 맥도黃帝內經 · 靈樞 · 脈度》

나이가 들면 청력이 저하된 것을 직접 느끼게 된다. 가끔 이명이 들리는 사람도 있다. 이명은 외부의 소음이나 청각적인 자극이 없는 상황에서 매미나 귀뚜라미 우는 소리가 들린다고 느끼는 증상이다.

이론적으로 보면 이명은 청각기관의 착각 현상이고, 청력 저하는 노화에 따른 자연적인 현상이다. 그러나 이명과 청력 저하로 인해 골치를 앓는 노인이 많고, 이 때문에 두통, 불면증, 건망증, 성격이 거칠고 화를 잘 내는 증상 등이 동반되기도 한다. 이명은 항상 귀가 어두워져 소리를 잘 듣지 못하는 증상을 동반하므로 이명 증상이 생겼을 때 제대로 치료하지 않으면 서서히 귀가 어두워질 수 있다.

## ⊙ 이명과 청력 저하의 원인은 신장이 허하기 때문이다

《황제내경》에서는 '신장은 정精을 간직하고 있다.', '신장의 기운은 귀와 통한다.'라고 했다. 신장이 건강한지 아닌지는 귀를 통해 나타난다는 뜻이다. 신장은 정을 저장하고 있는데 여기에는 오장육부의 정도 포함된다. 보통 신장 안에 정기가 충분히 저장되어 있으면 뇌수가 영양분을 얻게 되어 청각도 예민해지고 분별력도 강해진다. 반면에 신장의 정기가 부족해 뇌수가 영양분을 얻지 못하면 청력이 감퇴해 이명이나 귀가 어두워지는 증상이 나타난다. 그러므로 이명이나 청력 저하 증상을 개선하려면 우선 신장을 보양하고 정기를 북돋아야 한다.

## ⊙ 귀 건강의 보호벽인 '이전삼혈耳前三穴'

'이전삼혈'을 활용하면 이명이나 귀가 어두워지는 증상을 치료하고 청력을 향상시킬 수 있다. '이전삼혈'이란 이문혈耳門穴, 청궁혈聽宮穴, 청회혈聽會穴을 말한다. 이 세 개의 경혈을 찾으려면 먼저 입을 크게 '아' 하고 벌려야 한다. 입을 크게 벌리면 귀 앞쪽으로 세 개의 움푹 들어간 곳이 만져진다. 우선 이주耳珠 윗부분과 아래턱뼈 관절 돌기 사이의 오목한 곳이 이문혈이고, 이주 바로 앞에 움푹 들어간 곳은 청궁혈, 이주 아랫부분과 아래턱뼈 관절 돌기 사이의 오목한 곳은 청회혈이다.

검지나 엄지의 지문이 있는 부분의 옆면으로 양쪽 경혈을 문지르듯 눌러 주면 시큰거리면서 저릿저릿한 느낌이 든다. 매일 세 경혈을 각각 2~3분씩 꾸준히 지압하면 귀가 밝아지고 건강해지며, 이명이나 귀가 어두워지는 증상, 청력 저하 등을 효과적으로 개선할 수 있다.

이명이나 청력 저하 증상은 신장과 관련이 있으므로 이문혈, 청궁혈, 청회혈을 지압하면서 태계혈과 용천혈을 함께 지압해 주면 신장의 기운이 왕성해지고, 정기를 북돋고 신장을 보양하게 되어 귀가 밝아지고 건강해진다.

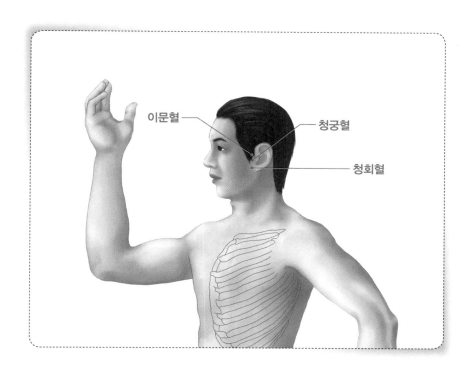

이문혈

청궁혈

청회혈

## ⊙ 노인들을 위한 귀 운동, '명천고'

경혈 지압 외에도 '명천고'라는 건강법을 통해서도 귀 건강을 지킬 수 있다. 우선 양 팔꿈치를 테이블 위에 올려놓은 상태에서 눈을 감고 고개를 숙인다. 두 손바닥을 각각 귀에 바짝 붙이고, 손가락으로 뒤통수를 잡고, 검지를 중지 위에 올린 후 양손 검지에 힘을 주어 누우면서 베개에 닿는 후두골 부위에 있는 풍지혈風池穴을 가볍게 두드리면 마치 북을 치듯이 귀에서 '쿵쿵' 하는 소리가 울리게 된다.

명천고 건강법은 쉽게 따라 할 수 있는 간단한 동작이며, 언제든지 할 수 있으므로 매일 2~3회 5~10분씩 꾸준히 하면 귀 건강을 지키고 청력을 효과적으로 향상시킬 수 있다. 노년층의 경우, '명천고'를 자주 하면 이명이나 귀가 어두워지는 증상을 예방 완화할 수 있다.

## ⊙ 간화가 지나치게 왕성해도 이명이나 청력 저하 증상이 생길 수 있다

귀는 신장뿐만 아니라 간과도 어느 정도 밀접한 관계가 있다. 간은 상승과 발산을 주관하고, 봄날의 연약한 새싹과 여린 가지처럼 위로 뻗어 나가면서 성장해야 하는 특징이 있다. 그러나 생장이 지나치게 빠르고 거세고 조급하면 간의 기운이 체내에서 위아래로 이리저리 날뛰어 흐름의 균형을 잃게 된다. 이렇게 되면 머리 부위에 나 있는 우리 몸의 구멍들을 흐르는 체내의 기운이 마치 도로에 차량이 줄지어 선 것처럼 꽉 막혀 심한 체증을 빚게 된다. 다시 말해 간화가 지나치게 왕성하면 간기가 눈과 귀에서 '체증'을 일으켜 청력이 저하되거나 이명 증상이 나타날 수 있다.

청력을 향상시키고 이명을 개선하려면 증상의 '주범'인 왕성해진 간화를 없애는 것이 중요하다. 국화와 구기자를 달인 물을 마시면 간과 신장을 보양하고 간화를 제거할 수 있다. 청회혈, 태충혈, 행간혈을 지압해도 간화를 낮출 수 있다. 매일 가능한 시간에 엄지손가락으로 양쪽의 청회혈을 땡땡한 느낌이 들 정도로 약간 힘을 주어 3분 동안 문지르듯 눌러 주고, 태충혈부터 행간혈까지 땡땡한 느낌이 들 정도로 힘을 주어 5분간 눌러 준다.

# 겨울철 수족냉증은 신장의 양기 보충으로 극복하자

양기가 적고 음기가 많으면 물 속에서 막 나온 것처럼 몸이 차다.

—— 《황제내경 · 소문 · 역조론黃帝內經 · 素問 · 逆調論》

수족냉증은 많은 여성이 겪고 있는 말 못할 고통이다. 특히 겨울이 되면 발이 얼음장처럼 차가워지는데 발이 차면 온몸에 한기까지 느껴진다. 옷을 아무리 많이 껴입어도 추위는 좀처럼 가시지 않고, 심한 경우 뱃속에 찬 기운이 느껴지면서 아픈 증상이나 설사 증세가 동반되기도 한다. 이는 신장의 양기가 부족한 탓이다.

겨울에 날씨가 맑게 개고 해가 비치면 몸이 훈훈하고 따뜻해진다. 그러나 해가 지거나 날이 흐려 해가 나지 않으면 썰렁한 기운이 느껴진다. 《황제내경 · 소문 · 역조론》에서는 '양기가 적고 음기가 많으면 물 속에서 막 나온 것처럼 몸이 차다.'라고 했다. 신장의 양기는 인체의 태양처럼 몸을 훈훈하고 따뜻하게 하는 역할을 한다. 신양이 부족해 체내의 온기가 충분하지 않으면 추위를 타게 되고 손발이 차가워지기 쉽다. 그러므로 이러한 상황을 개선하려면 신장을 따뜻하게 하고 양기를 보양해야 한다.

## ⊙ 신장을 따뜻하게 하고 양기를 보양하는 최고의 방법은 먹는 것이다

음식을 먹는 것만큼 효과적인 치료약은 없으며, 제대로 된 식품 섭취는 보약을 먹는 것이나 다름없다. 신장의 양기가 허한 사람은 평소에 양고기, 개고기, 소고기, 부추, 고추, 파, 생강, 용안 등 따뜻한 성질을 지닌 식품을 많이 섭취해야 한다.

겨울에는 양고기와 산약, 구기자를 넣고 탕을 끓여 먹으면 좋다. 성질이 따뜻하고 열이 많은 양고기는 겨울철 보양식품이자 양기를 북돋고 찬 기운을 없애는 효능을 지닌 식품으로 알려져 있으며, 산약과 구기자도 신장을 효과적으로 보양하는 식품들이다. 양고기와 산약, 구기자를 넣고 끓인 탕을 섭취하면 양기를 북돋고 신장을 따뜻하게 보양하는 효과가 있어 추위를 타거나 수족냉증, 뱃속에 찬 기운이 느껴지면서 아픈 증상, 찬 기운으로 인한 설사 증상 등을 개선할 수 있다.

## ◉ 손발을 따뜻하게 해 주는 족욕의 효과

겨울만 되면 손발이 유독 차가워지는 사람은 족욕을 자주 하면 신체의 기혈 순환을 촉진시킬 수 있다. 기혈의 흐름이 빨라지면 체내에서 발생하는 열량이 많아지는데, 이는 운동을 하고 나면 땀이 살짝 날 만큼 체온이 올라가는 느낌과 비슷하다. 신체의 열량이 많아지면 자연스럽게 추위가 사라진다.

쑥잎은 중초를 따뜻하게 하고 찬 기운을 없애 주는 효능이 있어 쑥잎을 활용하여 족욕을 하면 몸이 따뜻해지고 찬 기운이 사라진다. 겨울에 손발이 찬 사람은 쑥잎을 달인 물로 족욕을 하면 좋다. 쑥잎 30~50그램을 냄비에 넣고 물을 적당히 부어 달인 후 열기가 식으면 20분 동안 족욕을 한다. 매일 취침 전에 쑥잎을 달인 물에 족욕을 하면 몸이 따뜻해지고 피로가 풀리며 수면을 촉진할 수 있다.

족욕 후에 곧바로 다리와 발 부위의 물기를 제거하고 열감이 느껴질 때까지 용천혈 부위를 문지르듯 눌러 주면 하체의 혈액순환을 촉진하고, 신장의 기운을 활성화시키며, 신장 기능을 강화시킬 수 있다.

## ⊙ 수족냉증을 위한 철저한 보온 준비

겨울만 되면 손발이 꽁꽁 얼어붙는 사람은 특히 보온에 힘써야 한다. 민간에는 '날이 추우면 다리부터 차가워지고, 발이 따뜻하면 손이 차갑지 않다.'라는 말이 있다. 그래서 겨울이 되면 다리와 발 부위를 가장 따뜻하게 해 주어야 한다. 무릎 토시나 내복 바지 등을 활용해 하반신 온도를 높이고, 여성은 보온을 위해 미니스커트 등 짧은 하의는 가급적 입지 않는 것이 좋다.

겨울에는 지나치게 꽉 끼는 옷을 입으면 안 된다. 옷이 너무 꽉 끼면 기혈 순환에 지장을 주어 손발 부위로 흐르는 기혈이 줄어들게 된다. 이렇게 되면 손발 부위에 '햇빛'이 충분히 들지 않아 손발이 얼음장처럼 차가워진다.

또한 겨울에 외출할 때에는 머리와 손 부위에 한기가 들지 않도록 장갑이나 모자를 착용하는 것이 좋다.


## ⊙ 운동을 많이 하면 몸이 따뜻해진다

'봄가을에는 나른하면서 노곤하고, 여름에는 졸리고, 겨울에는 잠에서 깨어나지 못한다.'라는 말이 있다. 겨울에는 기온이 낮지만 이불 속만큼은 매우 따뜻하다. 그래서 겨울이 되면 아침에 잘 일어나지 못하고, 외출하는 것도 꺼리며, 집에서 그저 따뜻하게 있고 싶어 하는 사람이 많다. 그러나 이러한 따뜻함은 잠시일 뿐 근본적으로 수족냉증을 개선할 수는 없다. 몸을 전체적으로 따뜻하게 하려면 운동을 적절히 해야 한다. 천천히 달리기, 파워워킹, 줄넘기, 댄스, 태극권 등은 신체 각 부위를 움직이게 할 수 있고, 혈액순환을 촉진하며, 체내에 더 많은 열량을 발생시키므로 결과적으로 몸을 따뜻하게 하고 찬 기운을 없앨 수 있다.

이처럼 '운동은 양기를 상승시키는' 효과가 있지만 무엇이든 지나치면 안 하느니만 못하다. 운동량이 지나치게 많거나 강도 높은 운동을 하면 땀을 많이 흘리게 되어 '양기가 빠져나가' 오히려 신양이 허한 증상이 더욱 심해지고, 추위를 타거나 손발이 찬 증상 등이 호전되지 않는다.

## 유의할 점!

체중 감량을 위해 끼니를 자주 거르고, 과일이나 채소만 먹거나 심지어 과일로 끼니를 대신하는 여성들이 있다. 본래 대부분의 과일은 성질이 차가운 편이므로 적절히 섭취하면 음기를 보양하고 진액을 생성하며, 건조한 기운을 촉촉하게 하고 갈증을 멎게 하는 등 우리 몸에 이로운 효과가 있지만, 지나치게 많이 섭취하면 신장의 양기가 소모되고 체내에 찬 기운이 강해져 추위를 더욱 심하게 탈 수 있다. 또한 식품은 우리 몸에 열량을 제공하는 역할을 하는데, 지나친 절식이나 다이어트로 인해 열량 섭취가 부족해지면 수족냉증이나 추위를 타는 증상이 나타나기 쉽다.

# 양기 부족으로 몸에 땀이 난다면 양기를 북돋는 황기를 섭취하자

---

찬 기운에 따뜻한 기운이 더해지면 땀이 난다.

—《황제내경 · 소문 · 음양별론黃帝內經 · 素問 · 陰陽別論》

---

땀이 나는 것은 인체의 생리적인 현상이다. 날씨가 무더울 때, 옷을 지나치게 두껍게 입었을 때, 따뜻하고 열이 많은 성질을 지닌 식품을 섭취했을 때, 뜨거운 탕이나 죽을 먹었을 때, 감정이 격해졌을 때, 육체노동을 할 때, 운동할 때 땀이 나는 것은 정상적인 현상이다. 그러나 무더운 날씨, 환경적 변화 등 외적 요인의 영향도 받지 않았거나, 약물 복용, 육체노동, 운동도 하지 않은 비교적 평온한 상태임에도 불구하고 '신기하게도' 저절로 땀이 나는 경우가 있다. 이렇게 나는 땀은 자한自汗이라고도 한다.

## ⊙ 자한의 근본적인 원인은 신양이 허하기 때문이다

몸에서 저절로 땀이 나는 자한증의 근본적인 원인을 알아보기 전에 우선 땀이 나는 원리에 대해 살펴보기로 하자. 《황제내경 · 소문 · 음양별론》에서는 '찬 기운에 따뜻한 기운이 더해지면 땀이 난다.'라고 했다. 땀이 나려면 두 가지 조건이 충족되어야 한다. 그것은 바로 양陽과 음陰이다. 즉, 열과 물이 있어야 한다. 체내 수분이 열과 만나면 수증기가 증발하여 모공을 통해 배출되면서 피부에 물방울이 맺히게 되는데 이것이 바로 땀이다. 가스레인지에 냄비를 올려놓고 찬물을 부은 상태에서 가스불을 켜지 않으면 냄비에 담긴 물에 아무런 변화도 생기지 않지만, 가스불을 켜고 약한 불로 물을 끓이면 냄비에 담긴 물이 서서히 수증기가 되어 증발해 버리는 이치와 같다.

땀은 인체의 진액 중 하나이다. 인체의 구조는 매우 복잡하다. 양기가 체내의 수분에 영향을 미치면 수증기가 방출되면서 기화되지만, 인체는 정상적인 기능을 유지하기 위해 이렇게 증발되는 진액을 붙잡아 두려고 애를 쓴다. 마치 냄비에 뚜껑을 덮는 것과 마찬가지이다. 이렇게 하면 진액이 함부로 배출될 수 없기 때문이다. 이때 '냄비뚜껑' 역할을 하는 것이 바로 우리 몸의 위기衛氣이다.

냄비뚜껑이 들썩일 정도로 '화력'이 세거나 '냄비뚜껑' 자체에 문제가 있는 경우가 아니라면 계속 약한 불로 물을 서서히 가열하더라도 진액의 기화 과정이 더디게 진행되므로 진액이 몸 밖으로 쉽게 배출되지 않는다. 일반적으로 체내의 음양이 균형을 이루고 인체의 '냄비뚜껑'도 튼튼하면 진액이 함부로 배출되는 상황이 나타나지 않는다. 그러나 '냄비뚜껑'에 틈새가 벌어지면 체내에 열이 조금만 많아져도 저절로 땀이 흐르게 된다. 이것이 바로 자한이다.

우리 몸의 '냄비뚜껑' 역할을 하는 위기의 생성과 흐름은 신장, 비장, 폐와 관련이 있다. 즉, 신장은 위기를 활성화시키고, 비장은 위기를 만들고, 폐는 위기를 몸 곳곳으로 전달한다. 그중 신장은 선천지본으로 우리 몸의 불씨와 같으며, 인체의 모든 오장육부 기능은 신양으로부터 훈훈한 기운과 추동력을 얻어야만 제대로 작동할 수 있다. 위기도 예외가 아니다. 신양이 부족하면 위기가 정상적으로 생성되지 못해 피부가 탄탄해지지 않는다. 비장은 기혈이 생성되는 원천으로 우리가 섭취하는 음식물은 전부 비장을 통해 운반되어야 한다. 그런데 신양이 부족하면 비장의 운반 작업을 '뒷받침'할 수 없게 되어 생성되는 기혈이 부족해지고, 각 신체 조직과 기관이 충분한 영양분을 공급받지 못해 육체적인 일을 제대로 해낼 만한 힘이 생기지 않게 된다. 이러한 영향을 받아 위기가 약해지고 여기저기 손상된 부분도 많이 생기면 위기는 저절로 땀이 흐르는 것을 더이상 막을 수 없게 된다.

따라서 자한증을 개선하려면 땀을 멎게 하는 것은 물론이고, 신장의 양기를 따뜻하게 북돋고, 위기도 튼튼하게 해야 한다.


## ⊙ 기를 북돋고 위기를 튼튼하게 하여 땀을 멎게 하는 황기

원기를 보양하는 효과가 뛰어난 약재를 꼽는다면 단연코 황기가 으뜸일 것이다. 황기는 기를 북돋고 중초를 보양하며, 위기를 튼튼히 하고 땀을 멎게 하는 효능이 있다. 위기를 튼튼하게 하는 황기의 효능은 인삼과 비교해도 손색이 없을 정도이다. 그리고 황기는 인삼보다 성질이 따뜻해 신체를 보양하면서도 건조하지 않게 한다. 한의학에서는 양기가 허해 생긴 자한증을 치료할 때 모려산牡蠣散이나 옥병풍산玉屛風散을 자주 활용하는데 여기에는 전부 황기가 빠지지 않고 들어간다.

황기부자탕黃芪附子湯도 한의학에서 양기가 허해 생긴 자한증을 치료할 때 자주 활용하는 처방이다.

**황기부자탕**: 생황기 15~30그램, 제부자 10그램, 생강 3~5조각, 대추 10개를 달여 복용한다.

황기는 기를 북돋고 위기를 튼튼하게 하며, 부자는 양기를 북돋고 위기를 보양하며, 생강과 대추는 경맥 내부로 흐르는 영기營氣와 경맥 외부로 흐르는 위기를 조화롭게 하는 효능이 있다. 황기, 부자, 생강, 대추를 함께 달여 먹으면 기를 북돋고 신장을 따뜻하게 보양하며 위기를 튼튼히 할 수 있다. 단, 부자에는 독성이 있으니 반드시 제부자(부자를 약으로 사용하기 위해 처리한 형태)를 사용해야 하며, 의사와 상담을 통해 증상에 따른 처방을 받는 것이 가장 좋다.

자한 증상이 그다지 심한 편이 아니라면 평소에 황기차를 마시거나 황기죽을 끓여 먹도록 한다.

**황기죽**: 물 300밀리리터에 황기 30그램을 넣어 30분 동안 불린 후 황
기와 황기 불린 물을 냄비에 넣고 세 번 끓여 즙을 낸다. 황기즙에 멥
쌀을 넣고 물을 추가하여 죽을 끓인 후 따뜻할 때 먹는다.


## ⊙ 땀이 많이 나면 부류혈과 합곡혈을 자주 눌러 보자

부류혈은 종아리 안쪽에 있고, 태계혈에서 곧바로 위로 6센티미터 올
라간 곳으로 아킬레스건 앞쪽에 있다. 부류혈을 자주 눌러 주면 신장을
자극하게 되어 체내의 수액대사를 조절하는 신장 기능을 정상적으로 회
복시킬 수 있다. 부류혈을 지압할 때에는 손가락의 지문이 있는 곳으로
경혈 부위가 약간 시큰하면서 땡땡한 느낌이 들 정도로 문지르듯 눌러
주는 것이 좋다.

부류혈과 합곡혈은 땀을 멎게 하는 효과가 가장 뛰어난 '경혈 조합'이
다. 합곡혈은 손등에 있고, 두 번째 손허리뼈(손바닥을 이루는 다섯 개의 뼈)의
중간지점에서 첫 번째 손허리뼈 쪽으로 약간 치우친 곳이다. 양손으로
깍지를 꼈을 때 한 손의 엄지 끝부분이 다른 손의 손아귀에 닿는 곳이 바
로 합곡혈이다. 부류혈과 합곡혈을 함께 지압할 경우, 합곡혈은 세게 눌
러 주고 부류혈은 약하게 눌러 주는 것이 좋다. 땀이 지나치게 많이 날
때는 우선 합곡혈을 2분 동안 시큰하면서 아플 정도로 눌러 준 다음 부
류혈을 2분 동안 살짝 눌러 준다.

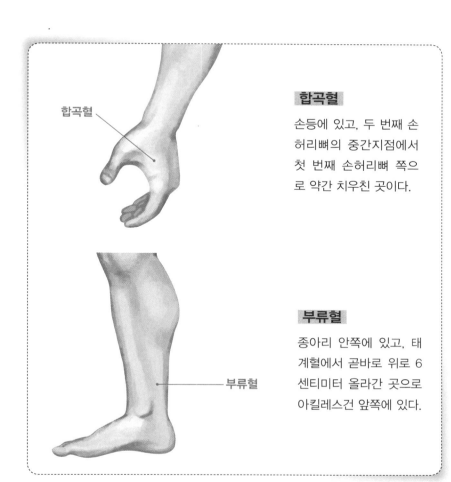

### 합곡혈

손등에 있고, 두 번째 손
허리뼈의 중간지점에서
첫 번째 손허리뼈 쪽으
로 약간 치우친 곳이다.

### 부류혈

종아리 안쪽에 있고, 태
계혈에서 곧바로 위로 6
센티미터 올라간 곳으로
아킬레스건 앞쪽에 있다.

### 유의할 점!

날음식이나 찬 음식을 먹거나 얼음이 든 찬 음료를 마신다고 해서 저절로
땀이 나는 증상이 사라지지 않는다. 찬 기운이 왕성해지면 양기가 허해지
고, 찬 기운이 신장의 양기를 소모시켜 오히려 양기가 허한 증상이 심해지
고, 경맥 외부로 흐르는 위기가 더욱 약해져 땀이 더 많이 날 수 있다.

# 음기 부족으로 도한이 발생하면 음기를 북돋고 열을 식히는 오디차를 마셔 보자

앞서 살펴본 자한은 양기가 허하면 나타나는 증상이었다. 그렇다면 수면 중에 식은땀이 나는 도한盜汗은 왜 생기는 것일까? '도盜'는 훔친다는 뜻이다. 평소에 운동을 한 후 땀이 적당히 나는 것은 지극히 정상적인 현상이다. 그러나 도한증은 다르다. 도한증은 마치 도둑처럼 우리가 밤에 잠을 자는 동안 위기衛氣의 흐름이 잠시 휴식 상태에 들어간 틈을 타 몰래 나타난다.

## ⊙ 음정이 부족해 허화가 왕성해지면 도한증이 생긴다

위기란 말 그대로 외부의 나쁜 기운을 막고, 인체를 보호하며, 진액이 함부로 체외로 배출되지 않도록 단단히 잡아 주는 역할을 한다. 위기는 회사에 다니는 직장인들처럼 '해가 뜨면 나가서 일하고 해가 지면 들어와 쉰다'. 대낮에 인체는 다양한 활동을 하는데 이로 인해 체내에는 많은 열이 발생하게 된다. 이때 위기는 진액이 지나치게 외부로 배출되는 것을 막고, 병을 일으킬 수 있는 외부적인 요소가 인체에 침입하는 것을 막기 위해 경계 태세를 유지해 준다. 밤이 되어 우리가 잠들면 체내에 '화火'가 그다지 많이 발생하지 않고, 이불을 덮음으로써 몸을 보호할 수 있게 되므로 외부의 나쁜 기운이 쉽사리 인체에 침입하지 못하게 된다. 이렇게 되면 하루 종일 힘들게 고생한 위기도 드디어 휴식을 취할 수 있게 된다.

신체의 음양이 균형 잡힌 상태라면 위기도 낮에는 활발히 움직이고 밤에는 휴식을 취하는 규칙적인 흐름을 유지한다. 만일 신장의 음기 부족으로 양기를 억제하지 못해 양기가 진액을 증발시키면 진액은 '꿈틀꿈틀' 기어나갈 준비를 한다. 밤이 되어 위기가 휴식을 취하면 진액은 이 기회를 노렸다가 아주 호기롭게 모공을 통해 빠져나간다. 그러나 아침에 잠에서 깨어난 후 위기의 활동이 다시 시작되면 진액은 언제 그랬냐는 듯 '단정한' 모습으로 돌변해 몸 밖으로 빠져나가는 것을 바로 멈춘다. 이것이 바로 도한이 발생하게 되는 과정이다.

## ⊙ 열을 내리고 음기를 북돋고 위기를 튼튼히 해야만 도한증을 개선할 수 있다

잠자는 동안 저절로 땀이 나는 도한증은 음기가 부족해 허화가 왕성해진 것과 관련이 있다. 게다가 도한증으로 인해 체내의 진액이 계속 몸 밖으로 배출되면 허화가 왕성한 증상이 더욱 심해질 수 있다. 그러므로 도한증을 개선하려면 열을 내리고 음기를 북돋고 위기를 튼튼히 하여 땀이 나는 것을 멎게 해야 한다.

차가운 성질을 지닌 오디는 신장의 음기를 북돋고, 진액을 생성시켜 갈증을 그치게 하고, 땀을 멎게 하는 효능이 있다. 한의학에서도 도한증을 치료할 때 오디를 자주 활용한다.

오디 10그램과 오미자 10그램을 달여 복용한다.

오디는 음기를 북돋고 열을 내리며 땀을 멎게 하고, 오미자는 기혈과 진액이 체외로 과다 배출되는 것을 막고, 기를 북돋고 진액을 생성하는 효능이 있다. 오디와 오미자를 함께 섭취하면 간과 신장의 음기를 북돋고, 허화를 내리며, 기를 북돋고 위기를 튼튼히 하며, 땀을 멎게 하는 효과가 있어 음기가 허해 생긴 도한증 개선에 도움이 된다.

## ⊙ 음극혈陰郄穴을 자주 지압하면 심장을 보양하고 땀을 멎게 할 수 있다

《황제내경·소문·선명오기》에서는 '오장에서는 각각 진액이 생기는데 심장에서는 땀이 생겨난다.'라고 했다. 그래서 '땀은 심장의 진액'이라는 말이 나오게 된 것이다. 땀은 몸 밖으로 흐르기 전까지 체내에 수분을 공급하고 촉촉함을 유지해 주는 역할을 하는 매우 중요한 진액이다.

도한 증상이 자주 나타나는 사람은 땀을 많이 흘려 심액心液이 몸 밖으로 지나치게 많이 배출되므로 심장 기능에 영향을 줄 수 있다. 그러므로 잠자는 동안 저절로 땀이 나는 사람은 심경의 경혈을 자주 지압해 주어 심장의 기운을 보양해야 한다.

음극혈陰郄穴은 수소음심경手少陰心經의 경혈로 팔뚝 아랫부분 앞쪽에 있고, 새끼손가락 쪽의 손목 가로 주름에서 몸쪽으로 위로 1.5센티미터 올라간 곳이다. 엄지손가락 끝으로 가볍게 경혈을 눌러 준 후 서서히 힘을 가해 경혈 부위가 시큰하면서 땡땡한 느낌이 들 정도로 세게 눌렀다가 힘을 빼고 다시 통증이 느껴질 때까지 눌러 준다. 이렇게 좌우 경혈을 각각 5분씩 반복해서 눌러 준다.

음陰은 수水를 의미하고, 극郄은 틈, 구멍을 뜻한다. 심경을 흐르는 경수는 음극혈을 거쳐 다시 심경으로 흘러가므로 음극혈을 자주 눌러 주면 심장의 음기를 북돋고, 허화가 생기지 않도록 막아 주며, 신장의 수기를 보양하고, 땀을 멎게 하는 효과를 얻을 수 있다.

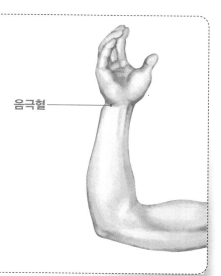

**음극혈**

팔뚝 아랫부분 앞쪽에 있고, 새끼손가락 쪽의 손목 가로 주름에서 몸쪽으로 위로 1.5센티미터 올라간 곳이다.

음극혈

 **알고 넘어갑시다!**

### 생리적인 땀, 자한, 도한은 어떻게 다를까?

고강도 육체노동이나 오래달리기를 하거나 뜨거운 음료를 마시거나 매운 음식을 먹으면 땀이 날 수 있는데 이러한 땀은 생리적인 땀에 속한다. 또는 옷을 너무 두껍게 입거나 날씨가 무덥거나 정서적으로 긴장된 상태일 경우에도 땀이 날 수 있다. 이 역시 정상적인 현상이다.

자한은 낮에 깨어 있을 때 옷도 적당히 입고, 운동도 하지 않고, 땀이 날 만한 상태가 아님에도 불구하고 저절로 땀이 나는 증상이다.

도한은 잠잘 때는 땀이 났다가 잠에서 깨어나면 땀이 바로 멎는 증상이다. 도한은 심한 정도에 따라 경증, 일반증, 중증으로 나뉜다. 보통 경증과 일반증 도한인 사람은 잠에서 깨어나면 땀이 곧 멎거나 완화되지만, 중증 도한인 사람은 잠이 들자마자 땀을 많이 흘리고, 땀을 흘리고 나면 깜짝 놀라서 깨고, 깨어나면 땀이 바로 멎고, 다시 잠이 들면 또 땀을 흘리는 등 땀을 많이 흘리는 탓에 항상 희미하게 땀 냄새가 난다.

# 신기 부족으로 인해 생긴 허리 통증은
# 경문혈 지압으로 해결하자

우리 몸에서 허리는 매우 중요한 역할을 하고 있다. 한의학에서는 상체의 무게를 지탱하는 지렛대이자 하체를 연결하는 중추인 허리가 생식 기능과도 밀접한 관련이 있다고 여긴다. 그러나 변화의 속도가 갈수록 빨라지는 요즘 시대에 생활과 업무에서 오는 지나친 스트레스, 건강하지 않은 식습관, 나쁜 생활습관 등은 허리에 많은 부담을 주고 있고, 그 중압감을 이겨내지 못하면 통증을 유발하기까지 한다.

한의학에서는 '허리는 신장이 자리한 곳'이라고 여긴다. 신장 기능의 좋고 나쁨에 따라 허리의 건강 상태가 결정된다. '허리가 좋지 않다'라는 말은 곧 '신장이 좋지 않다'는 뜻이다. 위치상으로 보면 신장은 바로 허리 양옆에 있다. 허리 부위가 시큰거리면서 아픈 증상이 나타났다면 신장의 기운이 손상되었을 가능성이 크다. 이는 허리 부위의 경맥이 충분한 영양분을 얻지 못해 통증이 생긴 것이다. 노년층의 경우 신장 안에 저장된 정기가 부족하여 기혈의 흐름이 원활하지 못하면 요통이 나타나기 쉽다.

## ◉ 신기를 활성화시키고 요통을 완화시키는 경혈

요통을 완화시키는 가장 효과적인 방법은 마사지이다. 마사지를 하면 긴장된 허리 부위의 근육이 이완되면서 휴식을 취할 수 있게 되므로 허리 통증이 금세 완화된다. 우리 몸에서 요통에 가장 효과적인 경혈은 바로 경문혈京門穴이다. 경문혈을 자주 마사지하면 신기를 활성화시킬 수 있다. 신장의 기운이 왕성하면 허리 부위에 충분한 영양분이 공급되어 통증도 저절로 사라진다.

경문혈은 신장의 모혈이다. 모혈은 흉복부에서 오장육부의 기가 모여드는 경혈로, 모혈을 지압하면 오장육부의 기를 북돋을 수 있다. 경문혈을 자주 지압하면 신장의 기운을 보양할 수 있어 한의학에서는 늑간신경통이나 허리 근육 손상 등을 치료할 때 항상 경문혈을 활용한다.

경문혈은 옆구리에 있고, 장문혈에서 뒤로 5.5센티미터 나간 곳으로 열두 번째 갈비뼈 끝 아래쪽에 있다. 경문혈을 찾으려면 우선 장문혈을 찾아야 한다. 장문혈은 열한 번째 갈비뼈 끝 아래쪽에 있다. 팔꿈치를 굽혀 겨드랑이에 바짝 붙였을 때 팔꿈치 끝이 가리키는 곳이 바로 장문혈이고, 그 뒤로 5.5센티미터 나간 곳이 경문혈이다. 손바닥을 비벼 열을 낸 후 경문혈 부위에 열감이 느껴질 정도로 문질러 준다.

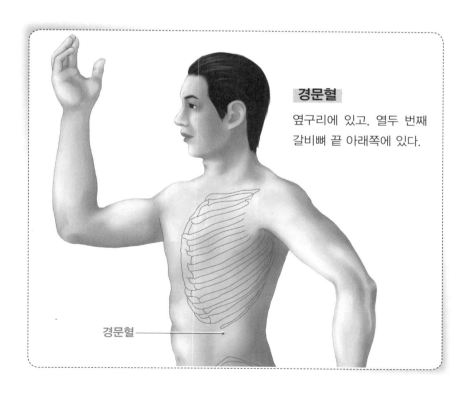

**경문혈**

옆구리에 있고, 열두 번째 갈비뼈 끝 아래쪽에 있다.

경문혈

《황제내경》에서 병이 나기 전에 미리 치료하고 대책을 세운다는 '치미병治未病'을 강조했듯이 요통도 충분히 예방할 수 있다. 매일 아침저녁마다 5~10분씩 손목 관절에서 손바닥이 연결되는 부위로 허리 부위를 문지르듯 눌러 준다. 허리 부위에는 신수혈, 요안혈, 명문혈 등의 경혈이 있으므로 허리 부위를 마사지하면서 이 경혈들도 함께 자극해 주면 신장을 강화하고 신정을 단단히 하는 효과가 높아져 신기 부족으로 인해 생긴 요통을 완화시킬 수 있다.

## ◉ 허리를 보호하는 생활습관

신장이 허해 생기는 요통을 예방 완화하려면 평소 생활습관도 매우 중요하다.

우선 올바른 생활습관을 길러야 한다. 밤을 새우거나 오래 앉아 있는 것은 신장을 해치고 허리의 부담을 가중시킬 수 있다. 여름이든 겨울이든 항상 허리 부위를 따뜻하게 유지해야 한다. 허리 부위에 찬 기운이 들어가면 신장의 양기가 소모되어 허리가 시큰거리면서 아픈 증상이 나타날 수 있다.

올바른 식습관도 중요하다. 본인의 체질에 따라 해삼, 오징어, 굴, 미꾸라지, 장어, 부추 등 신장에 이롭고 허리를 강화하는 효능을 지닌 식품을 적절히 섭취하도록 한다.

이 밖에 운동을 하는 것도 허리를 강화하는 좋은 방법이다. 구기운동, 수영, 등산, 파워워킹 등은 허리 부위를 이완시키고 단련하는 데 도움이 된다.

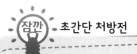

## 신기 부족으로 인해 생긴 요통

상기생 · 구척 · 천년건 · 볶은 두충 · 천단 · 보골지 15그램씩과 빙편 5그램을 곱게 갈아 가루를 낸 후 백주에 가루를 넣어 되직하게 개어 고약 형태로 만들고, 매일 취침 전에 통증이 있는 부위에 붙인 다음 거즈로 덮어 묶어 준다. 매일 한 번씩 새것으로 교체하면서 일주일간 계속 붙이면 요통이 효과적으로 개선된다.

## 찬바람이 들어 허리가 아프고 당기는 증상

유향 · 몰약 · 삼칠 · 소목 · 연호색 · 독활 30그램씩을 곱게 갈아 가루를 낸 후 백주에 가루를 넣어 되직하게 개어 고약 형태로 만들고. 매일 취침 전에 통증이 있는 부위에 붙인 다음 거즈로 덮어 묶어 준다. 매일 한 번씩 새것으로 교체하면서 일주일간 계속 붙이면 혈액의 흐름이 활발해지고 경락이 원활하게 소통되며 통증을 멎게 하는 효과가 있다.

# 신양 부족으로 인해 생긴 발기부전이라면 복원탕을 먹어 보자

발기부전은 남성에게 나타나는 흔한 성기능 장애이다. 그러나 나이가 들면서 생식기관 기능이 퇴화한 60세 이상의 남성에게서 나타나는 발기부전은 정상적인 생리현상에 속한다. 그러므로 여기에서는 병리적 원인에 의한 발기부전에 대해서만 살펴보기로 하겠다.

## ◉ 발기부전은 대부분 신양이 부족하다는 신호이다

한의학 이론체계에서 신장에 대한 개념은 비교적 광범위하다. 신장은 인체의 생식, 내분비, 비뇨 등 여러 계통과 연관되어 있으면서 일부 신경과 혈관 기능까지 포괄하고 있다. 한의학적 관점에서 보는 신장의 기능은 음陰과 양陽으로 나뉘며, 신장의 양기가 부족한 것은 신화腎火가 약한 것이라고도 말한다.

정상적인 상황이라면 젊고 건장한 남성은 신정이 충분하고 신장의 양기가 왕성하며 성기능도 좋다. 그러나 선천지정이 부족하고 신장의 양기가 약한 상태임에도 불구하고 평소에 무절제한 성생활이나 무질서하고 불규칙한 생활을 한다면 신정이 손상되어 약해질 수 있다. 정精은 생명의 기본이 되는 물질로, 신정이 부족하고 약해지면 신장의 양기가 허해져 결국 발기부전을 유발할 가능성이 크게 높아진다.

신양이 부족하면 근육을 주관하는 간 기능에도 영향을 미칠 수 있다. 《황제내경》에 따르면 간은 근육을 주관하고, 남성의 생식기인 음경은 여러 개의 근육이 모여 만들어졌다는 의미에서 '종근宗筋'이라고 한다. 신양은 추진하는 역할을 하고, 간 기능은 신양으로부터 동력을 얻어야만 제대로 작동할 수 있다. 신양이 부족하면 간 기능이 정상적으로 작동하지 못하고 기혈이 흐르는 통로가 쉽게 막혀 음경에 필요한 기혈이 공급되지 못하기 때문에 발기부전이 생긴다.

발기부전을 유발하는 근본적인 원인은 결국 신장의 양기가 부족한 탓이다. 신양이 허해 발기부전이 생긴 사람은 조루, 허리와 무릎이 시큰거림, 머리가 어지럽고 이명이 들림, 팔다리가 얼음장처럼 차가움, 정신적으로 무기력함, 온몸에 힘이 없음, 묽은 정액 배출, 소변을 봐도 개운치 않음, 소변 보는 횟수 증가, 급뇨증 등이 자주 동반된다.


## ◉ 발기부전의 특효혈

명문혈은 허리 부위에 위치해 있고, 척추를 지나는 수직선상에 있으며, 요추 2번의 뾰족한 돌기 아래에 움푹 들어간 곳이다. 명문혈은 두 개의 신장 사이에 위치해 있다. 신장은 인간의 선천지본이며, 인체의 가장 중요한 기본물질인 정精은 바로 신장에 저장되어 있다. 명문혈은 신장을 튼튼히 하고, 양기를 북돋고 신장을 보양하며, 허리와 무릎을 튼튼히 하는 역할을 한다. 그래서 한의학에서는 허리와 무릎의 시큰거림, 부종, 남성의 발기부전, 여성의 자궁이 찬 탓에 임신이 되지 않는 증상 등 신양이 허한 증상을 치료할 때 명문혈을 자주 활용한다.

매일 두 손바닥으로 신장이 위치해 있는 허리 양옆과 명문혈을 열감이 느껴질 때까지 문질러 주면 신장의 양기를 북돋을 수 있다. 매일 명문혈 부위를 두드려 주는 것도 괜찮다. 1분에 40회 정도의 속도로 매일 3분씩 경혈을 두드려 주면 신장의 양기가 왕성해진다.

남성의 회음혈은 음낭의 뿌리 부분과 항문을 연결한 선의 중간지점이다. 회음혈은 생식 기능을 조절하는 역할을 하므로 한의학에서는 발기부전, 유정, 유뇨, 생리불순, 배뇨장애 등 비뇨생식계 질환을 치료할 때 회음혈을 자주 활용한다. 신양이 허해 발기부전이 생긴 사람은 매일 10분씩 회음혈 위에 쑥뜸 막대를 띄워 연기를 쐬어 주면 신장을 따뜻하게 보양하고 신양을 북돋을 수 있다.

## ◉ 족욕도 발기부전 치료에 도움이 된다

신장을 보양하고 양기를 강화하는 효능을 지닌 약재를 활용하여 족욕을 하면 성기능을 향상시키고 발기부전 증상을 효과적으로 개선할 수 있다.

냄비에 두충 50그램, 상기생 30그램, 구기자 30그램, 쇄양 30그램, 계지 30그램을 넣고 물을 적당히 부어 10분 정도 우리고 센 불에서 팔팔 끓인 후 약한 불로 줄여 30분 정도 끓여 약즙을 낸다. 약즙을 대야에 담고 뜨거운 기운이 가시면 족욕을 한다. 매일 한 번씩 15~20분 정도 족욕을 하고, 약즙 한 첩은 이틀간 사용하고, 연속해서 5~10첩의 약즙을 활용하여 족욕을 한다.

두충, 상기생, 쇄양, 계지는 신장을 따뜻하게 하면서 양기를 보양하는 효능이 있고, 구기자는 간을 보양하고 신장에 이로우며 정혈을 보충하는 효능이 있다. 이 족욕법은 신양이 허해 생긴 발기부전, 허리와 무릎이 시큰거림, 하체 무력감, 정신적 피로감, 자한, 도한 증상 등을 개선하는 데 큰 도움이 된다.

## ◉ 발기부전 개선에 효과적인 복원탕復元湯

발기부전인 사람은 개고기, 닭고기, 대하, 해마, 양 신장, 거북이, 미꾸라지, 부추 등 신장을 보양하고 양기를 강화하는 효능을 지닌 식품을 많이 섭취해야 한다. 한의학에는 발기부전 치료에 매우 효과적인 복원탕이라는 처방이 있다.

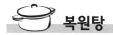 **복원탕**

[재료] 회산약 50그램, 토사자 10그램, 육종용 20그램, 호두알맹이 2개, 양고기 살
　코기 500그램, 양척골 1대, 대파 흰 부분·생강·소금 적당량씩
[만드는 법]
　1. 양척골은 깨끗이 씻어 잘게 부수고, 양고기는 적당한 크기로 썰고, 육종용, 토
　　사자, 회산약은 면포에 넣어 입구를 단단히 묶고, 대파 흰 부분과 생강은 굵게
　　다진다.
　2. 냄비에 모든 재료를 넣고 물을 적당히 부은 후 센 불에서 팔팔 끓이다가 약한
　　불로 줄여 양고기가 완전히 익을 때까지 끓인 다음 소금으로 간을 한다.
[효능] 신장을 보양하고 양기를 강화하는 효능이 있어 신양이 허해 생긴 발기부전,
조루, 성욕 감퇴 등에 도움이 된다.

　발기부전의 본질적인 원인은 신장의 양기가 부족하고 약한 탓에 생식
기관이 자양분을 얻지 못하고, 음경에 훈훈한 기운이 전해지지 못했기
때문이다. 찬 성질을 지닌 식품은 신장의 양기를 소모시켜 발기부전 증
상을 더욱 악화시킬 수 있으므로 발기부전인 사람은 녹두, 동과, 셀러리,
올방개, 냉채, 빙수, 아이스 음료 등 찬 성질을 지닌 식품을 삼가는 것이
좋다.

# 원인에 따라 크게 달라지는
# 유정 증상 개선법

유정은 사춘기 이후에 나타나는 특수한 생리현상으로, 남성이 사춘기에 접어들면 성적 발육이 완전히 이루어지면서 자기도 모르게 체내에서 정액이 배출되는 증상이다. 보통 유정 증상은 자면서 꿈을 꾸다가 사정하는 몽유夢遺인 경우가 대부분이다. 몽유는 대개 성性과 관련된 꿈을 꾼 경우, 이불이 너무 포근하고 따뜻한 경우, 팬티가 너무 꽉 끼거나 옷이나 침구가 음경을 자극하는 경우 등에 발생한다.

유정은 원래 정상적인 생리현상이지만 매월 유정 횟수가 4~5회 이상이거나 하룻밤에도 몇 번씩 유정 증상이 나타나는 등 잦은 유정을 하거나 정상적인 성생활을 하는데도 불구하고 유정 증상이 나타난다면 이는 정상적인 현상이라고 볼 수 없다.

## ⊙ 신음이 허하거나 신양이 허하면 유정 증상이 나타날 수 있다

신장은 정精을 저장하는 기능이 있고, 신장에 저장된 정은 선천지정과 후천지정으로 나뉜다. '정'은 인체를 구성하고 인체의 생명활동을 유지시키는 기본물질이며, 인류의 생식과 번영을 위한 원시적 형태의 물질이자 생명의 근본이다. 신장이 허해 정을 저장하는 신장 기능이 저하되면 원래 신장 안에 고이 저장되어야 할 '정'이 통제되지 못해 신장의 벽을 뚫고 저절로 흘러나오게 된다.

신장이 허한 것은 신음이 허한 것과 신양이 허한 것으로 나뉘며, 두 경우 모두 유정 증상을 유발할 수 있다. 우선 신장의 음기가 부족하면 양기를 제약하지 못하게 되어 체내에 뜨거운 기운과 화火가 왕성해지고, 정을 저장해 둔 곳이 뒤죽박죽 혼란스러워져 마치 컵에 담긴 물이 진동을 받아 흘러넘치는 것처럼 신정이 신장을 벗어나 넘쳐흐르게 된다.

액체 상태의 물질인 정액은 원래 신기로부터 보호를 받기 때문에 아무런 이유 없이 밖으로 흘러나오지 않는다. 한의학에서는 이를 신장의 통섭統攝 작용이라고 한다. 말하자면 신장에는 정액 배출을 조절하는 기능이 있다. 만일 신기가 허하면 정액을 보호할 수 없어 정액이 통제되지 못해 저절로 밖으로 흘러넘치게 된다. 신기는 신양이 신음을 증화시켜 생성되는 것이다. 신장의 양기가 부족하면 신기의 생성에 지장을 주어 신기가 허해지고 정액이 제대로 통제되지 못해 유정 증상이 나타난다.

| 유형 | 증상 | 보양법 |
|---|---|---|
| 신음이 허한 유형 | 몽유 증상이 자주 나타나고, 허리와 무릎이 시큰거림, 입이 마르고 가슴이 답답함, 눈앞이 캄캄하고 이명이 들림, 불면증, 건망증, 혀가 붉고 엷은 백태가 끼는 증상 등이 동반됨 | 신음을 보양하고, 허화를 없애며, 신정을 단단히 해야 함 |
| 신양이 허한 유형 | 활정 증상이 있고, 허리와 무릎이 시리고 아픔, 수족냉증, 추위를 많이 탐, 발기부전, 조루 증상 등이 동반됨 | 신양을 따뜻하게 보양하고, 신기를 튼튼히 하여 유정을 멎게 해야 함 |

## ◉ 신음이 허해 생긴 유정 증상 자가관리법

### 1. 맛이 달고 시원한 성질을 지닌 식품을 많이 섭취하여 신장의 음기를 보양하자

신음이 허해 발기부전 증상이 나타난 남성은 자라, 우유, 굴, 조개, 해

파리, 오리고기, 두부, 사탕수수, 흰목이버섯, 어류, 검은목이버섯, 흑임자, 연근 등 맛이 달고 시원한 성질을 지녀 체내에 촉촉함을 더해 주고 진액을 생성하여 음기를 보양하는 효능이 있는 식품을 많이 섭취하도록 한다. 또한 백합, 연자, 구기자, 오디, 숙지황, 오미자, 한련초, 여정자 등 음기를 북돋고 신장에 이로운 약재를 적절히 섭취해야 한다.

그렇지만 파, 생강, 마늘, 부추, 후추, 고추 등 매운맛을 지닌 식품은 음기가 허한 증상을 더욱 악화시킬 수 있으니 평소에 조금만 먹거나 아예 삼가는 것이 좋다.

그중 숙지황은 음기를 북돋고 혈액을 보양하며 정기를 북돋고 골수를 충분하게 하는 효능이 있어 신음이 허해 생긴 유정, 도한, 체내의 열기로 인해 목이 말라 자꾸 물이 먹히는 증상, 생리불순, 허리와 무릎이 시큰거리는 증상 등을 완화시킬 수 있다. 신음이 허해 발기부전 증상이 나타나는 남성은 숙지황으로 차를 끓여 마시면 증상을 효과적으로 개선할 수 있다.

 **숙지황 오골계탕**

[재료] 숙지황 25그램, 오미자 10그램, 당귀 5그램, 오골계 1마리, 생강 · 맛술 · 소금 적당량씩

[만드는 법]
  1. 오골계는 깨끗이 손질한 후 끓는 물에 데치고, 생강은 편으로 썬다.
  2. 냄비에 모든 재료를 넣고 물을 적당히 부은 후 맛술을 넣고 센 불에서 팔팔 끓이다가 약한 불로 줄여 2~3시간 정도 뭉근히 끓인 다음 소금으로 간을 한다.

[효능] 음기를 북돋고 양기를 가라앉히며, 기를 북돋고 혈액을 보양하며, 신장을 튼튼하게 하고 정精을 보충하는 효능이 있어 신음이 허해 생긴 유정 증상에 도움이 된다.

## 2. 배꼽에 음기를 보양하고 신장을 튼튼하게 하는 약재 붙이기

음기를 보양하고 화火를 가라앉히며 신장을 튼튼하게 하고 양기를 가라앉히는 효능이 있는 약재를 배꼽에 붙이면 신장의 음기를 보양하고 유정 증상을 그치게 할 수 있다.

황백 10그램, 지모 10그램, 복령 10그램, 오배자 15그램, 대추살 10그램을 곱게 갈아 가루를 낸다. 소량의 가루에 꿀을 섞어 되직하게 갠 후 손톱만한 크기로 빚어 배꼽에 붙이고, 랩으로 덮은 후 반창고를 붙여 고정시킨 다음 보온 물주머니를 배에 댄다. 이튿날 저녁에 약재를 새것으로 교체하면서 일주일 동안 꾸준히 붙여 둔다.


## ⊙ 신양이 허해 생긴 유정 증상 자가관리법

### 1. 신장을 따뜻하게 하고 유정을 멎게 하는 식품을 많이 섭취하여 신장의 양기를 보양하기

신양이 허해 유정 증상이 생긴 남성은 평소에 리치, 두리안, 체리, 용안, 밤, 캐슈너트, 잣, 호두, 생강, 부추, 고추, 양고기, 소고기, 개고기, 사슴고기, 닭고기, 새우, 장어, 해삼, 회향, 부자, 건생강, 육종용, 선모, 음양곽, 육계 등 신양을 따뜻하게 보양하고 정精이 몸 밖으로 빠져나가는 것을 막는 효능이 있는 식품과 약재를 자주 섭취해야 한다.

그중 성질이 따뜻하고 단맛과 짠맛을 지닌 육종용은 신경과 대장경으로 들어가 작용하고, 신양을 보양하고, 정혈을 북돋고, 장을 촉촉하게 하는 효능이 있어 신양이 허해 생긴 발기부전, 유정, 빈뇨, 허리와 무릎이 시리고 아픔, 이명이 들리고 눈이 침침함, 자궁이 찬 탓에 임신이 되지 않는 증상 등에 도움이 된다. 신양이 허해 유정 증상이 생긴 남성이 육종용을 자주 섭취하면 신장의 양기를 보양하여 신정이 밖으로 새어나가는 증상을 효과적으로 막을 수 있다.

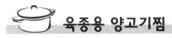 **육종용 양고기찜**

[재료] 양고기 500그램, 육종용 30그램, 토사자 15그램, 생강 · 파 · 맛술 · 소금 적당량씩

[만드는 법]

1. 양고기는 깨끗이 손질하여 적당한 크기로 썬 후 끓는 물에 데쳐 누린내를 제거하고, 육종용은 얇게 자르고, 파는 적당한 길이로 자르고, 생강은 얇게 저민다.
2. 냄비에 모든 재료와 물을 적당히 넣고 맛술을 넣은 후 센 불에서 팔팔 끓이다가 약한 불로 줄여 2~3시간 정도 뭉근히 끓인 다음 소금으로 간을 한다.

[효능] 신장을 보양하고 정精을 보충할 수 있어 신양이 허해 생긴 발기부전, 조루, 유정, 생리불순 등에 효과적이다.


## 2. 신장을 따뜻하게 하고 양기를 강화하는 약재를 배꼽에 붙이기

신장의 양기가 허해 유정 증상이 생긴 남성은 신양을 따뜻하게 하고 신정을 단단하게 잡아 주는 효능이 있는 약재를 배꼽에 붙이면 약재 성분이 배꼽을 통해 체내로 들어가 효과를 얻을 수 있다. 소회향, 포제炮製한 생강, 용골 적당량을 곱게 갈아 가루를 내고, 백주를 섞어 되직하게 갠 것을 가열한 후 배꼽에 붙이고, 거즈로 덮은 다음 반창고를 붙여 고정시킨다. 이튿날 아침에 떼어내고 취침 전에 다시 새 약재를 붙인다. 일주일 동안 꾸준히 붙이면 신장을 따뜻하게 보양하고, 양기를 강화시키며, 정精을 단단히 하여 유정 증상을 멎게 할 수 있다.


## ◉ 지실혈志室穴을 자극하면 신장을 보양하고 정을 단단히 하여 유정을 멎게 할 수 있다

지실혈은 허리 부위에 있고, 요추 2번의 뾰족한 돌기 아래에서 옆으로 9센티미터 나간 곳이다. 지志란 신장의 정精과 기氣를 의미하고, 방을 뜻

하는 실室은 머무는 장소를 의미한다. 지실혈은 신장에 저장된 정기가 드나드는 곳으로 이 때문에 정궁혈精宮穴이라고도 불린다. 지실혈은 족태양 방광경의 경혈이다. 신장과 방광은 서로 표리 관계이므로 지실혈을 자주 자극하면 신정을 튼튼히 할 수 있어 이명이나 귀가 잘 들리지 않는 증상, 머리가 어지럽고 눈앞이 캄캄한 증상, 요추가 뻣뻣하면서 아픈 증상, 배뇨장애, 여성의 생식기 부종, 발기부전, 유정, 전립선염, 신장염 증상 등을 개선하는 데 도움이 된다.

지실혈을 어떻게 자극하느냐에 따라 지압 효과도 다르게 나타난다. 힘을 주어 지압하는 것은 사법瀉法에 해당하는데, 힘을 세게 주어 지실혈을 3~5분 동안 문지르듯 눌러 주면 신장에 쌓인 열을 없애고, 몸 표면의 따뜻한 기운을 내려주며, 신음이 허해 생긴 유정 증상을 효과적으로 개선할 수 있다. 신양이 허해 유정 증상이 생긴 남성은 매일 1~2회 10분씩 지실혈 위에 쑥뜸 막대를 띄워 연기를 쐬어 주면 신장을 보양하고 신정을 튼튼히 할 수 있다.

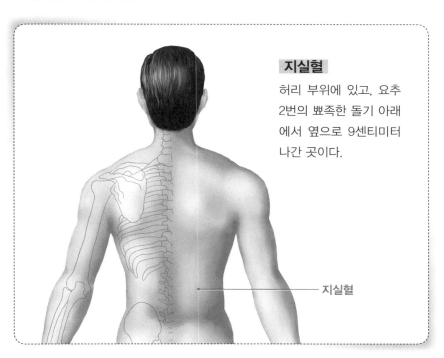

**지실혈**

허리 부위에 있고, 요추 2번의 뾰족한 돌기 아래에서 옆으로 9센티미터 나간 곳이다.

지실혈

## ⊙ 베개 하나로 활정 증상을 완화시키는 방법

'활설滑泄'이라고도 불리는 활정은 유정의 일종으로, 밤에 꿈을 꾸지 않으면서도 정액이 배출되거나 낮에 깨어 있는데도 정액이 저절로 나오는 증상을 말한다. 보통 한 달에 한두 번 정도 나타나는 활정 증상은 정상적인 생리현상에 속하며 건강에도 그다지 큰 영향을 미치지 않는다. 그러나 매주 2회 이상 활정 증상이 자주 나타난다면 신장에 문제가 생겼다는 신호이므로 즉시 의사와 상담하는 것이 좋다.

장기간 잦은 활정으로 인해 건강이 손상되면 머리가 띵하면서 어질어질하고, 허리가 시큰거리고 다리에 힘이 없고, 가슴이 뛰고 호흡이 가빠지며, 정신적 활기가 없고, 몸이 나른하면서 무기력한 증상 등이 자주 나타난다.

활정 증상이 나타났는데 신음이 허한 탓인지 신양이 허한 탓인지 확실히 알 수 없다면 어떻게 해야 할까? 밤에 잠을 잘 때 반듯하게 누운 자세에서 무릎관절 아래에 베개를 하나 받쳐 놓고 자면 활정 증상을 완화시킬 수 있다. 이는 인체 안쪽 근육군의 장력이 바깥쪽 근육군보다 크기 때문이며, 밤에 숙면을 취하면 효과가 더욱 높아진다.

활정 증상이 있는 사람의 생식기는 자극이 가해지는 것을 두려워하는데, 밤에 다리를 쭉 펴고 자면 안쪽 근육군의 장력이 비교적 큰 편이라 생식기를 자극하게 되어 활정 증상을 유발할 수 있다. 그러나 무릎관절 아래에 베개를 놓아 무릎이 굽혀지면 안쪽 근육군의 길이가 줄어들면서 장력이 감소하고, 생식기를 자극하는 정도도 줄어들어 활정 증상을 완화시킬 수 있다.

# 신양이 허하거나 신음이 허하거나 신기가 허하면 나타나는 생리불순

월경이란 말 그대로 매달 한 번씩 생리하는 것을 의미해 '월신月信'이라고도 불린다. 그러나 때로는 생리주기가 제멋대로 바뀌어 생리 예정일보다 일찍 생리가 찾아오거나 생리 예정일이 한참 지나서야 생리를 하게 되기도 하고, 생리양이 줄거나 늘어나는 변화가 나타나기도 한다. 이것이 바로 생리불순 증상이다.

일반적으로 정상적인 생리주기는 28~30일이며, 일주일 정도 일찍 하거나 늦춰지는 것은 정상 범위에 속한다. 그러나 생리 예정일보다 일주일 이상 일찍 또는 늦게 생리를 하는 것은 보통 생리불순으로 간주한다.

## ⊙ 생리불순을 유발하는 내외적 요인

생리불순은 여성들이 '막아내려야 막아낼 수 없는' 문제이다. 생리불순을 유발하는 외적 요인은 업무와 생활에서 오는 스트레스, 일과 휴식의 불균형, 무절제하고 불규칙한 식습관 등이다. 내적 요인은 다름 아닌 신장과 관계가 있다. 《황제내경 · 소문 · 상고천진론》에서는 '여자는…… 14세가 되면 천계가 이르러 임맥이 통하고 태충맥이 왕성해져 주기적으로 월경을 하게 된다.'라고 했다. 천계란 곧 신수이며, 신기가 어느 정도 왕성해지면 천계가 성숙해져 임맥이 원활하게 통하고, 태충맥을 흐르는 기혈이 왕성해져 생리를 하게 된다는 뜻이다. 만일 천계라는 물질이 고갈되면 여성의 생리도 멎는다.

## ⊙ 증상에 따른 생리불순 유형

생리가 정상적인지 아닌지를 알아보려면 보통 네 가지 항목을 따져 보아야 한다. 첫째, 생리주기가 정확한 편인가. 둘째, 생리양이 정상인 편인가. 셋째, 끈적끈적하면서 검은 생리혈이 배출되지는 않는가. 넷째, 생리혈의 색은 어떠한가. 이 네 가지 항목 중 하나라도 문제가 있는 경우라면 신장의 해당 기능이 저하되었을 가능성이 있다.

흔히 볼 수 있는 생리불순 증상은 신양이 허한 유형, 신음이 허한 유형, 신기가 허한 유형으로 나뉜다.

| 유형 | 증상 | 보양법 |
|---|---|---|
| 신양이 허한 유형 | • 생리 예정일보다 생리가 늦어짐<br>• 생리양 감소<br>• 생리혈의 색이 엷음<br>• 뱃속에 찬 기운이 느껴지면서 아픈 증상, 수족냉증, 추위를 타는 증상 등이 동반됨<br>• 심한 경우 생리가 멎는 증상이 나타남 | 신장을 보양하고 자궁을 따뜻하게 하고, 충맥과 임맥을 보양해야 함 |
| 신음이 허한 유형 | • 생리 예정일보다 생리가 일찍 시작됨<br>• 생리양 감소<br>• 생리혈의 색이 진하고, 덩어리진 생리혈이 나옴<br>• 손발바닥과 가슴에 열이 나고, 가슴이 두근거리면서 답답하고, 갈증이 나면서 목이 건조한 증상 등이 동반됨 | 음기를 북돋고 신장을 보양하며, 혈액을 보양하고 혈액순환을 원활하게 해야 함 |
| 신기가 허한 유형 | • 생리양이 많지 않은데도 생리가 끝나지 않고, 생리혈이 비교적 장기간 조금씩 계속 묻어나옴 | 폐로 들이쉰 숨을 받아들이는 신장의 기능을 보양해야 함 |

## ⊙ 신양이 허해 생긴 생리불순 관리법

### 1. 신장의 양기를 보양하고 경맥을 따뜻하게 하여 찬 기운을 없애 주는 당귀 양고기탕을 섭취하자

신양이 허한 여성은 몸이 허하고 찬 체질이다. 몸 안에 찬 기운이 많고, 신양의 따뜻한 기운이 부족하며, 자궁이 냉하고, 기혈이 허하고 부족하며, 혈액도 제때에 충분히 보충되지 않기 때문에 생리가 예정일에 맞게 시작되지 않고 늦춰지게 된다. 이러한 유형의 생리불순은 당귀 양고기탕을 섭취하면 증상을 개선할 수 있다.

 **당귀 양고기탕**

[재료] 양고기 500그램, 대추 5개, 당귀 25그램, 황기 20그램, 당삼 20그램, 생강 · 소금 적당량씩

[만드는 법]

1. 양고기는 깨끗이 손질한 후 큼직하게 썬 다음 찬물에 담가 두어 핏물을 제거한다.
2. 대추, 당귀, 황기, 당삼은 깨끗이 씻어 표면의 이물질을 제거하고, 생강은 편으로 썬다.
3. 냄비에 양고기, 대추, 당귀, 황기, 당삼, 생강을 넣고 물을 적당히 부은 후 센 불에서 팔팔 끓이다가 약한 불로 줄여 2시간 정도 뭉근히 끓인 다음 소금으로 간을 한다.

[효능] 당귀는 기혈을 잘 돌게 하고, 황기와 당삼은 중초를 보양하여 기를 북돋고, 양고기는 양기를 북돋고 신장을 보양하며, 대추는 허한 기혈을 보양하는 효능이 있으므로 함께 섭취하면 신장의 양기를 보양하고 자궁의 찬 기운을 없앨 수 있다. 신양이 허해 생리일이 늦춰졌거나 연한 색의 생리혈이 나오는 증상 등에 효과적이다.

## 2. 허리 부위에 쑥뜸을 떠서 신장과 자궁을 따뜻하게 하자

양기가 허하고 자궁이 찬 사람은 쑥뜸을 통해 자궁을 따뜻하게 할 수 있다. 쑥은 경맥을 따뜻하게 하여 찬 기운을 없애 주는 효과가 탁월한 식품이므로, 쑥뜸을 뜨면 따뜻하게 보양하는 쑥의 약효가 체내로 들어가 신체의 양기가 활성화되고 자궁이 따뜻해지며 찬 기운을 없앨 수 있다.

허리 부위에는 신수혈, 명문혈, 요안혈 등 신장의 양기를 보양하는 효과가 있는 경혈들이 집중적으로 분포되어 있다. 따라서 허리 부위에 쑥뜸을 자주 뜨면 이 경혈들을 자극하게 되어 신장의 양기를 북돋고 근육과 뼈를 튼튼하게 할 수 있다.

허리 부위에 쑥뜸을 뜨려면 가족의 도움이 필요하다. 엎드린 자세에서 가족에게 쑥뜸 막대에 불을 붙인 후 허리 부위에서 2~3센티미터 떨어진 곳에 쑥뜸 막대를 띄워 연기를 쐬어 달라고 한다. 매일 1~2회, 10~15분씩 하면 좋다.

## ⊙ 신음이 허해 생긴 생리불순 관리법

### 1. 음기를 북돋고 신장을 보양하는 효능이 있는 식품을 많이 섭취하자

신음이 부족하면 양기를 제약하지 못해 양기가 지나치게 왕성해지기 쉽고, 혈액의 흐름이 흐트러져 생리를 예정일보다 일찍 시작하게 되고, 안면홍조, 잠자는 동안 저절로 땀을 흘리는 증상[自汗], 손발바닥과 가슴에서 열이 나는 증상, 가슴이 답답하고 잠을 이루지 못하는 증상 등이 자주 동반된다.

이러한 유형의 생리불순을 개선하려면 음기를 북돋고 신장을 보양하는 것이 중요하므로 평소에 해삼, 구기자, 자라, 흰목이버섯, 산약, 검실, 금은화, 녹두, 결명자 등 성질이 차고 서늘하며 음기를 북돋고, 간과 신장을 보양하는 효능이 있는 식품을 많이 섭취하는 것이 좋다.

여정자 15그램, 한련초 18그램, 숙지황 20그램, 백작약 15그램, 맥문동 15그램을 달여서 복용한다. 또는 컵에 약재를 넣고 끓인 물을 부어 뚜껑을 덮고 15~20분 정도 우린 후 차 대용으로 마신다.

여정자, 한련초, 숙지황은 신장의 음기를 보양하는 효능이 있고, 백작약과 맥문동은 음기를 북돋고 열을 내리는 효능이 있으므로 함께 섭취하면 신음을 보양하고, 불규칙한 생리주기를 조절하며, 혈분의 열을 제거하고, 땀을 멎게 할 수 있다.

## 2. 삼음교혈三陰交穴과 교신혈交信穴을 지압하자

삼음교혈은 세 개의 음경인 간경, 비경, 신경이 교차하며 지나는 특수한 경혈로 이 세 개의 음경은 임맥과 서로 만난다. 간은 기의 흐름을 원활하게 소통시키면서 혈액을 저장하고, 비장은 음식물을 소화시키고 영양물질을 흡수하여 온몸에 운반하면서 혈액을 통솔하고, 신장은 수水를 주관하면서 정精을 저장하고, 임맥은 자궁을 주관한다. 따라서 삼음교혈은 남녀의 생식 건강 문제와 정혈과 관련 있는 생식계통 질병을 치료하는 주요 경혈이라고 할 수 있다.

교신혈은 종아리 안쪽에 있으며, 태계혈에서 곧바로 위로 6센티미터 올라간 곳이자 부류혈에서 앞으로 1.5센티미터 나간 곳이며, 정강이뼈 안쪽 가장자리의 뒤쪽에 있다. '교交'란 족태음비경의 삼음교혈과 교차하는 경혈이라는 뜻이고, '신信'은 월신 즉 월경을 말한다. 교신혈은 생리불순을 치료하는 요혈이다. 매일 아침저녁마다 삼음교혈과 교신혈을 2~3분 동안 지압해 주면 신장의 음기를 보양하고 불규칙한 생리주기를 정상적으로 조절할 수 있다.

## ⊙ 신기가 허해 생긴 생리불순 관리법

### 1. 신장의 기운을 보양하고 생리양을 조절하는 효과가 있는 황기 오골계탕을 섭취하자

신장은 체내의 혈액, 정精, 진액 등의 물질이 유실되는 것을 방지하는 고섭固攝 작용을 한다. 만일 신기가 부족하여 혈액이 다른 곳으로 가지 않도록 통제하지 못하면 혈액의 흐름이 흐트러져 생리양 과다 증상이 나타날 수 있다. 생리로 배출되는 혈액의 양은 보통 30~50밀리리터이다. 3~5일간 지속되는 생리기간 동안 생리양이 80밀리리터 이상에 달할 정도로 눈에 띄게 증가했다면 이는 생리양 과다 증상에 해당한다. 생리양 과다 증상에는 신장의 기운을 튼튼하게 보양하는 것이 중요한데, 황기 오골계탕을 섭취하면 증상을 효과적으로 개선할 수 있다.

 **황기 오골계탕**

[재료] 오골계 1마리, 황기 15그램, 구기자 30그램, 대추 8개, 생강 · 소금 적당량씩
[만드는 법]
1. 오골계는 깨끗이 손질한 후 적당한 크기로 썰어 끓는 물에 데쳐 핏물을 제거한다.
2. 생강은 편으로 썰고, 황기, 구기자, 대추는 깨끗이 씻는다.
3. 냄비에 오골계를 넣고, 황기, 구기자, 대추, 생강을 넣은 후 센 불에서 팔팔 끓이다가 약한 불로 줄여 2시간 정도 뭉근히 끓인 다음 소금으로 간을 한다.
[효능] 황기와 대추는 기를 북돋고 비장을 보양하며, 구기자는 신기를 보양하고, 오골계는 간과 신장을 보양하고 철분과 혈액을 보충하는 효능이 있다. 기가 허한 증상은 항상 혈액이 허한 증상을 동반한다. 다시 말해 기가 어느 정도 수준까지 약해지면 틀림없이 혈액이 허한 증상을 유발한다는 뜻이다. 황기 오골계탕은 기와 혈액을 동시에 보양하는 효능이 있어 신기가 허한 상태를 개선하면서 생리양 과다로 유실된 혈액을 보충할 수 있다.

신장은 기氣의 근본이며, 비장은 기의 원천이다. 그러므로 신기가 허한 여성은 인삼, 산약, 연자, 대추, 콩, 율무, 당근, 표고버섯, 닭고기, 소고기, 오골계, 황기, 당삼, 검은콩 등 비장과 신장을 보양하는 효능이 있는 약재와 식품을 자주 섭취하는 것이 좋다.

## 2. 매일 오후 다섯 시부터 일곱 시 사이에 태계혈을 지압하자

태계혈은 신경의 원혈로 신경을 흐르는 원기가 모이는 곳이다. 태계혈을 자주 지압해 주면 신장을 보양하고 신기를 튼튼히 할 수 있다. 오후 다섯 시부터 일곱 시까지는 신경의 흐름이 가장 왕성한 시간대이므로 이때 엄지의 지문이 있는 부분으로 태계혈을 문지르듯 눌러 주면 신기를 효과적으로 보양할 수 있다.

# 신기 부족으로 인해 생긴 생리통에 효과적인 생강 족욕

　매달 찾아오는 '불청객'인 생리통 때문에 힘들어하는 여성이 적지 않다. 복부에 약간의 통증만 느껴질 뿐 일상생활과 업무에는 지장을 받지 않는 여성도 있지만 참기 힘든 통증 탓에 누워서 휴식을 취해야 하는 여성도 있다. 심한 경우 안색이 창백해지는 증상, 식은땀을 흘리는 증상, 구역질, 구토, 두통 등을 유발하기도 한다. 특히 생리가 시작된 첫날에는 통증이 가장 심하고, 허리와 골반 부위, 외음부, 항문까지 통증이 느껴지기도 한다.

　현대사회의 여성들은 스트레스가 심하고 본인의 건강에 대한 관심이 상대적으로 적은 편이다. 그래서 생리통으로 고생하고 있어도 '조금만 참으면 곧 지나갈 거야.'라고 생각하며 버티거나 진통제 복용으로 통증을 완화시키는 경우가 많다. 하지만 결국 아무리 해도 생리통이라는 지독한 고통의 굴레에서 벗어나지는 못한다. 여성은 몸이 건강해야 활력이 넘치고 생기 가득한 생활을 즐길 수 있다. 따라서 극심한 생리통에 시달리고 있다면 생리통을 유발하는 근본적인 원인을 찾아 치료하여 매달 돌아오는 생리기간을 행복하게 보낼 수 있도록 해야 한다.


## ◉ 신양이 허한 여성은 생리통이 발생하기 쉽다

　《전청주여과傳靑主女科》에서는 '경수는 신장에서 나온다.'라고 했다. 여기서 '경수'란 월경을 달리 이르는 말이며, 경수가 신장에서 나온다는 말은 생리통이 신장 기능과 직접적인 관련이 있다는 뜻이다. 신양이 허한 여성은 생리통이 발생하기 쉽다. 신양은 인체의 태양과 같다.

체내에 신양이 충분하면 몸이 훈훈하면서 따뜻한 기운이 느껴지지만 그렇지 않으면 구름이 잔뜩 끼거나 날씨가 갑자기 흐려진 것처럼 썰렁하면서 찬 기운이 느껴진다. 인체의 오장육부도 신양으로부터 훈훈하고 따뜻한 기운을 얻어야 한다. 생리를 주관하는 자궁도 마찬가지이다. 자궁이 오랫동안 '햇볕'을 충분히 받지 못하면 차가워지기 쉽다. 찬 기운은 한 곳에 정체되는 특징이 있는데, 자궁이 차면 기혈이 막혀 통하지 않고 충맥과 임맥의 순조로운 흐름도 깨지게 된다. 이로 인해 혈액 덩어리가 제때에 자궁에서 배출되지 못하면 생리통을 유발한다. 따라서 생리통이 나타나면 혈액의 흐름을 활발히 하여 어혈을 없애고, 정체된 간기를 풀어 잘 통하게 하고, 신장의 양기를 보양해야 한다.

## ⊙ 신양을 북돋고 생리통을 완화시키는 생강 족욕

신경, 간경, 비경은 전부 발에서 시작되는데 이 세 경맥은 생리와 관련이 있다. 간은 혈액을 저장하고 비장은 혈액을 통솔한다. 간경과 비경에 '고장'이 나면 생리혈에도 영향을 미쳐 생리혈이 뭉치고 얽혀 원활하게 배출되지 못한다. 신경이 '감기가 들고' 양기가 부족하면 생리혈이 뭉쳐 한곳에 정체되는 증상이 더욱 심해진다. 그러나 신장의 양기를 따뜻하게 보양하고 간경과 비경의 흐름을 원활하게 소통시키기만 하면 생리혈 배출도 정상적으로 회복되고, 생리통도 효과적으로 완화시킬 수 있다.

생강을 끓인 물로 족욕을 하면 신경, 간경, 비경을 따뜻하게 보양해 주면서 원활하게 소통시킬 수 있다.

생강 300그램을 얇게 저며 냄비에 넣고 대야의 반 정도 되는 물을 부은 후 센 불에서 팔팔 끓이다가 약한 불로 줄여 10분 정도 끓인다. 생강을 끓인 물과 생강 조각을 족욕 대야에 넣고 물이 적당히 식으면 20분 정도 족욕을 한다.

따뜻한 물로 족욕을 하면 하체의 기혈 흐름이 빨라지고, 중초를 따뜻하게 하면서 찬 기운을 없애는 생강의 효능 덕분에 신경, 간경, 비경이 막힘없이 원활하게 통하게 된다. 생리통을 유발하는 원인을 근본적으로 해결하면 통증이 저절로 사라진다. 겨울만 되면 손발이 얼음장처럼 차갑고 아랫배에 찬 기운이 느껴지면서 아픈 여성이 많은데 이때에도 생강을 끓인 물로 족욕을 하면 증상을 효과적으로 완화시킬 수 있다.

## ⊙ 양기를 따뜻하게 하는 식품을 자주 섭취하면 생리통의 고통에서 벗어날 수 있다

신양이 허해 생긴 생리통의 근본적인 원인은 양기가 부족해 자궁이 차가워졌기 때문이다. 그러므로 신장의 양기를 따뜻하게 보양하고 체내의 찬 기운을 없앨 수 있도록 평소에 양고기, 소고기, 부추, 호두, 닭고기, 장어, 쑥잎, 익모초, 파, 생강, 마늘, 소회향 등 따뜻한 성질을 지닌 식품을 많이 섭취해야 한다. 특히 생강을 끓인 물로 족욕을 하거나 생강과 익모초, 흑설탕을 함께 넣고 끓여 마시면 생리통이 효과적으로 완화된다.

생강 1조각을 얇게 저민 후 냄비에 생강과 익모초 20그램을 넣고 물을 세 그릇 부어 약한 불에서 끓인다. 물의 양이 3분의 2 정도로 줄어들면 즙만 짜낸 후 흑설탕을 넣어 뜨거울 때 마신다.

예로부터 익모초는 혈액의 흐름을 활발히 하여 생리를 순조롭게 하고 소변을 잘 나오게 하여 부종을 없애는 효능이 뛰어난 약재이며, 흑설탕은 혈액을 보양하고 면역력을 강화하는 효능이 있다. 여기에 중초를 따뜻하게 하고 찬 기운을 없애는 생강까지 함께 섭취하면 자궁을 따뜻하게 하고 생리를 순조롭게 하는 효과가 더욱 높아져 신양이 허해 생긴 생리통, 생리양 감소, 수족냉증 등을 완화시킬 수 있다.

생리통이 있는 여성은 찬 성질을 지닌 식품을 적게 섭취해야 한다. 우리 몸에는 자체적으로 조절하는 기능이 있다. 찬 성질을 지닌 식품을 섭취하면 우리 몸은 차고 서늘한 기운의 급작스러운 '방문'에 대응하기 위해 자발적으로 신장의 양기를 '내보내' 신체를 훈훈하고 따뜻하게 한다. 그러나 이렇게 예상치 못한 '추가적인' 신양 사용이 장기간 지속되면 신장의 양기가 지나치게 소모되어 신양이 허한 증상과 기혈이 한곳에 뭉치고 얽혀 정체되는 증상이 더욱 심해지고, 결국 생리혈 배출에도 영향을 미쳐 생리통을 악화시킬 수 있다. 그러므로 한여름이라도 찬 성질을 지닌 식품, 특히 얼음이 든 음료를 지나치게 많이 섭취하면 안 된다.

## ◉ 관원혈에 쑥뜸을 자주 뜨면 생리통으로부터 영원히 해방될 수 있다

참기 힘든 극심한 생리통 때문에 매달 생리를 할 때마다 진통제를 복용하는 여성이 적지 않다. 진통제를 복용하면 잠시나마 통증을 잊을 수는 있지만 진통제 자체의 약효 때문에 불면증, 흥분, 구토, 가슴이 답답한 증상 등의 부작용도 생길 수 있다. 사실 우리 몸 자체에는 생리를 순조롭게 조절하고 생리통을 완화시키는 '특효약'인 관원혈이 장착되어 있다.

배꼽에서 아래로 9센티미터 내려간 곳에 있는 관원혈은 인체의 원음, 원양과 관련이 있는 경혈이다. 관원혈에 쑥뜸을 자주 떠 주면 쑥의 따뜻한 성질이 체내로 서서히 침투하면서 인체의 원기를 북돋고 신장 기능을 강화시킨다. 그래서 한의학에서는 자궁이 찬 탓에 임신이 되지 않는 증상, 생리통, 생리불순 등 비뇨생식계 질환을 치료할 때 관원혈을 자주 활용하며, 관원혈에 쑥뜸을 뜨면 증상이 효과적으로 개선된다.

관원혈에 쑥뜸을 뜨는 방법은 매우 간단하다. 쑥뜸 막대에 불을 붙인 후 관원혈에서 2~3센티미터 떨어진 곳에 막대를 띄우고, 경혈 부위에 10분 정도 연기를 쐬어 준다. 생리 시작 일주일 전부터 생리가 끝날 때까지 관원혈에 쑥뜸을 떠 준다.

쑥뜸을 뜨기가 번거롭거나 연기 냄새가 싫다면 관원혈 부위에 찜질하는 것도 괜찮다. 이 방법 역시 양기를 북돋아 통증을 멎게 하고 생리를 순조롭게 조절하는 효과가 있다.

익모초를 가열한 후 면포에 넣어 뜨거운 기운이 가시면 관원혈 부위에 찜질을 한다. 생리 시작 일주일 전부터 생리가 끝날 때까지 매일 10~15분 정도 찜질을 한다.

## ⊙ 스스로 생리통을 자초하지 않도록 유의하자

아름다움을 추구하는 것은 여성의 본능이다. 그래서인지 겨울이 되면 짧은 치마에 레깅스를 입는 여성이 적지 않다. 이렇게 입으면 멋있기는 하지만 추위를 막을 수 없어 하체에 찬 기운이 들기 쉽다. 하체는 신경, 간경, 비경이 흐르는 부위로 하체에 찬 기운이 들면 이 세 경맥도 '찬 기운이 들어 한데 뭉치고 얽히면서' 기혈의 흐름에 영향을 미친다. 이렇게 되면 기혈이 막혀 통하지 않을 수도 있다. 신경, 간경, 비경은 생리와 매우 밀접한 관련이 있는 경맥으로 이 세 경맥의 흐름이 원활하지 않으면 생리혈이 쉽게 배출되지 못한다.

겨울에는 찬 기운이 들 수 있으니 옷을 짧게 입지 말아야 한다면 여름에는 항상 시원하게 입어도 된다는 것일까? 기온이 높은 여름에 옷을 시원하게 입으면 땀이 나는 것을 줄일 수 있고, 신장 안에 저장된 정기가 외부로 배출되는 것도 줄일 수 있다. 단, 시원하게 입더라도 복부는 반드시 따뜻하게 해 주어야 하므로 여름에는 배꼽이 노출된 옷을 입지 않는 것이 가장 좋다. 배꼽은 우리 몸에서 가장 연약한 부위로 피부층이 매우 얇다. 배꼽이 노출된 옷을 입고 에어컨 바람까지 쐬면 찬 기운이 배꼽을 통해 체내로 들어가 신장의 양기를 소모시키고 자궁이 찬 상태를 더욱 악화시키기 쉽다.

한의학에서는 '움직이면 양기가 상승한다.'라고 말하며, 적당한 운동은 양기를 상승하고 발산시킬 수 있다고 여긴다. 여성은 천성적으로 체질이 찬 편이므로 더더욱 운동을 통해 양기를 보양하고 체질을 개선함으로써 몸이 찬 탓에 생기는 수족냉증, 추위를 타는 증상, 생리통, 생리불순 증상 등을 완화시켜야 한다. 본인의 신체 상황과 시간에 따라 요가, 구기운동, 등산, 산책, 천천히 달리기, 자전거 타기, 수영 등 적절한 운동을 하는 것이 바람직하다.

매일 출퇴근할 때 한두 정거장 미리 내린 후에 빠른 걸음으로 사무실이나 집까지 걸어가면 발바닥에 분포된 경락과 경혈을 자극하게 되어 경맥이 막힘없이 통하고, 기혈의 흐름이 원활해지며, 몸 전체가 따뜻해지는 효과를 얻을 수 있다.

단, 생리기간에는 충분한 휴식을 취하고 격렬한 운동을 삼가도록 유의한다. 특히 생리통이 있는 상태에서 격렬한 운동을 하면 오히려 몸이 축나고 탈이 생길 수 있다. 생리기간에는 휴식을 충분히 취하고, 날씨가 괜찮다는 전제하에 매일 20분 정도 가볍게 산책을 하면 생리통을 완화시키고 면역력을 강화하는 데 도움이 된다.

**유의할 점!**

생리는 여성의 건강 상태를 알려주는 바로미터이며, 생리통을 유발하는 원인은 매우 다양하다. 생리통이 있으면서 요통, 발열, 생리양 과다, 아랫배가 묵직하고 밑이 빠질 듯이 아픈 증상, 체온 상승, 연한 갈색의 생리혈이 나오거나, 생리혈 냄새가 심한 증상 등이 동반되거나, 극심한 통증이 오랜 시간 지속된다면 골반내염, 자궁내막염, 자궁선근증과 같은 부인과 질병으로 인한 통증일 수 있으니 이런 경우 즉시 의사와 상담하도록 한다.

# 신장이 건강해야 오래 산다

**초판 1쇄 인쇄** 2018년 8월 10일
**초판 4쇄 발행** 2023년 7월 25일

**펴낸이** 박해성
**펴낸곳** (주)정진라이프
**엮은이** 우중차오(吳中朝)
**옮긴이** 이은정
**출판등록** 2016년 5월 11일
**주소** 02752 서울특별시 성북구 화랑로 119-8, 3층(하월곡동)
**전화** 02-917-9900
**팩스** 02-917-9907
**홈페이지** www.jeongjinpub.co.kr

**편집** 김양섭·조윤수
**기획마케팅** 이훈·박상훈·이민희

ISBN 979-11-961632-8-0   *13510